カラーアトラス ハンドブック
矯正歯科臨床ヒント集

編集

三浦　廣行（岩手医科大学歯学部歯科矯正学講座 教授）

葛西　一貴（日本大学松戸歯学部歯科矯正学講座 教授）

氷室　利彦（奥羽大学歯学部成長発育歯学講座 歯科矯正学分野 教授）

クインテッセンス出版株式会社 2004

Tokyo, Berlin, Chicago, London, Paris, Barcelona, São Paulo, New Delhi, Moscow, Prague, Warsaw, and Istanbul

■**執筆者一覧**（五十音順）

飯塚康之（岩手医科大学歯学部）
石亀　勝（岩手医科大学歯学部）
板橋　仁（奥羽大学歯学部）
井上敬文（奥羽大学歯学部）
今村隆一（日本大学松戸歯学部）
伊谷野秀幸（奥羽大学歯学部）
榎本　豊（日本大学松戸歯学部）
遠藤陽子（岩手医科大学歯学部）
及川由紀子（岩手医科大学歯学部）
小川秀樹（奥羽大学歯学部）
小野修一（日本大学松戸歯学部）
葛西一貴（日本大学松戸歯学部）
川村　全（日本大学松戸歯学部）
黒田栄子（奥羽大学歯学部）
五関たけみ（日本大学松戸歯学部）
金野吉晃（岩手医科大学歯学部）
佐藤和朗（岩手医科大学歯学部）
佐藤美貴（日本大学松戸歯学部付属歯科病院　歯科衛生士）

鈴木尚英（岩手医科大学歯学部）
鈴木里奈（岩手医科大学歯学部）
清野幸男（岩手医科大学歯学部）
竹内輝江（大阪府豊中市　看護師）
田中　久（奥羽大学歯学部）
寺久保美紀子（岩手医科大学歯学部）
氷室利彦（奥羽大学歯学部）
福井和徳（奥羽大学歯学部）
福田大介（岩手医科大学歯学部）
益田　勉（岩手医科大学歯学部）
松山仁昭（奥羽大学歯学部）
間山寿代（岩手医科大学歯学部）
三浦廣行（岩手医科大学歯学部）
森岡　尚（岩手医科大学歯学部）
八木　實（岩手医科大学歯学部）
山口　大（日本大学松戸歯学部）
吉田彰英（岩手医科大学歯学部）
竜　立雄（奥羽大学歯学部）

はじめに

　矯正臨床を取り囲む状況は，時代の推移とともに変化してきています．例えば，この10年間の患者さんの動向に目を向けてみると，成人年齢層の患者さんの比率が増加してきています．我が国の人口構造を考慮すると，世界一の長寿国家であることを誇れる反面，極端な少子化傾向の煽りを受けて超高齢社会に突入してきており，総務省の調べでは平成15年現在ですでに21.5％が65歳以上という状況になってきています．また，QOLも国民の間に浸透してきており，成人層における患者さんの増加の一因となっているものと思われます．

　不正咬合としては上顎前突症例の比率増加が特徴的で，この背景には，平成7年から導入された学校歯科検診における咬合異常の診査項目の追加が影響しているのではないかと推測されます．すなわち反対咬合や叢生は，一般の人々にも容易に認識される不正咬合ですが，今まで患者さん自身や身の回りの人があまり認識していなかった上顎前突が指摘され，受診率が高くなってきている可能性があります．

　一方，この間の社会情勢を振り返ってみると，バブル経済の崩壊を来して以来，未だ長い経済不況のトンネルの中から脱出しているとは言い難く，他の職種と同様に歯科医療を取り巻く経済状況も決して楽観視できる状態ではありません．

　このような矯正臨床を取り巻く社会情勢の中で，我々臨床医は，患者さんのニーズに応えることができ，かつ安全に効率よく良質の医療を提供できるように，努力していかなければならないと考えています．そのためには，診断・治療計画を綿密に立案し，的確な治療法・矯正装置を選択するとともにその矯正装置の基本原理，バリエーション，臨床応用について熟知しておく必要があります．

　本書の編集方針は，矯正歯科治療の基本が習得できる実技書であることに加えて，実際の臨床に即応したワンポイントアドバイスを掲載することで，日常臨床での疑問を解決するのに参考となることを目指しました．

　本書をこれから矯正臨床を勉強しようとしている学生さんや先生はもちろん，すでに矯正臨床の現場で活躍している先生方にも，日常臨床の手引き書として役立てていただければ幸いです．

　平成16年1月

編者を代表して　三浦廣行

目　次

第1章　矯正歯科診断／1　　　　　　　　　　　　　　　　　　　　　　　　（氷室利彦）

1　診断のヒント …………………………………………………………………………… 2
　　A．矯正歯科治療の目的 ……………………………………………………………… 2
　　B．矯正歯科治療における診断 ……………………………………………………… 2
　　C．分類の意義 ………………………………………………………………………… 3
　　D．正常咬合と歯の排列の目標 ……………………………………………………… 5
　　E．正常と異常の統計学的評価 ……………………………………………………… 6
　　F．標準値と治療ゴール ……………………………………………………………… 7
　　G．診断と治療計画 …………………………………………………………………… 8
2　面接と診査のヒント …………………………………………………………………… 9
3　検査のヒント …………………………………………………………………………… 15
4　抜歯判定のヒント ……………………………………………………………………… 17
　　A．抜歯法の選択において評価される事項 ………………………………………… 17
5　歯の排列のヒント ……………………………………………………………………… 20
　　A．Bolton's tooth-size ratio ………………………………………………………… 20
　　B．歯列内の空隙調整 ………………………………………………………………… 22
　　C．Dental VTO ……………………………………………………………………… 22
　　D．予測模型（Set-up model）……………………………………………………… 25

第2章　インフォームド・コンセント／27　　　　　　　　　　　　　（石亀　勝／三浦廣行）

1　インフォームド・コンセントのヒント ……………………………………………… 28
　　A．インフォームド・コンセントの推移と認識 …………………………………… 28
　　B．矯正歯科治療におけるインフォームド・コンセント ………………………… 30
　　C．考慮しなくてはならない矯正歯科治療上のリスクと処置の限定 …………… 30

第3章　口腔衛生指導／33　　　　　　　　　　　　　　　　　　　　（佐藤美貴／葛西一貴）

1　矯正装置装着者への口腔衛生指導のポイント ……………………………………… 34
　　A．矯正治療の流れと口腔衛生指導について ……………………………………… 34
　　B．装置装着者への刷掃指導のポイント …………………………………………… 35

第4章　日常生活・運動・食事・間食／39　　　　　　　　　　　（寺久保美紀子／三浦廣行）

1　日常生活・運動・食事・間食のヒント ……………………………………………… 40
　　A．日常生活上の注意点 ……………………………………………………………… 40
　　B．運動・楽器吹奏を行う際の注意点 ……………………………………………… 40
　　C．食事・間食についての注意点 …………………………………………………… 42
　　　　○矯正治療中の食事・間食のとり方（竹内輝江）……………………………… 43

第5章　リスクマネージメントについて／47　　　　　　　　　　　　　　（八木　實／三浦廣行）

1　リスクマネージメントについてのヒント………………………………………………48
　A．医療事故事例の原因と内容について………………………………………………48
　B．医療事故の事例に対する対応………………………………………………………49
　C．医療事故事例に対する予防…………………………………………………………49

第6章　応急処置／51　　　　　　　　　　　　　　　　　　　　　　　　（八木　實／三浦廣行）

1　応急処置のヒント………………………………………………………………………52

第7章　治療の実際／55

1　矯正治療の実際（佐藤和朗／及川由紀子／三浦廣行）………………………………56
　A．早期治療・乳歯列期における矯正治療……………………………………………56
　B．混合歯列期における矯正治療………………………………………………………58
　C．永久歯列期における矯正治療………………………………………………………58
　D．成人における矯正治療………………………………………………………………60

2　各種装置別治療法………………………………………………………………………62
　A．舌側弧線装置…………………………………………………………………………62
　　症例A‐1：（山口　大／葛西一貴）………………………………………………62
　　症例A‐2：（清野幸男／間山寿代／三浦廣行）…………………………………66
　B．保隙装置………………………………………………………………………………68
　　症例B‐1：（五関たけみ／葛西一貴）……………………………………………68
　C．唇舌側弧線装置………………………………………………………………………71
　　症例C‐1：（飯塚康之／三浦廣行）………………………………………………71
　　症例C‐2：（山口　大／葛西一貴）………………………………………………77
　D．マルチブラケット装置………………………………………………………………80
　　症例D‐1：（五関たけみ／葛西一貴）……………………………………………80
　　症例D‐2：（五関たけみ／葛西一貴）……………………………………………83
　　症例D‐3：（小野修一／葛西一貴）………………………………………………87
　　症例D‐4：（小野修一／葛西一貴）………………………………………………92
　　症例D‐5：（佐藤和朗／石亀　勝／三浦廣行）…………………………………96
　　症例D‐6：（森岡　尚／三浦廣行）………………………………………………98
　E．チンキャップ…………………………………………………………………………100
　　症例E‐1：（鈴木尚英／三浦廣行）………………………………………………100
　F．ヘッドギア……………………………………………………………………………105
　　症例F‐1：（五関たけみ／葛西一貴）……………………………………………105
　G．上顎前方牽引装置……………………………………………………………………109

  症例 G‐1：（石亀　勝／三浦廣行）………………………………………109
  症例 G‐2：（榎本　豊／葛西一貴）………………………………………114
  症例 G‐3：（小川秀樹／氷室利彦）………………………………………117
H．咬合挙上板………………………………………………………………………118
  症例 H‐1：（石亀　勝／三浦廣行）………………………………………118
I．ハーブスト装置…………………………………………………………………123
  症例 I‐1：（伊谷野秀幸／氷室利彦）……………………………………123
J．スライディングプレート………………………………………………………126
  症例 J‐1：（鈴木尚英／三浦廣行）………………………………………126
K．バイオネーター…………………………………………………………………128
  症例 K‐1：（榎本　豊／葛西一貴）………………………………………128
  症例 K‐2：（遠藤陽子／三浦廣行）………………………………………132
L．ファンクションレギュレーター………………………………………………134
  症例 L‐1：（小川秀樹／氷室利彦）………………………………………134
M．急速拡大装置……………………………………………………………………136
  症例 M‐1：（石亀　勝／三浦廣行）………………………………………136
  症例 M‐2：（吉田彰英／三浦廣行）………………………………………138
N．咬合面付き緩徐拡大装置………………………………………………………141
  症例 N‐1：（佐藤和朗／三浦廣行）………………………………………141
O．ポータータイプの拡大装置……………………………………………………143
  症例 O‐1：（金野吉晃／三浦廣行）………………………………………143
P．クワドヘリックス………………………………………………………………144
  症例 P‐1：（松山仁昭／氷室利彦）………………………………………144
Q．拡大床……………………………………………………………………………146
  症例 Q‐1：（黒田栄子／氷室利彦）………………………………………146
R．ツインブロック装置……………………………………………………………148
  症例 R‐1：（竜　立雄／氷室利彦）………………………………………148
S．ペンデュラム……………………………………………………………………151
  症例 S‐1：（川村　全／葛西一貴）………………………………………151
T．ペンデュラム／ペンデックス…………………………………………………155
  症例 T‐1：（八木　實／三浦廣行）………………………………………155
U．ディスタルジェット装置………………………………………………………157
  症例 U‐1：（伊谷野秀幸／氷室利彦）……………………………………157
V．ハビットガード…………………………………………………………………160
  症例 V‐1：（山口　大／葛西一貴）………………………………………160
W．タングリトレーナー……………………………………………………………163
  症例 W‐1：（福田大介／三浦廣行）………………………………………163

X．ジョーンズジグ ·· 165
　　　症例X‐1：（吉田彰英／三浦廣行） ··· 165
　　Y．ディスキング（ストリッピング） ··· 169
　　　症例Y‐1：（金野吉晃／三浦廣行） ··· 169
　　Z．キューシック・オーソペディック・インクライン ··· 173
　　　症例Z‐1：（佐藤和朗／三浦廣行） ··· 173
3　アップライト法 ··· 179
　　A．アップライトジェット装置 ··· 179
　　　症例A‐1：（田中　久／氷室利彦） ··· 179
　　B．第一大臼歯のアップライト ·· 181
　　　症例B‐1：（板橋　仁／氷室利彦） ··· 181
　　　○大臼歯直立のヒント（氷室利彦） ··· 183
　　C．水平埋伏している下顎両側第三大臼歯のアップライト ··· 184
　　　症例C‐1：（井上敬文／氷室利彦） ··· 184
　　D．リップバンパー ··· 186
　　　症例D‐1：（竜　立雄／氷室利彦） ··· 186
　　E．セクショナルアーチワイヤー ·· 189
　　　症例E‐1：（益田　勉／三浦廣行） ··· 189
　　F．モーメントアーム ·· 191
　　　症例F‐1：（八木　實／三浦廣行） ··· 191
4　外科的矯正治療 ·· 193
　　A．下顎骨移動術（下顎枝矢状分割術） ··· 193
　　　症例A‐1：（今村隆一／葛西一貫） ··· 193
　　B．上下顎同時移動術 ·· 197
　　　症例B‐1：（今村隆一／葛西一貫） ··· 197
　　C．非対称症例 ·· 202
　　　症例C‐1：（福井和徳／氷室利彦） ··· 202
5　萌出異常歯に対する処置（佐藤和朗／鈴木里奈／遠藤陽子／間山寿代／三浦廣行） ··············· 206
　　A．萌出異常歯とは ··· 206
　　B．萌出異常歯の疫学的な背景，原因，発生頻度と好発部位 ·· 206
　　C．萌出異常歯による障害 ··· 207
　　D．萌出異常歯に対する診察・検査 ··· 208
　　E．診断 ··· 210
　　F．処置：開窓・牽引の方法 ··· 211
　　G．その他：埋伏過剰歯に対する処置 ·· 216
　　H．萌出異常歯の処置を行う際のヒント ··· 216

目　次

- 6　歯周疾患を有する患者さんの矯正治療（飯塚康之／三浦廣行） ……………219
  - A．歯槽骨吸収の原因 ……………………………………………………219
  - B．治療上配慮すべき問題点 ……………………………………………221
- 7　咬合挙上（清野幸男／三浦廣行） …………………………………………222
  - A．咬合挙上板 ……………………………………………………………222
  - B．咬合斜面板 ……………………………………………………………222
  - C．ユーティリティーアーチ ……………………………………………224
  - D．ヘッドギア ……………………………………………………………225
- 8　唇顎口蓋裂の矯正治療（金野吉晃／三浦廣行） …………………………226
  - A．無歯顎期 ………………………………………………………………226
  - B．乳歯列期 ………………………………………………………………226
  - C．混合歯列期 ……………………………………………………………228
  - D．永久歯列期 ……………………………………………………………228
  - E．保定 ……………………………………………………………………230
  - F．患者さんの心理的サポートとケア …………………………………230

コラム：『転医について』（八木　實／三浦廣行） ……………………………231

索　引 ………………………………………………………………………………232

第1章

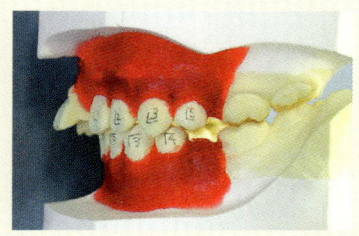

矯正歯科診断

1　診断のヒント

　今日の矯正歯科は，不正咬合を主訴とする患者さんを対象とするだけではなく，一般歯科患者にみられる不正咬合，補綴治療や歯周治療に伴う歯の移動，部分矯正歯科治療，顎変形症，唇顎口蓋裂，さらに先天異常に伴う不正咬合というように治療の領域を拡大し続けている．したがって多様な個々の症例に治療ゴールを達成するよう適切に計画しなければならないので，矯正歯科治療における診断では，歯科医師に高度な臨床判断能力が求められる．

A．矯正歯科治療の目的

　人にとって顔の見えは，きわめて重要なものとなっている．見目麗しいことをいう容姿端麗という言葉のように古来，美しい容姿が求められてきたのである．自己のイメージを表す顔は，患者さんのクオリティーオブライフにとってきわめて関係が深い．矯正歯科治療の目的は，口顎機能や歯列，顎顔面形態の異常を改善し口腔衛生を確保するとともに審美性の良い顔を達成し，治療後に患者さんの身体的・心理的健康を回復，維持，向上させることにある．

B．矯正歯科治療における診断

　矯正歯科治療の診断は，患者さんが訴える症状や歯科医師によって認められる兆候の観察と検査結果に基づいた不正咬合の原因を明らかにし，治療目標を達成できる見込みをどのように手に入れるのか，適切な治療を計画するためのよりどころを得るプロセスをいう．

　矯正歯科治療の必要性に関する歯科医師の判断に影響を与える要因として，審美性，上顎歯列の叢生，クロスバイト，前歯部のオーバーバイト，臼歯部の頬舌関係があげられている．患者さんを診てどのような症候を重視し選ぶかは，経験や知識の違いによって異なる．症候が明瞭な難しい症例ほど，矯正歯科治療の必要性を容易に判断できる．むしろ，境界症例に治療を計画する難しさが潜んでいる．術者の治療の見通しによって，難易のボーダーラインは大きく変動するからである．

　矯正歯科医は十分な診査と検査を行い，歯や歯列弓，咬合，および顎顔面の形態的，機能的異常の抽出，問題の状況や原因の追究，EBMやインフォームド・コンセントに基づいた治療計画の立案，予後の推定を行う．具体的には，上下顎骨の不調和，機能的問題，軟組織の緊張，アーチレングスディスクレパンシー，歯列正中線，抜歯の必要性と部位，歯の排列，トゥースサイズレシオ，予測される成長を評価した後，治療ゴールと治療方針について患者さんや保護者，歯科医師が互いに了承し合意の過程を経て臨床判断するのである．

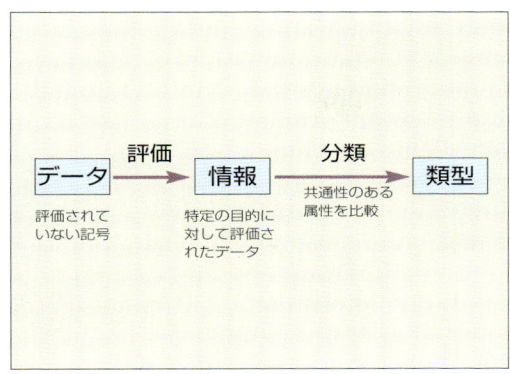
図1-1　データと類型．

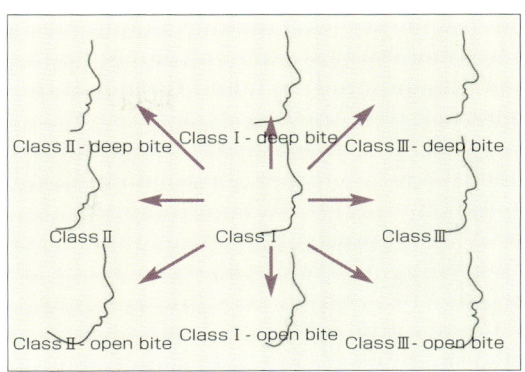
図1-2　顔面形態の分類（Sassouniより改変）．

◆臨床のヒント◆
　治療前の不十分な原因追求や治療効果の過剰な期待，予測できなかった新たな問題の発生によって難しい症例になる．矯正歯科治療の限界を知り，妥協的に治療を計画しなければならないこともある．

C．分類の意義

　科学的方法によって分析する場合には，客観的に生じている事象の特徴を明らかにし分類することが最初に必要となる．分類は，個々の資料に含まれている客観的情報の中から共通性のある属性を見いだし系統的に秩序付ける一つの方法である（図1-1）．
　矯正歯科治療においては，調査用紙や問診表，臨床診査・検査所見の資料から集めたデータを知識に照らし合わせ評価し，抽出した問題点を顎顔面骨格と不正咬合の分類に基づいて整理する．類型にあてはめることによって，症例の特徴の理解と類似症例の検索に役立ち，系統的アプローチが可能となる．
　Angleの不正咬合分類は，定性的であるが，上下顎第一大臼歯の前後的関係を簡便に判定することによって，不正咬合の知識を歯科医師間で共有でき互いに理解し易いことから，臨床で広く受け入れられている．

a．顔面形態と不正咬合の関係

　前後的および垂直的要因に基づいて分類すると，標準の顔面形態を中心に前後的には上顎前突と下顎前突が，垂直的には過蓋咬合と開咬との対立軸上にそれぞれの顔面骨格が配置される（図1-2）．
　顔貌は，顔面の骨格形態を反映しているだけではなく，口腔内の不正咬合を思い浮かばせる．前後的評価で直線型の顔貌は，正常咬合あるいはClass I 不正咬合，凸型の顔貌ではClass II 不正咬合と下顎劣成長，上顎過成長，陥凹型の顔貌でClass III 不正咬合，上顎劣成長，下顎過成長を呈することが多い．垂直的には，長顔型で前歯部開咬，短顔型で過蓋咬合を呈する．

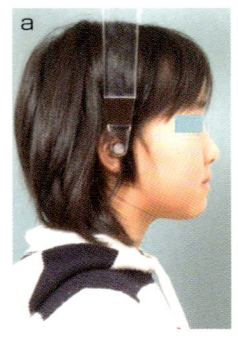
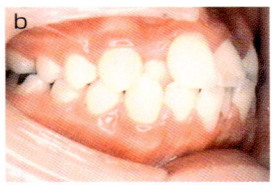

図1-3a，b　Angle Class Ⅰ不正咬合.

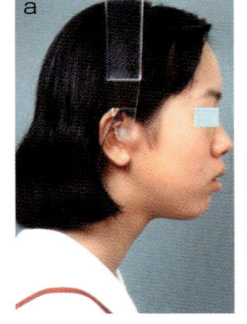
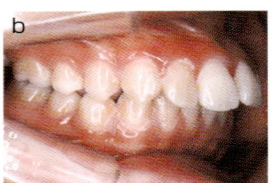

図1-4a，b　Angle Class Ⅱ div.1不正咬合.

b．Angleの不正咬合分類

　上下顎の歯列咬合関係と骨格関係は，ひとまず独立しているものとして評価することが大切である．

　ClassⅠ不正咬合は通常，Ⅰ級の骨格で軟組織に緊張がみられない．アーチレングスディスクレパンシーによる叢生（図1-3a，b）や空隙歯列を呈する．

　大臼歯関係がClassⅠであっても，犬歯のClassⅡ関係や，前歯の著しい突出による空隙歯列を呈するClassⅡ不正咬合の場合もある．逆にClassⅡ大臼歯関係でも犬歯がClassⅠで正常なオーバージェットを示すこともある．この場合は，叢生や第一大臼歯の近心移動が原因している．

　ClassⅡ div.1不正咬合は下顎の後退によって，Ⅱ級骨格を呈する（図1-4a，b）．骨格がⅠ級でも口腔習癖や軟組織の問題によってClassⅡ div.1不正咬合となることもある．前後的あるいは垂直的な骨格形態の異常によって，軟組織形態に問題がみられる．

　上顎歯列の狭窄や歯冠幅径が大きいために空隙不足となり，叢生や前歯の前突を呈しオーバージェットを悪化させる．オーバージェットの増加によって，口唇を上顎中切歯の舌側に引き上げて閉鎖すると，上下顎中切歯はそれぞれ唇側傾斜，舌側傾斜し，骨格形態の不調和の程度以上に上下切歯関係を悪化させる．嚥下時の舌突出による二次的な口腔習癖のために開咬がみられることもある．

　ClassⅡ div.2不正咬合は軽度な骨格Ⅱ級を呈している（図1-5a，b）．下顔面高の減少によって下顎が反時計方向に回転し，オトガイは前方に成長することとなる．オーバーバイトが深くなり，下唇は上顎中切歯よりも上方に位置することで上顎中切歯を舌側傾斜させる．下顎中切歯は，上顎中切歯と咬合しないことから挺出し口蓋粘膜と接触する．上顎中切歯の舌側傾斜によって空隙不足が生じ，強い叢生となる．

　ClassⅢ不正咬合は，下顎の過成長と上顎の劣成長によって引き起こされる（図1-6a，b）．上顎では歯列弓の狭窄と前歯部長径の短小を示し前歯部叢生を呈することが多い．通常，下顎の歯列弓は大きく叢生がみられない．骨格要因が強いほど，上顎中切歯の唇側傾斜と下顎中切歯の舌側傾斜によるデンタルコンペンセーションを増している．垂直的には，下顎下縁平面角の大きい長顔型では開咬を，下顎下縁平面角の小さいも

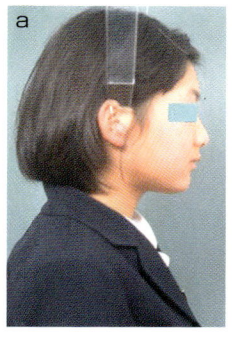 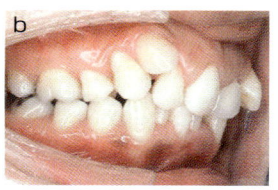

図1-5a，b　Angle Class Ⅱ div.2不正咬合．

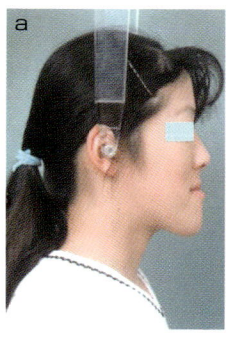 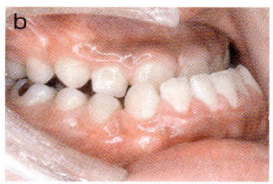

図1-6a，b　Angle Class Ⅲ不正咬合（骨格性）．

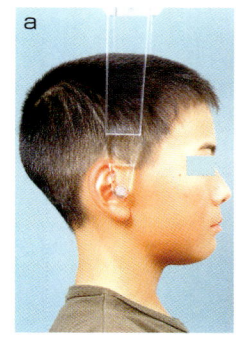 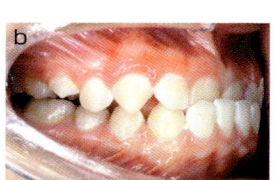 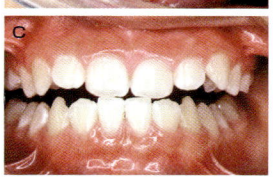

図1-7a〜c　Angle Class Ⅲ不正咬合（機能性）．

のでは過蓋咬合を示す傾向がある．機能的要因によって反対咬合となる場合もあることから，鑑別に注意が必要である（**図1-7a〜c**）．

D．正常咬合と歯の排列の目標

　Andrewsは，矯正未治療の正常咬合歯列120組を精選し調査して得た6つの形態的特徴（**図1-8**）によって，矯正歯科治療の歯の排列目標をより明確にし，歯の排列にはそれぞれの鍵が互いに関連し合うことを見いだした．

【最適な咬合の6つの鍵】

1）上下顎大臼歯間の関係

　上顎第一大臼歯の近心頰側咬頭が下顎第一大臼歯の近心頰側咬頭と第二咬頭との間の頰面溝と一致する．上顎第一大臼歯の遠心頰側咬頭は下顎第二大臼歯の近心頰側咬頭と接触する（**図1-9**）．

2）歯冠のアンギュレーション

　歯冠の唇頰側面長軸の歯肉側部は切縁部もしくは咬合面部に対して遠心に傾いている（近遠心的傾き）．

3）歯冠のインクリネーション

　インクリネーションは歯冠の唇頰側面長軸の唇舌的，頰舌的傾きを示す．

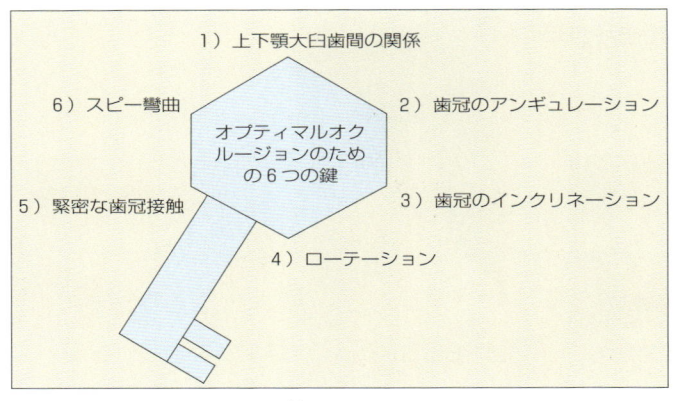

図1-8　Andrewsの6つの鍵．　　　　　　　　　　図1-9　第一大臼歯の咬合関係．

①上顎前歯の唇側面長軸は唇側に傾き，下顎前歯でわずかに舌側に傾いている．
②上顎の後方歯の頰側面長軸は舌側に傾いており，犬歯・小臼歯が同じ程度，大臼歯でわずかに傾きを増す．
③下顎後方歯の頰側面長軸は犬歯から大臼歯まで徐々に舌側への傾きを増す．

4）ローテーション
捻転はみられない．

5）緊密な歯冠接触
歯間に空隙がなく，歯冠は緊密に接触している．

6）スピー彎曲
咬合平面は平担もしくはわずかに彎曲している．

◆臨床のヒント◆
これら6つの鍵が達成されるには，上下顎の歯冠の大きさと形が適切であり調和していなければならない．

E．正常と異常の統計学的評価

a．正規分布とZ score（SD score）

非常に多くの測定値の全体は，左右対称の釣鐘状のカーブを描き，平均値と中央値，最頻値が一致した正規分布を示す（図1-10）．正規分布では，平均値から±2SDの範囲に95.4％，±1SDの範囲には68.2％が含まれ正常範囲とみなされる．矯正歯科では，患者さんの計測値が正常者の平均値から離れている度合いを標準偏差によって比較し正常と異常の判定を行う．評価する患者さんの計測値が正常者の平均値（m）からどの程度離れているのかは，標準偏差（σ）を用いZ得点（SDスコア）で表す．Z得点（SDスコア）は，（個体の計測値－平均値m）／標準偏差（σ）で求められる．

b．パーセンタイルによる評価

多くの標本測定値を小さいほうから大きいほうに順にならべ全体を100とした場合に

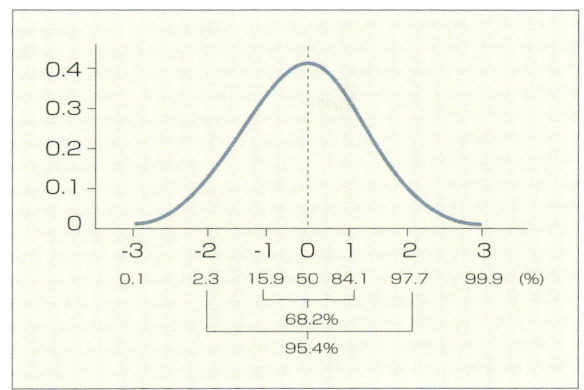

図1-10 正規分布.

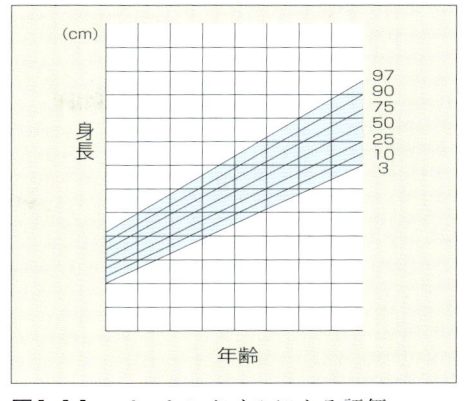

図1-11 パーセンタイルによる評価.

その計測値が下から何番目にあたるかを示したものである（図1-11）．計測値が10パーセンタイルから90パーセンタイルの間に入るものについては，おおむねその項目の発育に関する問題はないものと判断する．10パーセンタイル未満のものおよび90パーセンタイルを越えたものについては要注意とし，3パーセンタイル未満および97パーセンタイル以上のものについては異常として評価する．

F．標準値と治療ゴール

　矯正歯科で用いている標準値は，たいがい正常咬合で調和のとれた顔貌の被験者を対象として得た平均値である．しかし，骨格性要因が強いほど正常咬合者データの標準値と実際に目的とする治療ゴールは異なるので注意が必要である．

　たとえば骨格性要因の強い反対咬合では，デンタルコンペンセーションによって，上顎中切歯の唇側傾斜と下顎中切歯の舌側傾斜がみられる．治療ゴールとして正常者の標準値に近づけようとすると，マイナスのオーバージェットが増加してしまう結果となる．したがって，治療ゴールは対症療法的に上顎中切歯の唇側への，下顎中切歯の舌側への傾斜度をそれぞれさらに強めるよう設定しカムフラージュせざるを得ない

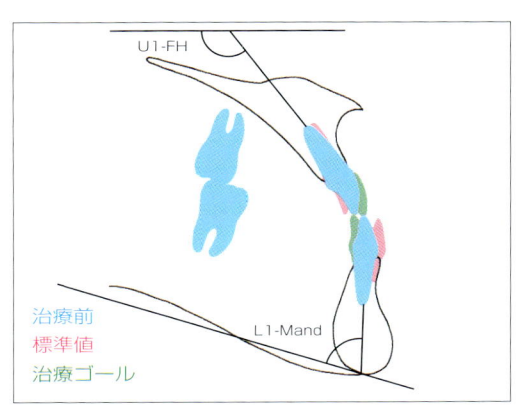

図1-12 標準値と治療ゴール.

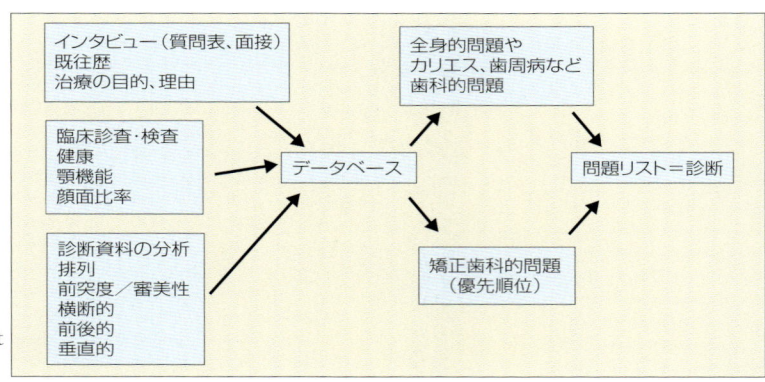

図1-13 診断の流れ（Proffit 2000より改変）.

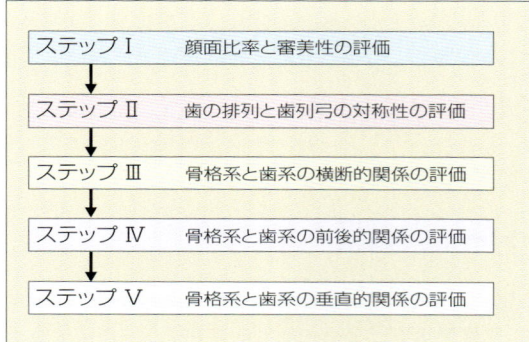

図1-14 不正咬合の特徴による分類ステップ（Proffit 2000を参考に作成）.

表1-1 治療計画書の要点（Bishara 2001より改変）

トリートメントプラン
 1．治療目標（問題点リストに対応する）
 2．付加的固定法
 3．予想される偶発症（歯根吸収、歯槽骨吸収等）

アプライアンスプラン
 1．可撤式装置の設計
 2．固定式装置の詳細

リテンションプラン
 1．保定装置の詳細
 2．患者への説明事項

（図1-12）．著しく悪化されると予測される場合には，外科的矯正治療によるゴールを設定するのである．

G．診断と治療計画

　一般に図1-13に示す流れで診断が行われる．最初に，あらかじめ診断上必要なデータを記入した質問用紙や問診表，診査所見，検査結果，分析結果を得る．これらのデータ自体は，まだそれぞれが関連づけられたデータではなく意味づけがなされていない．それぞれのデータを系統付け意味のある情報としてまとめ，問題点を適切な項目に選んでいくのである．

　矯正歯科治療の成功は，問題点を的確に抽出し（図1-14），妥当性のある治療目標を設定しなければ得られない．矯正歯科治療における診断は，横断的，前後的，垂直的の三平面上で評価し問題点を抽出した後，軟組織，硬組織（骨格，歯，歯列）について解決策を立案するのである．

　リストされた問題点のそれぞれについてインフォームドコンセントを経て，治療目標を設定し，使用する装置と適用する時期を含めた治療計画書を作成する（表1-1）．

2　面接と診査のヒント

　面接では，主訴を確認した後に，治療の動機や治療への期待，現病歴，出生発達歴，既往歴，家族歴，健康状態，女性では初潮の時期，妊娠の有無について問診する．
　以下の事項について診査診断表に記載する（図1-15a，b）．

1）主訴
　来科した動機や治療の目的について確認する．学校歯科検診で指摘され来院することも多い．

2）現病歴
　診察の動機や自覚症状を詳細に問診し，現時点の問題点を整理する．唇顎口蓋裂や先天異常症例では，手術歴についても記録する．

3）既往歴
　胎児期から現在までの全身的既往歴について連続的に記録する．
　リウマチ熱：溶血性連鎖球菌の上気道感染に続いて（2〜3週間後），発熱，多発性関節痛で始まる．心炎を合併しうっ血性心不全を起こす．5〜12歳に初回発病が多く，再発をきたしやすい．後遺症に心弁膜症を残す．抜歯する場合には，抗生物質を投与したうえで行う．
　てんかん：慢性，反復性に起こる中枢神経系の一過性・発作性機能異常症で，意識障害や痙攣が伴う．顎外固定装置などを使用する際には偶発症の発生について注意する．
　アレルギー：アトピーや金属アレルギーをもつ患者さんでは，使用する矯正装置の材質に配慮する．

4）歯科的既往歴
①口腔習癖
②ブラキシズム
③顔面や歯の外傷
④矯正治療経験と抜歯経験
　矯正治療経験がある場合には，治療前の不正咬合および治療時期と使用装置について詳しく聞く．永久歯が抜去されている場合には，抜歯理由と時期について問診する．

5）顎関節に関する既往歴
　顎関節に関する症状，雑音や疼痛，開口障害の経験について問診する．

6）家族歴
　血縁者の疾病から遺伝的背景について推測する．

7）顔貌の診査
　患者さんに楽な姿勢をとらせ自然頭位で観察する．
①顔面形態と顔面比率（図1-16）
・横断的評価　前方から見て非対称性がみられるか確認する．
・前後的評価　側貌を観察し，上下顎の前後的関係を評価する．

2　面接と診査のヒント

　　　　　　　　　　矯正歯科診査診断表　　　　　　　　年　　月　　日

　　　　　　　　　　　　　　　　　　　　　　　　　　　　　性別　男・女
患者氏名＿＿＿＿＿＿＿＿＿　年齢＿＿歳＿＿か月　生年月日（西暦）＿＿年＿＿月＿＿日

1．主訴　＿＿＿＿＿＿＿＿＿＿＿＿＿＿＿＿＿＿＿＿＿＿＿＿＿＿＿＿＿＿＿
2．現病歴　＿＿＿＿＿＿＿＿＿＿＿＿＿＿＿＿＿＿＿＿＿＿＿＿＿＿＿＿＿＿
3．全身的既往歴
　　a．出産発育歴＿＿＿＿＿＿＿＿＿＿＿＿＿＿＿＿＿＿＿＿＿＿＿＿＿
　　　　急速に身長が伸びた時期（　　歳ころ），初潮開始年齢（　　歳　　か月）
　　b．健康状態＿＿＿＿＿＿＿＿＿＿＿＿＿＿＿＿＿＿＿＿＿＿＿＿＿＿
　　c．特記事項　□ 薬剤　□ リウマチ熱　□ てんかん　□ アレルギー　□ その他
　　　　＿＿＿＿＿＿＿＿＿＿＿＿＿＿＿＿＿＿＿＿＿＿＿＿＿＿＿＿＿
　　d．常用薬＿＿＿＿＿＿＿＿＿＿＿＿＿＿＿＿＿＿＿＿＿＿＿＿＿＿＿
　　e．手術歴＿＿＿＿＿＿＿＿＿＿＿＿＿＿＿＿＿＿＿＿＿＿＿＿＿＿＿
　　f．家族歴＿＿＿＿＿＿＿＿＿＿＿＿＿＿＿＿＿＿＿＿＿＿＿＿＿＿＿
4．気道診査
　　a．扁桃およびアデノイド　＿＿＿＿＿＿＿＿＿＿＿＿＿＿＿＿＿＿＿
　　b．鼻気道＿＿＿＿＿＿＿＿＿＿＿＿＿＿＿＿口呼吸＿＿＿＿＿＿＿＿
5．歯科的既往歴
　　a．口腔習癖　：指＿＿＿＿＿＿＿＿　舌＿＿＿＿＿＿＿＿　口唇＿＿＿＿＿＿
　　　　　　　　ブラキシズム＿＿＿＿＿＿＿＿　管楽器吹奏＿＿＿＿＿＿
　　b．外傷＿＿＿＿＿＿＿＿＿＿＿＿＿＿＿＿＿＿＿＿＿＿＿＿＿＿＿
　　c．矯正治療経験　＿＿＿＿＿＿＿＿＿＿＿＿＿＿＿＿＿＿＿＿＿＿
6．顎関節　　　　症状　＿＿＿＿＿＿＿＿＿＿＿＿＿＿＿＿
　　a．疼痛　左　右　期間　＿＿＿＿＿＿＿＿＿＿＿＿＿＿
　　b．雑音　左　右　期間　＿＿＿＿＿＿＿＿＿＿＿＿＿＿
　　c．圧痛　左　右　関節　＿＿＿＿＿＿＿＿＿＿筋＿＿＿＿＿＿＿
　　d．可動域　　最大開口＿＿＿＿＿＿mm
　　　　　　　　　左方＿＿＿＿＿＿mm
　　　　　　　　　右方＿＿＿＿＿＿mm
　　　　　　　　　前方＿＿＿＿＿＿mm
7．顔貌
　　a．正面　　　□ 対称　　　　　　□ 非対称
　　b．側面　　　□ コンベックス　　□ ストレート　　□ コンケイブ
　　　　上顎　□ 前突　　　　　□ 正常　　　　　□ 後退
　　　　下顎　□ 前突　　　　　□ 正常　　　　　□ 後退

図1-15a　矯正歯科診査診断表（Bishara 2001より改変）．

c. 垂直面 　　　□ 長顔　　　　　□ 正常　　　　　□ 短顔
d. 口唇
8. 歯および歯列
   a. 歯列の発育状態　□ 乳歯列　混合歯列 □ 前期　□ 後期　□ 永久歯列
   b. 現在歯　　　歯式 ———————+——————— 　　　　　　　　歯齢 ———
   c. 歯周組織　　　_____
      歯肉退縮　　　_____
      小帯異常　　　_____
   d. 修復状態
      カリエス ————+———— 根管充填 ————+———— 補綴的処置 ————+————
   前後的関係
   e. Angle分類　□ I　　　□ II div1　　□ II div2　　□ III
   f. 左側犬歯　　□ I　　　□ II　　　　　　　　　　　□ III
   g. 右側犬歯　　□ I　　　□ II　　　　　　　　　　　□ III
   h. オーバージェット　　　　mm　切端咬合 _____ 反対咬合 _____
   垂直的関係
   i. オーバーバイト_____ mm　開咬　前歯部_____ mm　臼歯部_____ mm
   横断的関係
   j. 正中線　　　　　　　上顎歯列_____ mm　下顎歯列_____ mm
   k. 臼歯部反対咬合　　□ 片側性　　□ 両側性
   l. 歯列弓形態　　　　　テーパー　　オーボイド　　スクエア
      　　上顎　　　　　　□　　　　　□　　　　　　□
      　　下顎　　　　　　□　　　　　□　　　　　　□
      　　非対称性 _____
   m. 機能的下顎偏位　前後的_____ mm　側方的_____ mm
   n. 乳歯の早期喪失 _____
   o. 歯冠幅径/歯列弓径
      上顎 _____
      下顎 _____
9. 画像分析
   □ 欠損歯　　□ 過剰歯　　_____
   □ 埋伏歯　　□ 歯根吸収　_____
   □ 歯根彎曲　□ 根尖病巣　_____
   □ 歯槽骨　　□ 上顎洞　　_____
   □ その他

図1-15b　矯正歯科診査診断表（つづき）.

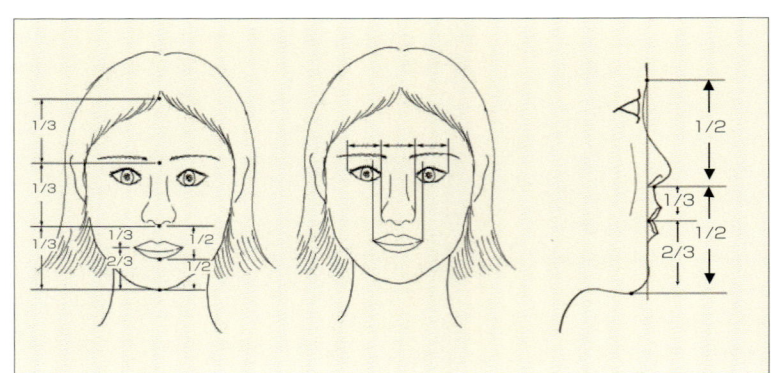

図1-16 調和のとれた顔面比率（Lucker 1981より改変）．

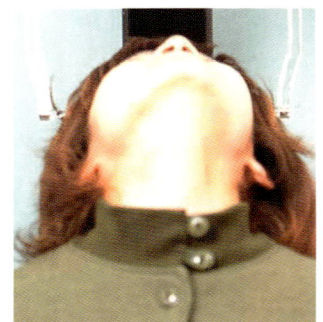

図1-17 体軸的評価．

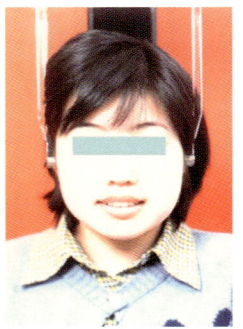

図1-18 安静時の切歯露出量．

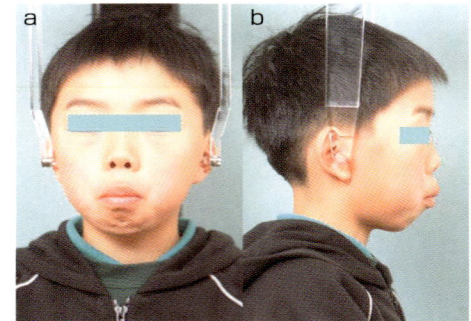

図1-19a, b 口腔周囲筋の緊張．

・垂直的評価　長顔型，短顔型
・体軸的評価　頭部を後傾させオトガイ下から観察し，下顎下縁の非対称性および左右側の頬部の高さを確認する（図1-17）．

②口唇形態と口腔習癖

　口唇閉鎖時と安静時の口唇形態について観察する．上顎中切歯は，安静時に上唇から2～3mm露出しているのが望ましい（図1-18）．上下前歯の傾斜と上下口唇の位置は相互に影響し合っている．表情も自然で，口腔周囲筋に緊張がみられてはならない（図1-19a, b）．顔の見えを評価して，患者さんの生活行動習慣を推測するのである．口腔習癖が明確になれば，患者さんのモチベーションを高めることに大いに役立てることができる．口唇の色調によっても，口唇の異常な機能や口呼吸を疑うことができる（図1-20）．ガミースマイルの存在に注意する（図1-21）．

◆臨床のヒント◆

　口腔習癖に関連する兆候として，上顎切歯の前突，下顎前歯の舌側傾斜，開咬，舌の低位（図1-22）や拇指吸引癖（図1-23a, b）による上顎歯列弓の狭窄に注意する．

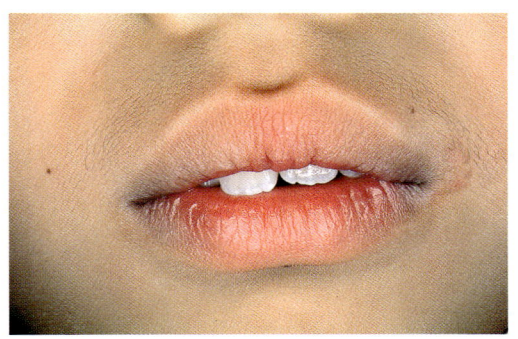
図1-20　口呼吸による口唇の乾燥.

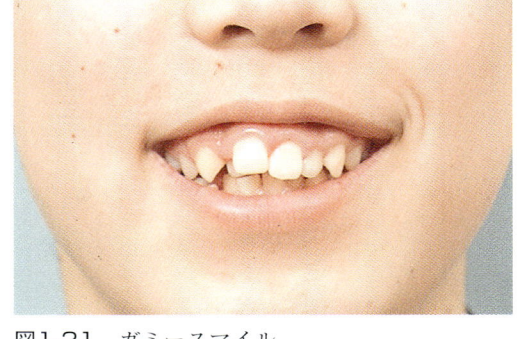
図1-21　ガミースマイル.

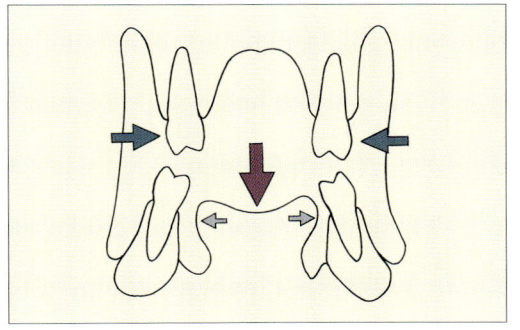
図1-22　舌の低位と上顎歯列弓の狭窄.

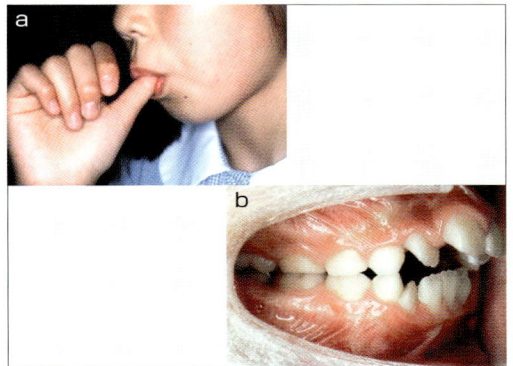
図1-23a，b　拇指吸引癖.

8）歯や歯列の診査

　Hellmanの歯齢，現在歯の状況，歯の形の異常と大きさ，修復処置，カリエス，歯の咬合関係，外傷歯，不正咬合の分類，歯列弓形状（テーパード，オーボイド，スクエア，図1-24a～c），口腔衛生状況.

- 前後的　Angleの不正咬合分類，オーバージェット
- 垂直的　オーバーバイト
- 横断的　上下顎正中線の偏位，臼歯部反対咬合，鋏状咬合，非対称性歯列弓

9）口腔内軟組織

歯肉，舌，小帯（図1-25），歯周ポケット

10）咽頭部および扁桃部（図1-26）

11）呼吸（図1-27）

12）顎関節と口腔周囲筋の診査

触診によって，下顎頭の動きや咀嚼筋の圧痛の有無を確認する．

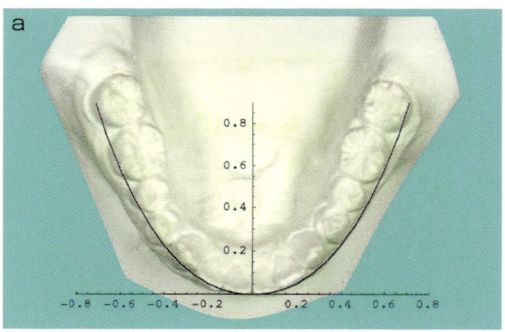
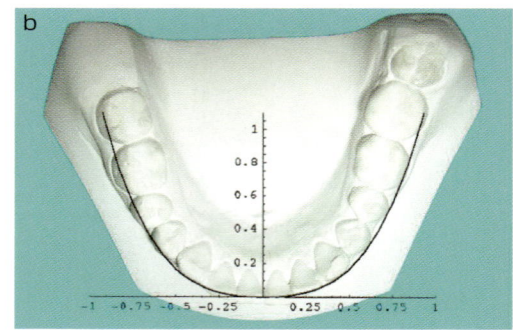
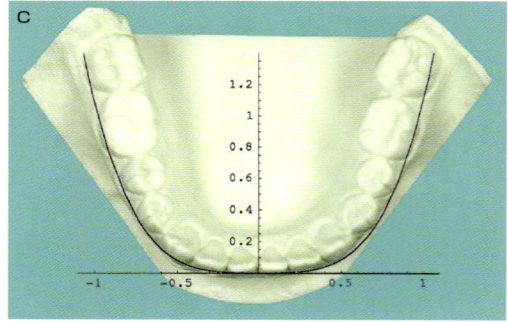

図1-24a〜c 歯列弓形状．a：テーパード，b：オーボイド，c：スクエア．

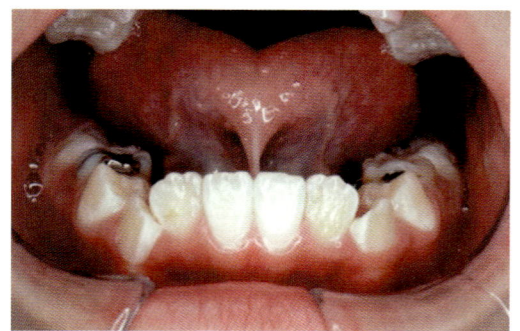

図1-25 舌小帯の付着異常．

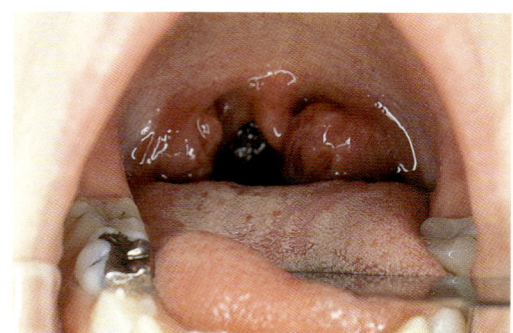

図1-26 扁桃肥大．

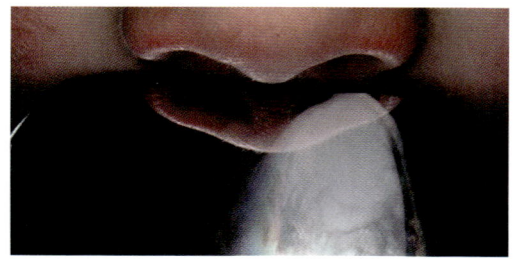

図1-27 鼻呼吸の確認．鏡のくもりで左側の鼻孔で呼吸しているのが分かる．

第1章 矯正歯科診断

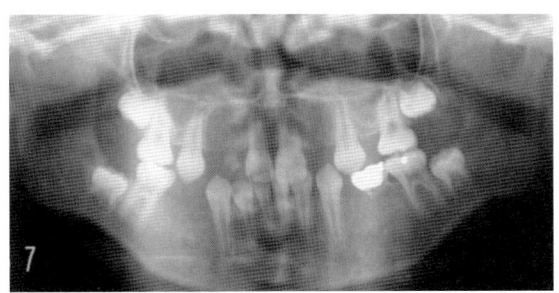

図1-28 先天性多数歯欠如.

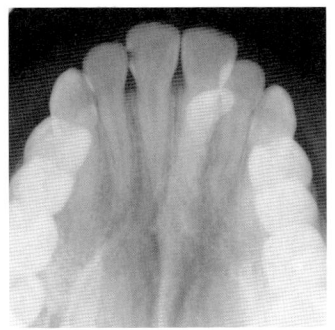

図1-29 埋伏過剰歯. 歯を移動する前に隣在歯歯根との位置関係を確認して埋伏過剰歯の抜去を検討する.

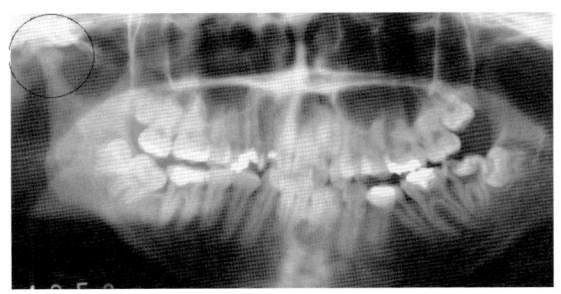

図1-30 顎関節の退行性変化. 右側下顎頭のフラットニングが確認できる.

3 検査のヒント

1）画像検査

パノラマX線写真，デンタルX線写真を撮影し以下の点に注意して観察する.

- 先天性欠如歯（図1-28），第三大臼歯，埋伏歯の位置と隣在歯との位置関係
- 歯根彎曲
- 歯槽骨頂の高さと歯周組織，埋伏過剰歯（図1-29）
- 歯根吸収の有無
- 歯冠修復の状態および根尖周囲組織
- 隣接面齲蝕の有無
- 顎関節の退行性変化（図1-30）
- 上顎洞底と歯根の位置関係

2）機能検査

咬合干渉による下顎の機能的偏位の有無や顎運動路（図1-31），いわゆる顆頭の中心咬合位（CO）と中心位（CR）の差異（図1-32）について検査する.

3）カリエスリスクと歯周病リスクの検査

口腔衛生を良好に管理することによって，エナメル質の白斑やカリエス，歯肉炎を生

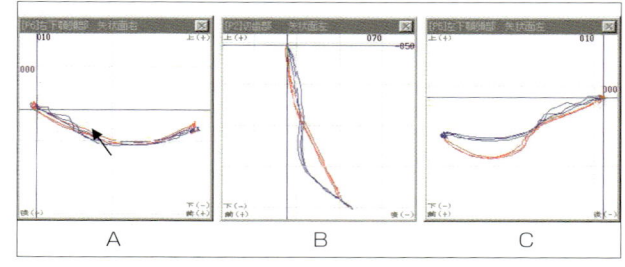

図1-31 ナソヘキサグラフ．A：右側下顎頭部矢状面，B：下顎切歯部矢状面，C：左側下顎頭部矢状面．最大開閉口運動における運動軌跡を示す．開口相は赤，閉口相を青の軌跡で表示している．左側で開口時中期にクリックが認められる．

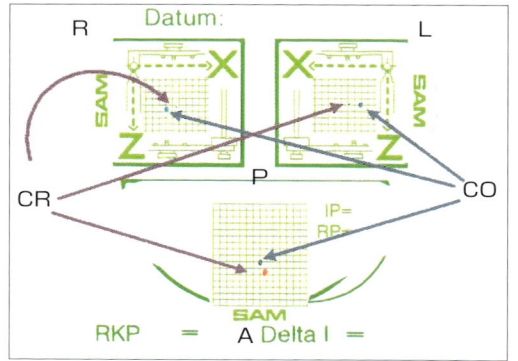

図1-32 アキシオグラフ．咬合器の左右側面のグラフペーパーに印記されたCOとCRの点のズレを読みとる．

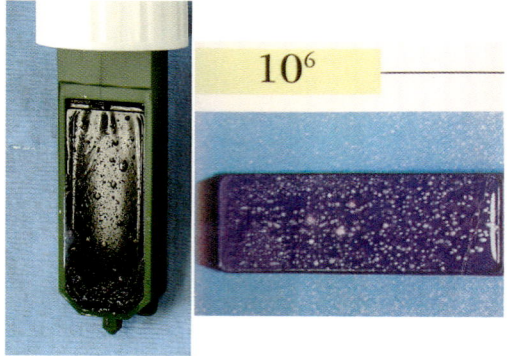

図1-33 カリエスリスク検査（*Streptococcus mutans*コロニー数の判定）．

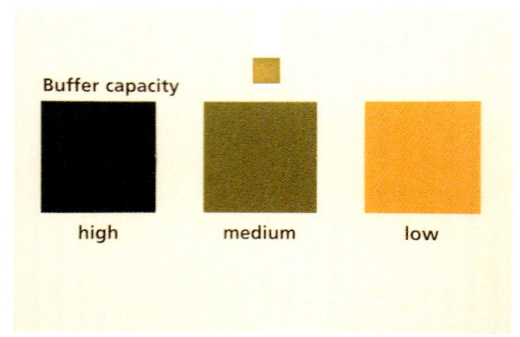

図1-34 唾液緩衝能の判定．

じさせることなく，安全で確実な矯正歯科治療が確保される．カリエスや歯周病のリスクの高い患者さんにおいても，矯正歯科治療を適用することが少なくない．食生活の把握やカリエスリスク，ペリオリスク，歯周組織の検査を行って口腔衛生管理の指針の資料を得る．

　カリエスリスクの検査では，齲蝕原因菌のコロニー数（図1-33）や酸産生能，唾液分泌量，緩衝能（図1-34）が測定される．歯周病リスクの検査では，プラークの付着状況，歯周ポケット，出血の有無，付着歯肉のレベル，歯周病原因菌が産生する酵素の測定が行われている．

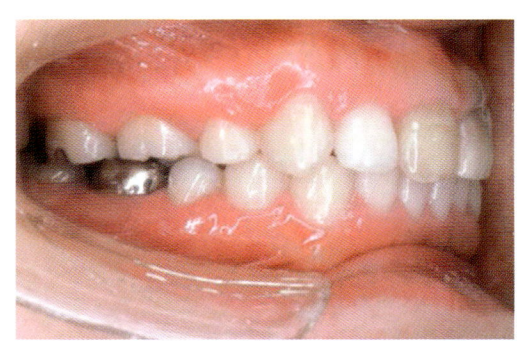

図1-35 片顎抜歯による排列．上顎左右側第一小臼歯を抜去しているが，下顎は非抜歯で排列されている．

4 抜歯判定のヒント

　日本人の不正咬合の多くは叢生を伴っていることから，ディスクレパンシーの解消と上下口唇形態を改善する目的で，抜歯治療となることが少なくない．叢生を解消するための抜歯の判断は，側方拡大や大臼歯の遠心移動，前歯の唇側傾斜，ストリッピングによる歯冠幅径の削合などを考慮して評価する必要がある．先天性欠如歯がある場合や上下歯列の前後的不調和が大きいものでは，片顎抜歯などの変則的な抜歯治療を選択する場合もある（図1-35）．

　抜歯治療と非抜歯治療で矯正治療後の安定性に差異を認めていないが，境界症例の診断は抜歯するかで歯の移動の治療メカニクスが異なることから極めて重要である．初期治療を非抜歯治療で進めたものの結局，抜歯が必要となり治療期間を延長させていることも少なくない．

A．抜歯法の選択において評価される事項

a．予後の推定

　矯正歯科治療後の咬合の安定を推定するために，以下の考え方について検討しなければならない．

　1）移動された歯は治療前の位置に後戻りする傾向がある．
　2）口腔習癖などによる不正咬合の原因の解消は後戻りを防止する．
　3）安全策としてオーバーコレクションするとよい．
　4）良好な咬合関係の達成は治療された位置に歯を維持する．
　5）成長発育期の改善は後戻りの可能性が少ない．
　6）新しく位置づけられた歯の周囲組織の再構成には時間が必要である．
　7）治療前の下顎歯列弓形態を維持する．
　8）治療前の下顎犬歯間幅径を可及的に維持する．下顎犬歯間幅径の拡大は，矯正治療後の後戻りの重要な予測因子である．
　9）下顎歯列弓長は加齢とともに減少する．

4 抜歯判定のヒント

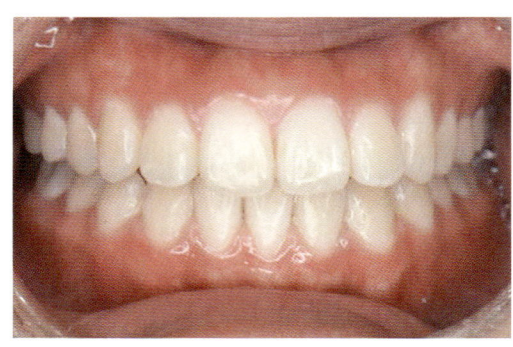

図1-36 three incisorsに排列した症例.

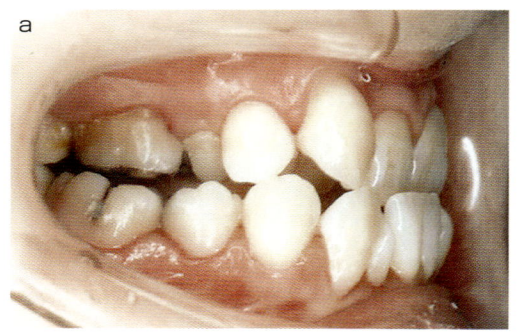 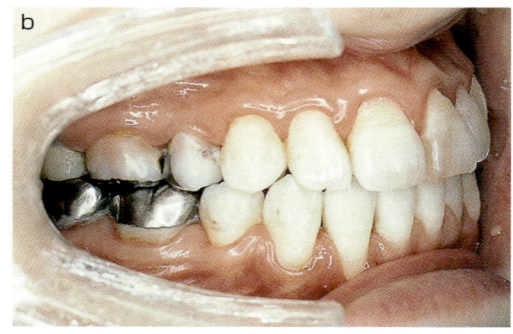

図1-37a, b 犬歯を抜去した症例. a：初回検査時. b：動的治療終了時.

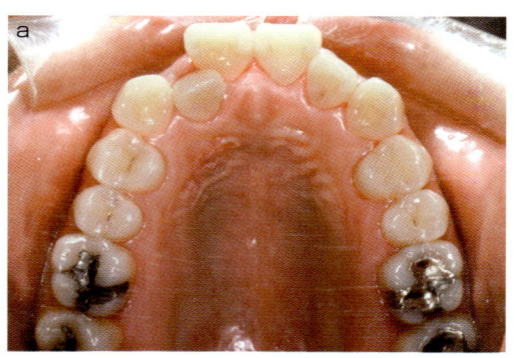 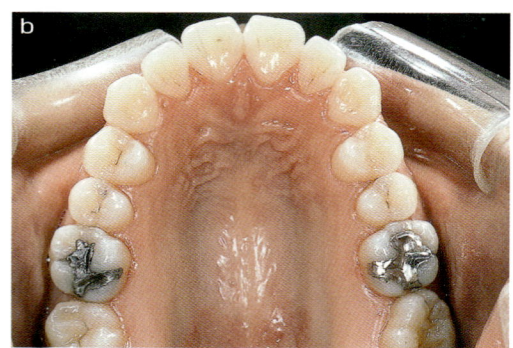

図1-38a, b 第二大臼歯を抜去した症例. a：初回検査時. b：動的治療終了時.

10) 下顎前歯は治療前の位置が最も安定している．下顎前歯は基底骨に直立するのがよく，唇側傾斜すると治療後の安定性を悪化させると考えられている．
11) 歯頸部周囲線維の切断は捻転の後戻りを減少させる．
12) 下顎前歯における隣接面の接触関係の回復は治療後の長期安定性に大きく関係する．

b．抜歯部位

　抜歯治療を計画する際には，抜去歯以外の永久歯の形態に問題がなく，未萌出歯が適切な位置に萌出することを確認しておかなければならない．

1）切歯

下顎切歯1本の抜去は，前歯を舌側傾斜させオーバーバイトが増加する．側方歯がClass I 関係で切歯のみに叢生がある場合に切歯を1本抜去して，いわゆるthree incisorsに排列することがある（図1-36）．上顎切歯の抜去はめったになく．保存不可能な場合に限られる．

2）犬歯

歯列弓の要石であることから抜去されることは少ない．強い叢生のために犬歯が歯列弓から著しく転位し，小臼歯を代替歯として利用できる場合に抜去されることがある（図1-37a，b）．

3）小臼歯

中等度の叢生の解消と前歯の遠心移動の目的で，第一小臼歯の抜去は最も頻度が多い．上顎犬歯の萌出空隙が明らかに不足していて，Class I 関係の場合には，犬歯萌出前に上顎第一小臼歯を抜去することがある．

第二小臼歯は，一部に第二小臼歯の先天性欠如がみられるとき，形態不良，第二小臼歯の著しい転位，軽度から中等度の叢生（四分歯列でALDが－2～－4mm），切歯の遠心移動よりも大臼歯の近心移動を必要とするとき，歯冠修復された失活歯の場合に抜去される．

4）第一大臼歯

保存不可能な場合を除いて，決して第一大臼歯の抜歯は選択されるべきではない．

5）第二大臼歯

近年，第二大臼歯の抜歯は比較的頻繁に行われるようになった．小臼歯抜歯の回避や上顎臼歯部の遠心移動，第三大臼歯の萌出余地確保の理由で抜去される．遠心移動装置によって第一大臼歯を積極的に遠心移動するときに抜去される（図1-38a，b）．

6）第三大臼歯

因果関係は不明であるが，第三大臼歯の萌出が前歯部の叢生の発生に関係するという理由から，歯胚の段階で早期に抜去されることがある．第一あるいは第二大臼歯が歯冠修復されていて抜去される可能性のある場合には，第三大臼歯を代替歯として再植したり，大臼歯を近心移動するために保存しておくこともある．

c．叢生の解消に必要な空隙量

抜歯法選択のガイドラインは，一般にアーチレングスディスクレパンシー（ALD：arch length discrepancy）が－4mm以下の場合とされている．ALDはavailable arch length（利用できる歯列弓周長）からrequired arch length（歯冠幅径の総和）を減じて求める．側方拡大や前歯の唇側傾斜，臼歯の遠心移動によって利用できる歯列弓周長の増加が期待される場合には，ALDが－5～－9mmの範囲内でも非抜歯治療を適用可能である．

歯列弓を四分割した箇所のそれぞれでALDを評価してもよい．ALDの量が－1～－2mmでは非抜歯，－3～－5mmで抜歯が多く，－5mm以下で抜歯および抜歯空隙

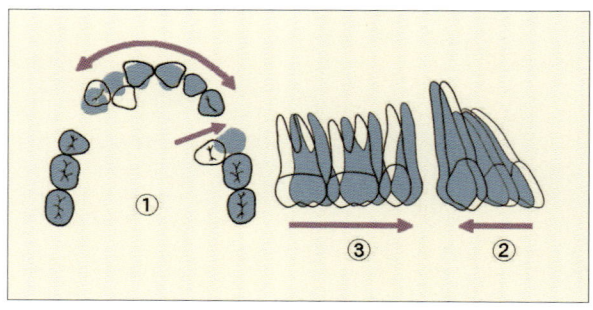
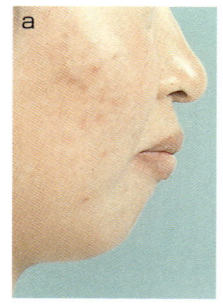
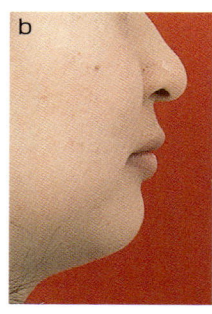

図1-39　抜歯空隙の利用手順と必要な固定の考慮．①叢生の解消．②前歯の遠心移動．③側方歯の近心移動．

図1-40a，b　矯正歯科治療による口唇形態の改善．a：治療前，b：治療後．

の完全な利用，もしくは1歯以上の抜去が必要となる．

d．前歯の関係

インターインサイザルアングルやA-Pog平面を参考に上下顎中切歯の傾斜度や位置を確認する．ClassⅡ不正咬合では上顎前歯の舌側傾斜および下顎前歯の唇側傾斜，ClassⅢ不正咬合で上顎前歯の唇側傾斜および下顎前歯の舌側傾斜が著しく増加しないように治療目標を設定する．

e．必要な固定と使用する装置

叢生を解消した後に，残されている抜歯空隙を前歯の遠心移動に利用するのか，大臼歯の近心移動に用いるのかによって固定を計画する（図1-39）．上顎前歯を歯体移動する場合には，確実な固定が必要となる．

f．顔の審美性

矯正歯科治療は口唇の審美性に大きく関係している（図1-40a，b）．一般に非抜歯治療では歯列を拡大することとなり前歯の突出によって口唇が突出し，抜歯治療では歯列の縮小と前歯の舌側傾斜の影響で口唇が後退する．しかし，抜歯症例と比較して非抜歯症例では軟組織の変化が少ないものの，審美的に望ましくない顔貌変化は抜歯治療，非抜歯治療のどちらでも起きる．

5　歯の排列のヒント

A．Bolton's tooth-size ratio

歯の形態異常や上下顎歯の大きさの不調和によっては，審美的に良い上下歯列の排列が得られない．最終的な排列では，トゥースサイズレシオを評価し歯の近遠心面にストリッピングを加え歯冠幅径を減少させ排列することも少なくない（図1-41a～d）．上顎側切歯が矮小なときには，適切な歯冠幅径を回復するための空隙量を確保し最終的に補綴治療によって審美的回復を図らなくてはならない．トゥースサイズレシオによって歯の歯冠幅径が上下顎で最終的に調和するかを検討するのである．トゥースサイズレシオでは，前歯の傾斜度を反映させていないので注意が必要である．

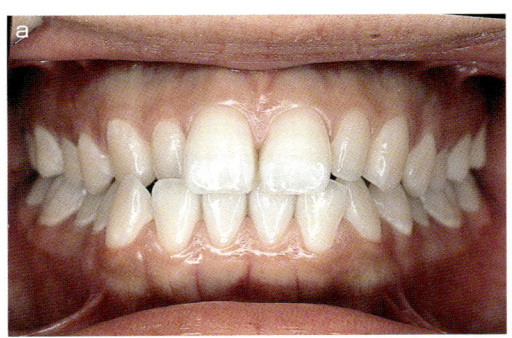
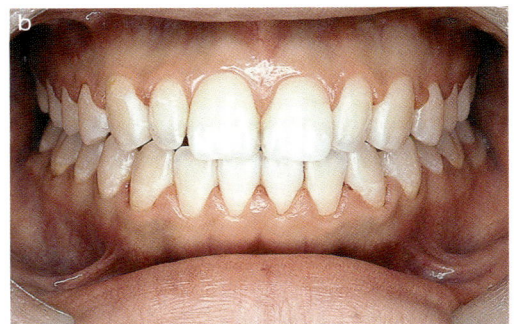
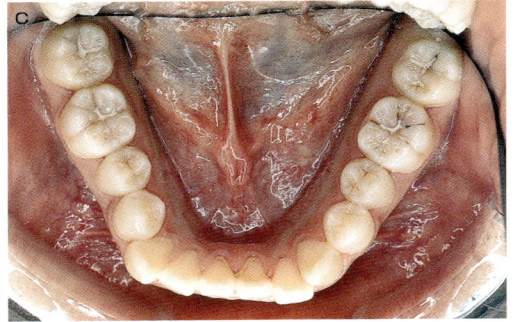
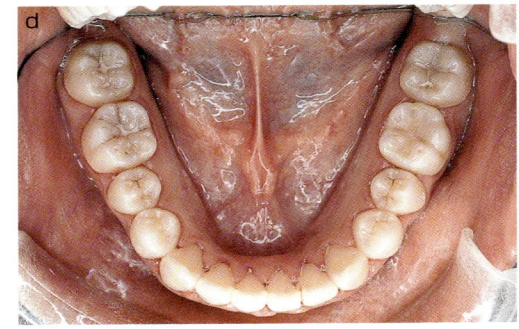

図1-41a〜d　ストリッピングでトゥースサイズレシオを調整した症例．上顎側切歯が矮小であったので，下顎前歯にストリッピングを施行している．

図1-42　anterior ratio.

上下歯群間の理想的な対応関係

上顎歯6本	下顎歯6本	上顎歯6本	下顎歯6本
40.0	30.9	48.0	37.1
40.5	31.3	48.5	37.4
41.0	31.7	49.0	37.8
41.5	32.0	49.5	38.2
42.0	32.4	50.0	38.6
42.5	32.8	50.5	39.0
43.0	33.2	51.0	39.4
43.5	33.6	51.5	39.8
44.0	34.0	52.0	40.1
44.5	34.4	52.5	40.5
45.0	34.7	53.0	40.9
45.5	35.1	53.5	41.3
46.0	35.5	54.0	41.7
46.5	35.9	54.5	42.1
47.0	36.3	55.0	42.5
47.5	36.7		

図1-43　overall ratio.

上下歯群間の理想的な対応関係

上顎歯12本	下顎歯12本	上顎歯12本	下顎歯12本
85	77.6	98	89.5
86	78.5	99	90.4
87	79.4	100	91.3
88	80.3	101	92.2
89	81.3	102	93.1
90	82.1	103	94.0
91	83.1	104	95.0
92	84.0	105	95.9
93	84.9	106	96.8
94	85.8	107	97.8
95	86.7	108	98.6
96	87.6	109	99.5
97	88.6	110	100.4

◆臨床のヒント◆

　ストリッピングによって得る空隙量は，1〜2mm以内に収めなくてはならないとされている．エナメル質を削合したところにはフッ素処理することが望ましい．

　Bolton's tooth-size ratioでは，前歯部（図1-42）と歯列全体（図1-43）に分けて検討する．

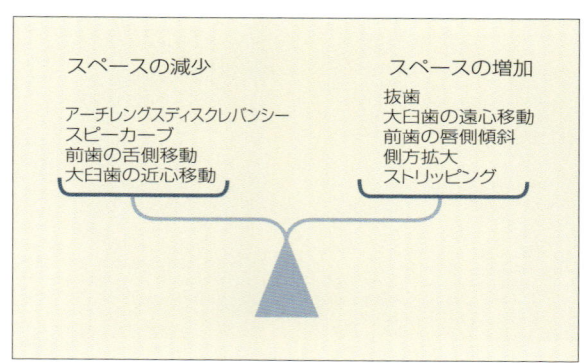

図1-44 空隙調整で考慮する要因.

overall ratio=（下顎12歯の歯冠幅径の総和 mm／上顎12歯の歯冠幅径の総和 mm）
　　　　　　×100=91.3±1.91%
anterior ratio=（下顎6前歯の歯冠幅径の総和 mm／上顎6前歯の歯冠幅径の総和 mm）
　　　　　　×100=77.2±1.65%

【分析手順】
　下顎12歯の幅径の総和を求め，上顎12歯の幅径の総和で割り100をかける．Boltonによれば平均値は91.3％で，このときオーバージェット，オーバーバイトの関係や上下の歯列弓関係が理想的な関係となる．もし，91.3％を超える場合は下顎の歯群が大きいことを示している．表には，上下顎歯群間が理想的に対応する数値が示されている．大きいほうの歯群の歯冠幅径をストリッピングによって減少させ，上下顎歯列の調和を図るのである．
　比率が91.3％より大きい場合，下顎歯群の実際の値と上顎歯群の数値に対応する下顎歯群の望ましい数値との差は，下顎歯群の余剰分を示すことになる．比率が91.3％より小さい場合，上顎歯群の実際の数値と下顎歯群の数値に対応する上顎歯群の望ましい数値との差は上顎歯群における幅径の余剰分となる．
　anterior ratioによって前歯部も同様に求める．平均値は77.2％でこれより大きい場合，下顎歯群が大きく，小さい場合に上顎歯群が大きいことを示している．

B．歯列内の空隙調整

　空隙を減少させる要因には，①アーチレングスディスクレパンシー，②スピー彎曲，③前歯の舌側移動，④大臼歯の近心移動があり，－の数値で表す．空隙を増加させる要因には，①抜歯，②大臼歯の遠心移動，③前歯の唇側傾斜，④側方拡大，⑤ストリッピングがあり，＋の数値で表す．最終的に±0となるように見積り調整するのである（図1-44）．

C．Dental VTO

　プリアジャステッドアプライアンスの普及に伴って，スライディングメカニクスを応

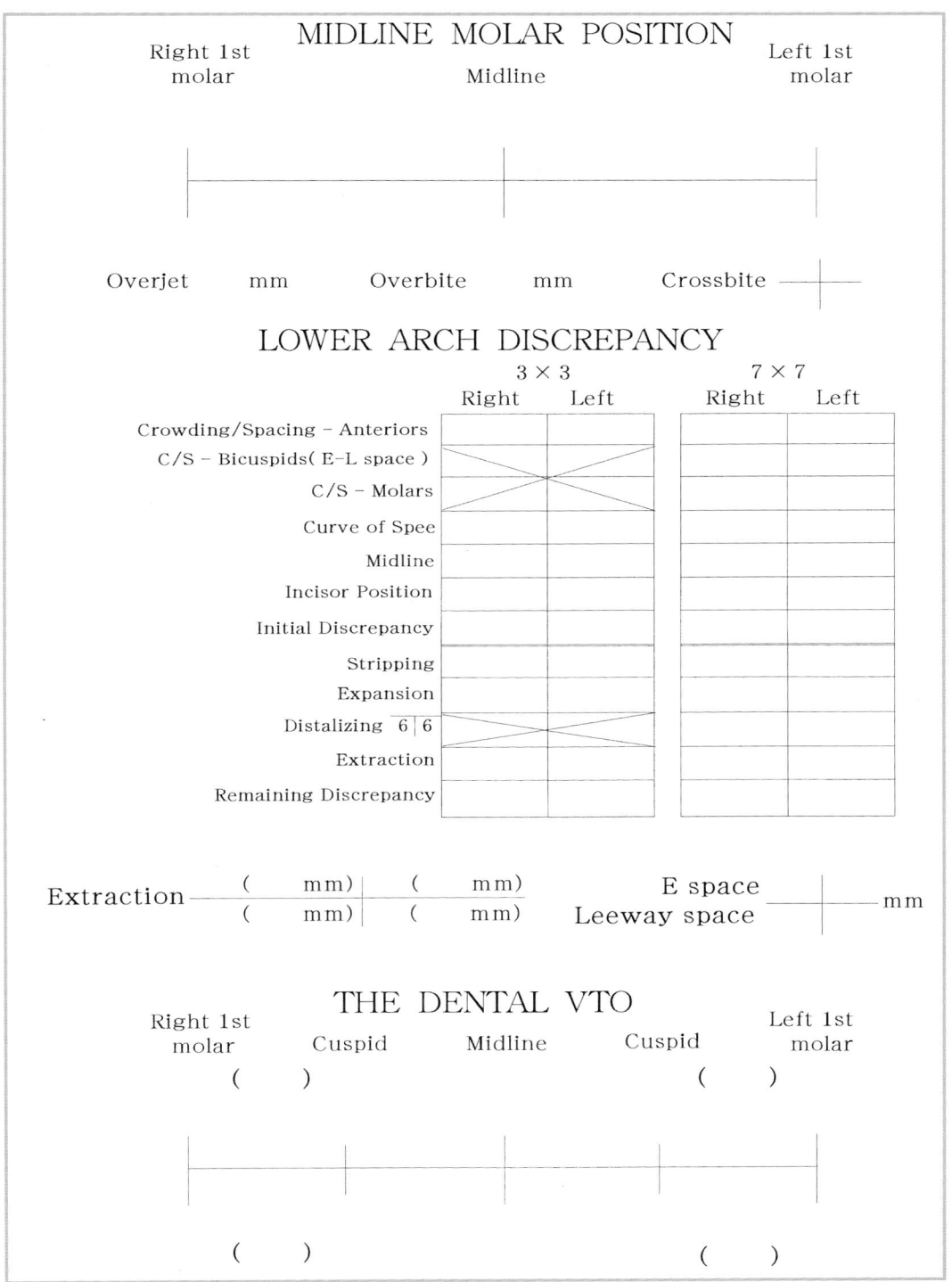

図1-45　Dental VTO.

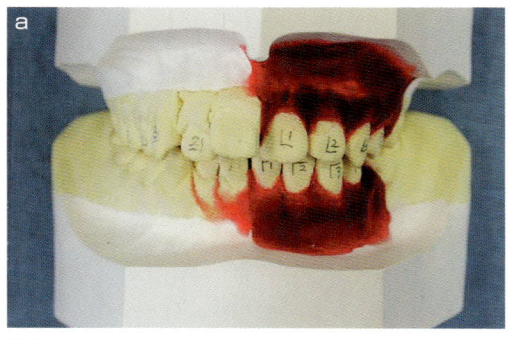
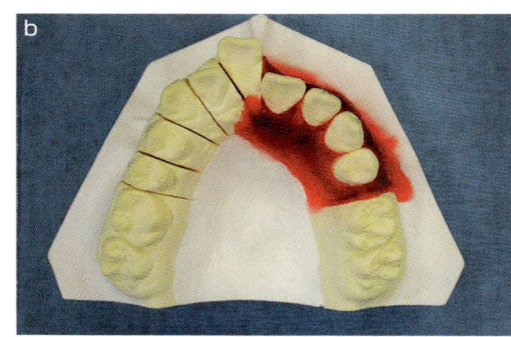
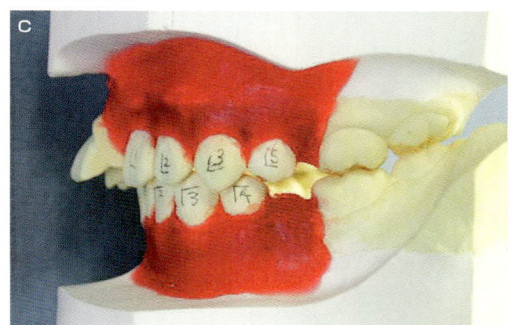
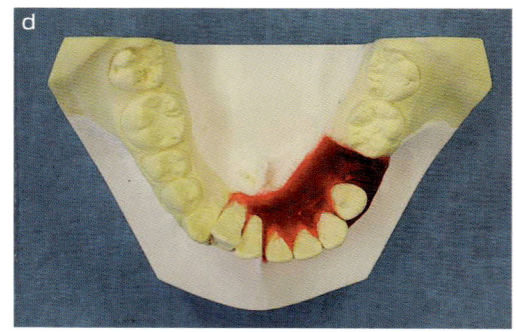

図1-46a〜d　予測模型(Set-up model).

用することが多くなり，治療開始時だけでなく治療中においても，歯の水平的な移動方向と移動量を明確に見積もるようになった．達成すべき歯の移動を事前に理解するDental VTO (Dental Visual Treatment Objective)は，歯列内における空隙量の調整をチャート上で統合的に評価し，歯の移動予測に応用した診断ツールである(図1-45)．分析は，midline molar position, lower arch discrepancy, Dental VTOの順に進める．

1）Midline molar position

　口腔模型上で上下顎歯列正中の偏位量，上下顎左右側第一大臼歯の関係を評価し，望ましいと推定される位置からの偏位量を記録する．

2）Lower arch discrepancy

　下顎の前歯部（犬歯から犬歯）と歯列全体（第二大臼歯から第二大臼歯）に分けたチャートを用い，歯列の左右側について，discrepancy，スピー彎曲，正中偏位，下顎前歯の傾斜，ストリッピング，側方拡大，第一大臼歯の近遠心移動，抜歯空隙を評価する．利用できる空隙が増加する場合に＋の符号，減少の場合－の符号をつける．

3）Dental VTO

　上下顎左右側の小臼歯部における利用可能な空隙量について，小臼歯部discrepancyと抜歯空隙またはE-spaceをもとに検討する．予測される数値を（　）内に記録し，上下顎歯列の正中および犬歯，第一大臼歯の移動量と移動方向を数値と矢印で記載する．

D．予測模型（Set-up model）
　口腔模型の歯を分離した後に，想定される治療後の歯列を排列し咬合状態や残される空隙量を確認する（図1-46a～d）．

参考文献
1 ）氷室利彦：第4版歯科矯正学．119-125，医歯薬出版，東京，2001．
2 ）Mitchell, L.: An introduction to orthodontics, 42-54, Oxford University Press, Oxford, 1996.
3 ）Bishara, SE：Textbook of Orthodontics, 98-112, WB Saunders Co., Philadelphia, 2001.
4 ）Houston, WJB：A textbook of orthodontics, 2 nd ed., 54-79, Wright, Oxford, 1992.
5 ）Andrews, LF：Straight wire The concept and appliance, 13-24, LA Wells Co., San Diego, 1989.
6 ）Lucker, GW：Psychological aspects of facial form, 49-79, Center for human growth and development the University of Michigan, Ann Arbor, 1980.
7 ）Proffit, WR and JL Ackerman：Contemporary Orthodontics, 3 rd ed., 145-147, Mosby, St. Louis, 2000.
8 ）Proffit, WR and JL Ackerman: Orthodontics Current Principles and Techniques, 2 nd ed., 3-95, Mosby, St. Louis, 1994.
9 ）Joondeph, DR and RA Riedel：Orthodontics Current Principles and Techniques, 2 nd ed., 908-950, Mosby, St. Louis, 1994.
10）倉繁隆信：標準小児科学，第4版，1-13，医学書院，東京，2000．
11）五十嵐良雄：小児科学，第2版，22-42，医学書院，東京，1987．
12）荻野廣太郎：小児科学，第6版，254-256，金芳堂，京都，1998．
13）Blake, M and Bibby, K：Retention and stability：A review of the literature. Am J Orthod Dentofacial Orthop, 114（3）：299-306, 1998.
14）Young, TM and RJ Smith：Effects of orthodontics on the facial profile：A comparison of changes during nonextraction and four premolar extraction treatment. AM J Orthod Dentofac Orthop, 103（5）：452-458, 1993.
15）Ryu, T et al.: Quantitative analysis of dental arch configurations: Comparison of Japanese and Indian mandibular dental arch configurations. Orthod Waves, 62（3）：224-227, 2003.
16）井上敬文ほか：歯の移動を予測するDental VTOの臨床的有用性．Orthod Waves, 62（5）：377-382, 2003.
17）Sassouni V：The face in five dimensions, 2nd ed., West Virginia University Press, Morgantown, 1962.

第2章

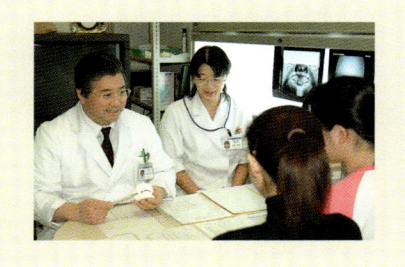

インフォームド・コンセント

1 インフォームド・コンセントのヒント

「インフォームド・コンセント」とは，患者さんが歯科医師から治療・処置などを受けるに当たり，事前にその内容，目的，効果，リスク，また，その他の異なる治療法のある場合にはそれらの説明をも受けて，納得し，同意したうえで治療・処置を受けられるということであり，いわゆる患者さんの知る権利である．さらにこれと同時に，歯科医師は患者さんの自己決定権を適正に行使できるよう助言・指導をし，十分な同意のうえで歯科医療行為を行う必要性がある．

A．インフォームド・コンセントの推移と認識

歯科医療を通じ，患者さんと歯科医師相互の道理を考えるうえで，「医の倫理」が基盤となる．従来は医療者側の自戒，思いやりや親切心を意味したパターナリズムが主体であったが，最近は，倫理問題は患者さんとの相談のうえに考えるといったインフォームド・コンセントがクローズアップされてきている．

インフォームド・コンセントは，1947年に提示された「ニュールンベルク綱領」が直接の発端となり，これ以降1948年の「ジュネーブ宣言」，1964年の「ヘルシンキ宣言」，1968年の「シドニー宣言」，1981年の「リスボン宣言」へと推移された．

1993年に厚生省で発足した「インフォームド・コンセントの在り方に関する検討会」の報告書では，「・・・個々の患者と医療従事者との関係において成立するインフォームド・コンセントについて，画一性を本質とする法律の中に適切な内容での規定を設けることは困難であり，また，一律に法律上強制する場合には，責任回避のための形式的，画一的な説明や同意の確認に陥り，かえって信頼関係を損なったり，混乱させたりするおそれもあることから，適切ではない」としている．

しかしながら，1998年に医療法の一部改正があり，医師等の債務について，「医師，歯科医師，薬剤師，看護師その他の医療の担い手は，医療を提供するに当たり，適切な説明を行い，医療を受ける者の理解を得るよう努めなければならない」と述べられ，努力義務として取り上げられている．

歯科医師と患者さんとの関係は，今や意志決定の責任は双方にあると考えられる．そのために，歯科医師は患者さんに対して，病気を治す方法，技術，リスクなどを説明し，患者さんの納得と同意を得なければならない．そのうえで，歯科医師は自らの技量を発揮して，患者さんに最善の治療を施さなければならない（図2-1）．

時として歯科医療行為は大きな危険性を伴う行為である．しかし，歯科医療はこの危険性を大きく上回る有用性を持っているという理由で業務として成立している．またこれがインフォームド・コンセントのもとに医療行為として認められる場合にのみ合法といえる．

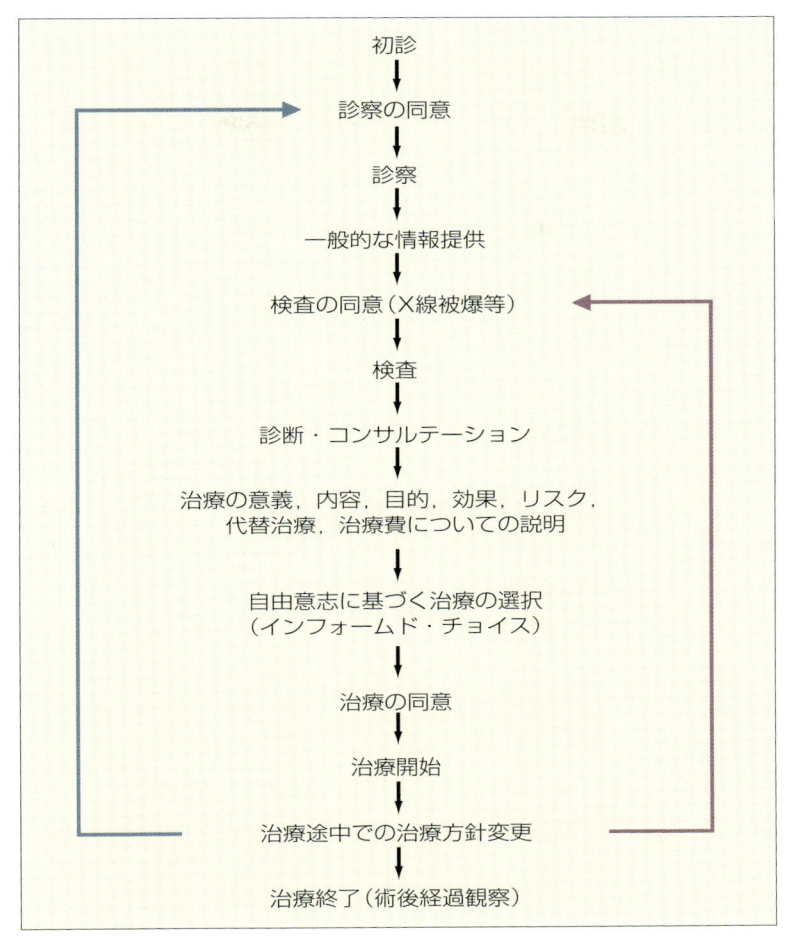

```
初診
 ↓
診察の同意 ←──────────┐
 ↓                    │
診察                   │
 ↓                    │
一般的な情報提供        │
 ↓                    │
検査の同意（X線被爆等）←┐│
 ↓                   ││
検査                  ││
 ↓                   ││
診断・コンサルテーション ││
 ↓                   ││
治療の意義，内容，目的，効果，リスク，
代替治療，治療費についての説明
 ↓
自由意志に基づく治療の選択
（インフォームド・チョイス）
 ↓
治療の同意
 ↓
治療開始
 ↓
治療途中での治療方針変更 ──┘│
 ↓                         │
治療終了（術後経過観察）
```

図2-1 インフォームド・コンセントをふまえた治療の流れ.

歯科医師の行為が医療行為として認められるために，
（1）治療を目的とすること．
（2）歯科医学上認められた手段および方法であること．
（3）患者，保護者，代理人などの承諾のあること．
が満たされている必要がある．

医療はあくまでも患者さんの利益のために行われるものでなくてはならない．したがって，どのような治療を受けるかは，本質的には患者さんの決定すべきことである．患者さんの自己決定権は，生命権や健康権に劣るものではなく，客観的に有効な治療行為であっても，患者さんの承諾がない場合，とくに明示の意志に反したときは，違法とされることはいうまでもない．しかし患者さんの承諾は，処置の性質，危険性の程度，治療法，予後などを理解したうえでなされた判断でなくては法律上有効とはい

えない．そのために歯科医師の適切な説明が必要となる．この説明義務は，歯科医師法第22条の療養上の指導義務，あるいは診療契約としての委任における善良なる管理者としての注意義務（民法第644条），および報告義務（民法第645条）などに基づくものとされている．

いずれにしろこれからの歯科医師と患者さんとの良好な関係を保つためには，歯科医師の裁量権と倫理規定を考慮し，診療を妥協せず，信頼関係を深めるためのインフォームド・コンセントが理想的であると思われる．

B．矯正歯科治療におけるインフォームド・コンセント

まず，矯正歯科治療における事前の患者さんへの情報として考えなくてはいけないものに矯正歯科治療が生体に与えるリスクとその処置の限定がある．ただしこのリスクと処置の限定以上に綺麗な歯並びや素敵な笑顔を得ることに利益があると見なした場合に限り，矯正歯科治療を行う価値があると考えられる．矯正歯科治療に携わる歯科医師は，この情報を患者さんへ正確に伝える義務があり，決して検査結果や治療内容を偽ったり患者さんの意志を誘導することのないよう注意が必要である．あくまでも治療の最終決定権は患者さんにあるべきであるということを忘れてはならない．

C．考慮しなくてはならない矯正歯科治療上のリスクと処置の限定

a．エナメル質の脱灰，損傷

患者さんが適切な歯のブラッシングを行わなかった場合，歯の脱灰（ホワイトスポット）や齲蝕が生じやすくなる恐れがある．必要に応じて，定期的な歯科医師や歯科衛生士による歯のクリーニングが必要であり，常に口腔内を衛生的に保つ必要がある．さらに通常のブラッシング以外にフッ素塗布を勧めることも必要である．また矯正装置を乱暴に扱ったり，もともと硬度の低いエナメル質の場合，エナメル質に損傷を与える可能性がある（図2-2）．

b．歯肉炎，歯周病

患者さんが適切な歯のブラッシングを行わなかった場合，歯の脱灰以外に歯肉炎や歯周病を生ずる可能性がある．とくに患者さんが成人の場合，歯周病による骨の喪失や歯

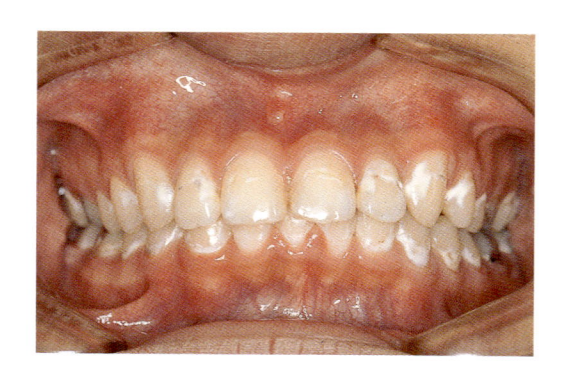

図2-2 脱灰と齲蝕が生じた症例．マルチブラケット装置装着中に生じたエナメル質の脱灰と齲蝕のため治療を中断した．

肉退縮につながるおそれがある．症状に応じて定期的な歯科医師や歯周科医，歯科衛生士による管理や指導を勧める必要がある．また埋伏歯を牽引・萌出させた場合，骨の喪失や歯肉退縮，そして歯根吸収が生じやすいため，あらかじめこれを考慮した治療方針の立案と，その対応策を講じておく必要がある．

c．歯内療法処置（根管充填）

矯正歯科治療中，ごくまれに歯髄失活を引き起こす場合がある．このような歯は，外傷の既往や齲蝕処置による深い充填と関連していると考えられているため，事前の問診とより慎重な検査評価が必要である．

d．歯根吸収

矯正歯科治療中に歯根尖の吸収が起きる場合がある．通常歯周組織が健康であれば，歯根吸収によるわずかな歯根の短縮はとくに問題にはならない．しかし歯周病によって歯槽骨の喪失が起きた場合，歯根短縮の起きた歯の寿命は短くなることが予測される．また矯正歯科治療を受けたことがなくても歯根吸収を認めることがあるが，この原因は明確にされていない．さらにごくまれに極端に多くの歯根が吸収される場合があるが，その予測は不可能である．このような場合は速やかに矯正歯科治療を中断することが望ましいと考えられる．

e．骨性癒着歯

矯正歯科治療以前あるいは治療中に，1）遺伝あるいは先天的な歯根膜の発達不足，2）外傷などによる局所の傷害，3）局所代謝障害，4）歯根膜の広範な壊死，5）その他原因不明な理由により骨性癒着を生じる場合がある．骨性癒着歯の確定診断は非常に困難であり，実際に歯を動かしてみる以外に方法はないとされている．一度骨性癒着が生じると歯の移動は不可能となるため，当該歯への適切な対応が求められるが，骨性癒着の範囲の程度によって，a）歯の亜脱臼後の移動，b）歯の再植術後の移動，c）抜歯と他の部位からの移植（自家移植，他家移植）後の移動，d）抜歯とその抜歯窩のスペース閉鎖，e）限局的骨切り術，f）補綴処置の併用などの適用が考えられる．

f．抜歯

より良好な咬合の機能・安定・審美を得るため，また，よりバランスと調和のとれた顔貌を期待し，抜歯が必要となる場合がある．

g．顎関節症

矯正歯科治療中あるいはその後に顎関節のクリッキング，疼痛，不快感または下顎の開閉口障害といった顎関節症状が発症する可能性がある．顎口腔周囲筋へのストレスは顎関節症状を引き起こす引き金になり得る．しかしこのような症状は矯正歯科治療の経験がなくとも同様に起こり得ることを患者さんに伝えておく必要がある．

h．後戻り

一生涯を通して，歯の位置は成長や歯列の加齢現象，歯の咬耗によって変化し続ける．矯正歯科治療後に，歯は元の位置に戻ろうとする傾向がある（後戻り）．この傾向を最小限に食い止めるためにはリテーナーの使用が必須でありその指示をすべきである．最

後戻り症例

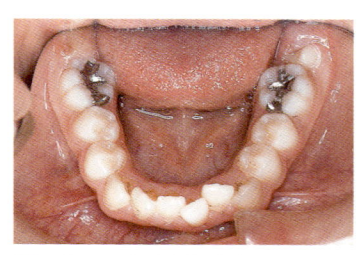

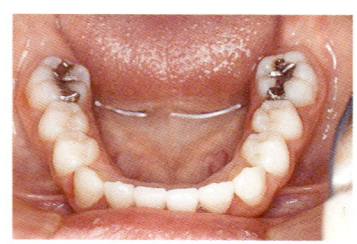

図2-3a　矯正歯科治療開始前．

図2-3b　矯正歯科治療終了時（下顎両側第二大臼歯抜歯済）．

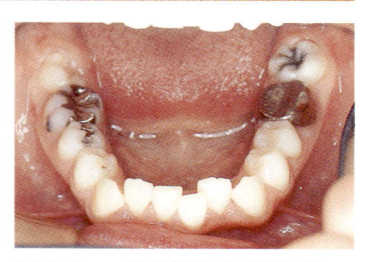

図2-3c　矯正歯科治療終了後4年後．リテーナーを使用していなかったため，後戻りした．

も後戻りの生じ易い部位は下顎前歯部であり，また同部位は矯正歯科治療の既往がない人にも晩発性に叢生が起こりやすい．そのため，後戻りを最小限にするには通常ブラケット撤去直後からリテーナーによる保定に移行するが，リテーナーが可撤式の場合，この使用には患者さんの協力が必須である（図2-3a〜c）．

i．患者さんの協力度

可撤式装置やエラスティックの使用における協力が得られない場合，装置の破損あるいは予約のキャンセルは矯正歯科治療の延長とその予後に影響を与える．矯正歯科治療は我々スタッフ，患者さんの家族，そして患者さん本人の協力の下に成り立っている．おしなべて協力度の高い患者さんの治療結果はより良好である．時には，十分な患者さんの理解と協力を得るための動機づけが必要な場合もある．

j．予想外な成長

まれに矯正歯科治療中やその後，予想外な顎の過成長や非対称が惹起されることがあり，矯正歯科治療の障害や治療後の状態を崩壊する可能性がある．状況によってはこの問題解決のために矯正歯科治療単独ではなく，外科矯正を含む再治療が必要となることが考えられる．

参考文献

1）宮武光吉編：ハンディ社会歯科学，第4版，32-51，学建書院，東京，2003．
2）池本卯典編：知っておきたい歯科診療室の法律，第1版，10-23，医歯薬出版，東京，1998．
3）イリノイ大学シカゴ校　矯正歯科：コンセントフォーム．
4）石亀　勝，中野廣一，小山浩平，永野弘之，亀谷哲也，石川富士郎：骨性癒着歯の亜脱臼後の移動について，日矯歯誌　53：97-104，1994．

第3章

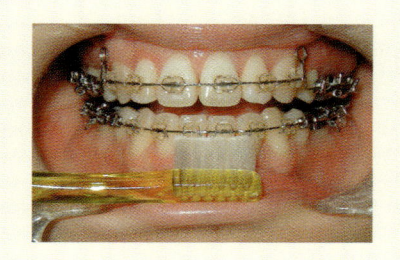

口腔衛生指導

1 矯正装置装着者への口腔衛生指導のポイント

　矯正装置装着によって，口腔内環境が大きく変わり，それまでの刷掃法が適応できなくなるため，これまでの刷掃法に加え新しい刷掃技法を学習する必要がある．さらに，矯正歯科医との連絡を密にし，初期の齲蝕も見過ごすことなく対応すべきである．

A．矯正治療の流れと口腔衛生指導について

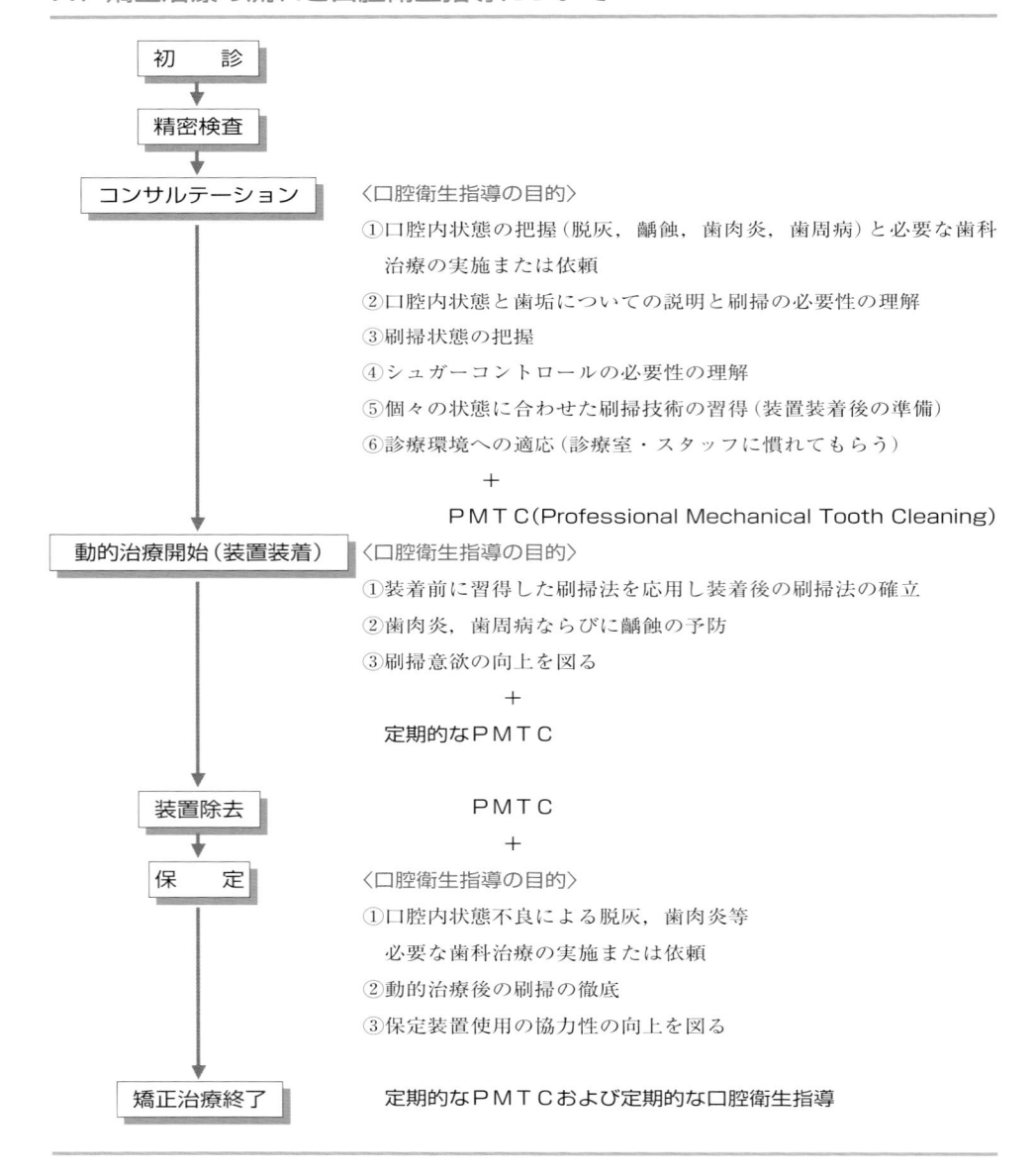

```
┌─────────┐
│  初　診  │
└────┬────┘
     ↓
┌─────────┐
│ 精密検査 │
└────┬────┘
     ↓
┌──────────────┐   〈口腔衛生指導の目的〉
│コンサルテーション│   ①口腔内状態の把握（脱灰，齲蝕，歯肉炎，歯周病）と必要な歯科
└──────┬───────┘     治療の実施または依頼
       │            ②口腔内状態と歯垢についての説明と刷掃の必要性の理解
       │            ③刷掃状態の把握
       │            ④シュガーコントロールの必要性の理解
       │            ⑤個々の状態に合わせた刷掃技術の習得（装置装着後の準備）
       │            ⑥診療環境への適応（診療室・スタッフに慣れてもらう）
       │                              ＋
       │            　　　PMTC(Professional Mechanical Tooth Cleaning)
       ↓
┌──────────────────┐ 〈口腔衛生指導の目的〉
│動的治療開始（装置装着）│ ①装着前に習得した刷掃法を応用し装着後の刷掃法の確立
└─────────┬────────┘ ②歯肉炎，歯周病ならびに齲蝕の予防
          │          ③刷掃意欲の向上を図る
          │                        ＋
          │                 定期的なPMTC
          ↓
┌─────────┐             PMTC
│ 装置除去 │                ＋
└────┬────┘
     ↓
┌─────────┐          〈口腔衛生指導の目的〉
│  保　定  │          ①口腔内状態不良による脱灰，歯肉炎等
└────┬────┘              必要な歯科治療の実施または依頼
     │                ②動的治療後の刷掃の徹底
     │                ③保定装置使用の協力性の向上を図る
     ↓
┌──────────────┐
│ 矯正治療終了 │          定期的なPMTCおよび定期的な口腔衛生指導
└──────────────┘
```

矯正治療中に齲蝕・歯周病リスクが高まる要因として以下のものが挙げられる．
①ルーズバンド
②セメント合着材の溶出
③酸エッチングによる歯面の脱灰
④ボンディング材の溶出
⑤矯正器具装着による唾液緩衝能力の低下
⑥矯正器具装着によるブラッシングの難化
⑦歯の移動中に生じる咬合干渉
⑧歯肉の腫脹によって生じる歯肉縁下バンド，ブラケット
⑨治療期間の長期化
⑩矯正器具による齲蝕発見の遅延
⑪過度な矯正力

これらを最小限にとどめることは口腔内状態を良好に保つために大切である．

B．装置装着者への刷掃指導のポイント

＜歯ブラシの選択＞

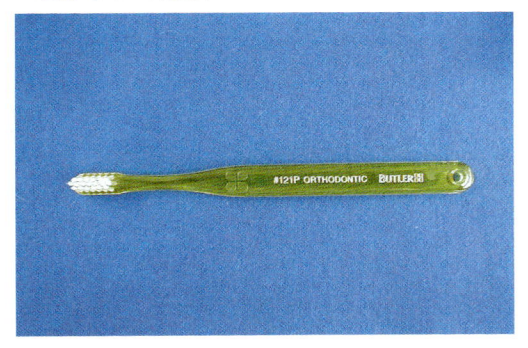

図3-1a　矯正用歯ブラシなどブラシ部分が小さめのものを選択する．

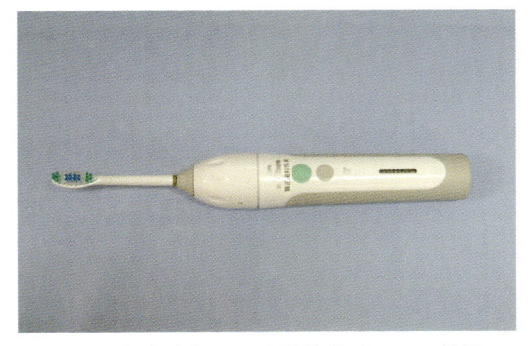

図3-1b　超音波あるいは電動歯ブラシの併用．

＜補助用具＞

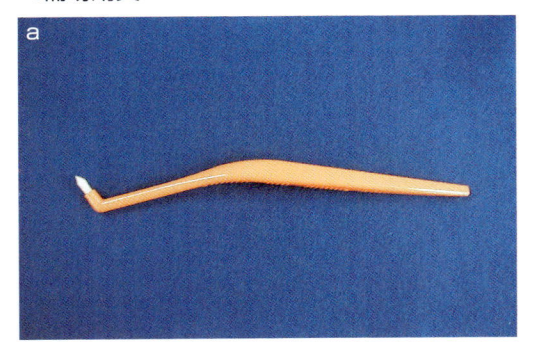

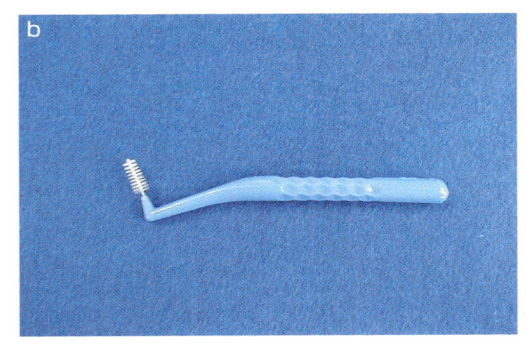

図3-2a，b　歯間ブラシ(a)およびタフト型ブラシ(b)などを併用する．

1　矯正装置装着者への口腔衛生指導のポイント

マルチブラケット

＜歯ブラシの当て方＞
1）歯頸部
2）ブラケットとワイヤー部分→3方向から（a：上部から，b：下部から，c：真上から）

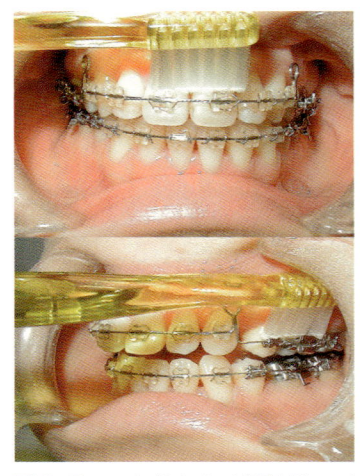

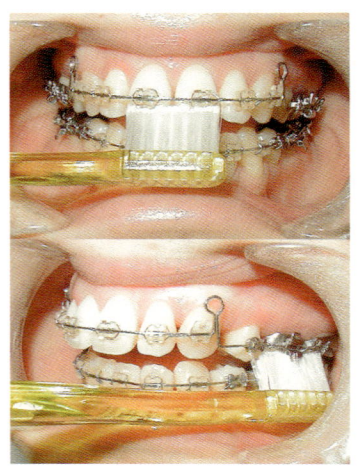

図3-3a　上部から（歯頸側のブラケットウィング部）．
図3-3b　下部から（歯冠側のブラケットウィング部）．
図3-3c　真上から（ブラケットの真上）．

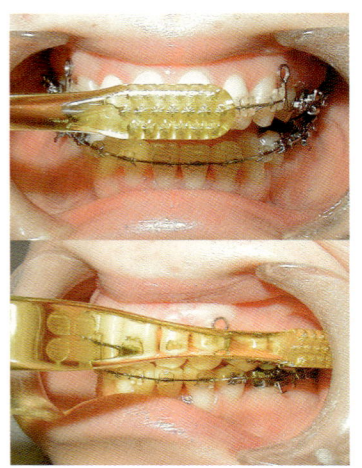

★ ワイヤー下部に歯ブラシの毛先が届くよう細かく動かす．

3）ブラケット間および欠損部の隣接面
歯間ブラシ，タフト型ブラシでブラケットの間を刷掃する．

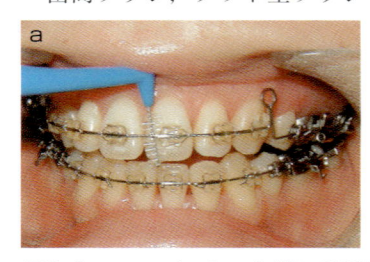

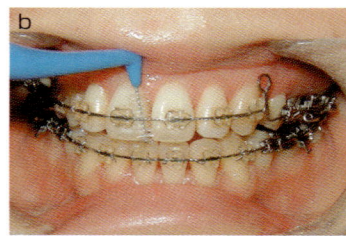

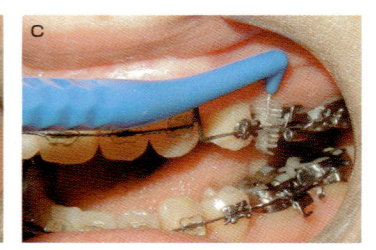

図3-4a〜c　ブラケット間に歯頸側からを挿入しブラケットに沿わせるように上下に動かす．

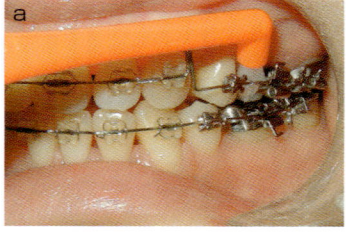

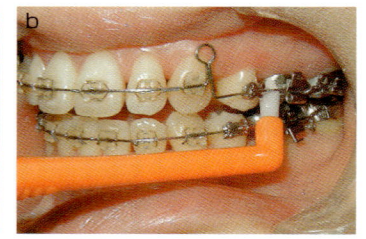

図3-5a，b　ブラケット間に歯頸側，歯冠側からブラシを挿入し細かく動かす．

第 3 章　口腔衛生指導

4）咬合面・舌・口蓋側

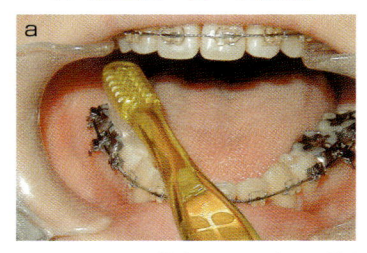

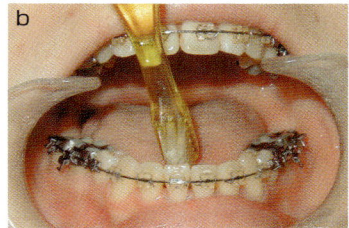

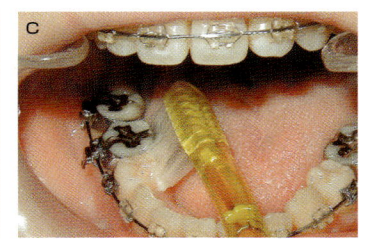

図3-6a〜c　基本的に通常の刷掃法と同じ．

舌側弧線装置

＜歯ブラシの当て方＞
1）弾線を変形させないよう注意が必要である．
2）第一大臼歯舌側部にプラークが付着しやすいため，丁寧に刷掃すること．

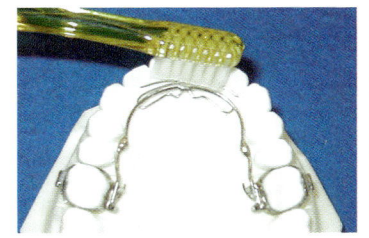

図3-7a　主線と歯の間に歯ブラシを横に挿入し振動させる．
図3-7b　補助弾線と歯の間に歯ブラシを縦に挿入し横に振動させる． 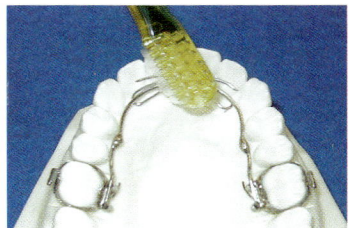
図3-7c　歯ブラシで届きにくい部位はタフト型ブラシを使用する． 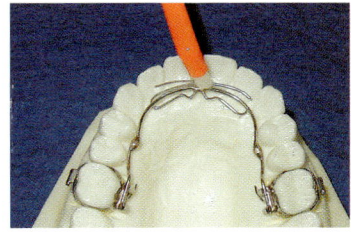

★補助弾線が曲がらないよう力加減に注意する．

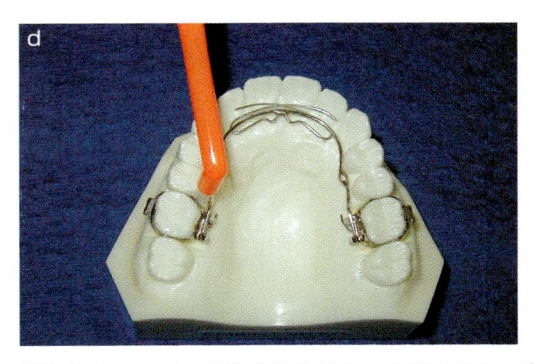

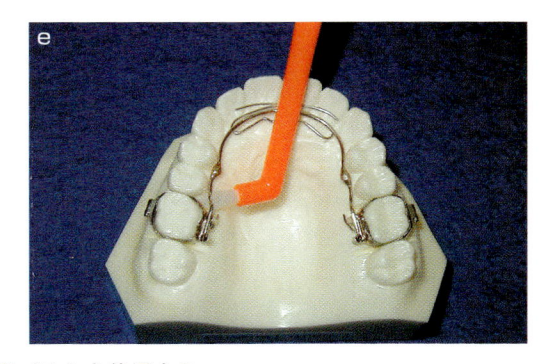

図3-7d，e　バンド装着部位はタフト型ブラシ，歯間ブラシを使用する．

1 矯正装置装着者への口腔衛生指導のポイント

可撤式装置(床矯正装置,リテーナー)

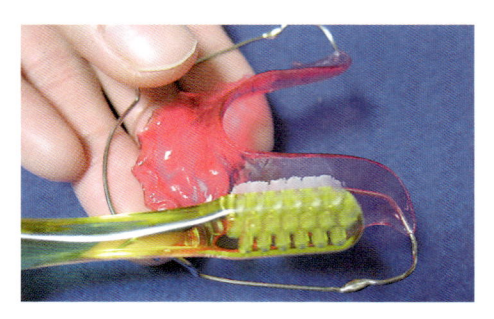

図3-8 口腔内刷掃後流水下で歯ブラシを用いて清掃する.

★2,3日に一度洗浄剤を利用する.
★熱湯に入れると変形することを説明する.

固定式保定装置

下顎前歯舌側面のワイヤー下部はとくに歯垢・歯石が付着しやすいので丁寧に刷掃する.

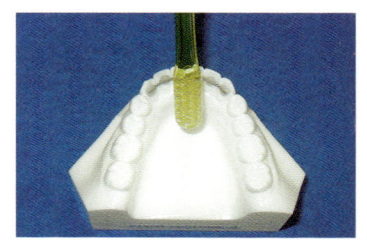

★とくに歯頸部にプラークが停滞しやすいので注意する.
★歯石が沈着しやすい部位なので定期的にスケーリングする.

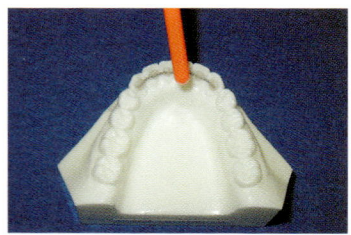

図3-9a 縦みがきで細かく動かす.
図3-9b 歯ブラシで届きにくい部位はタフト型ブラシを使用する.

リンガル矯正

唇側ブラケットより視野が狭く,ブラシが届きにくいため丁寧に時間をかけて刷掃する.

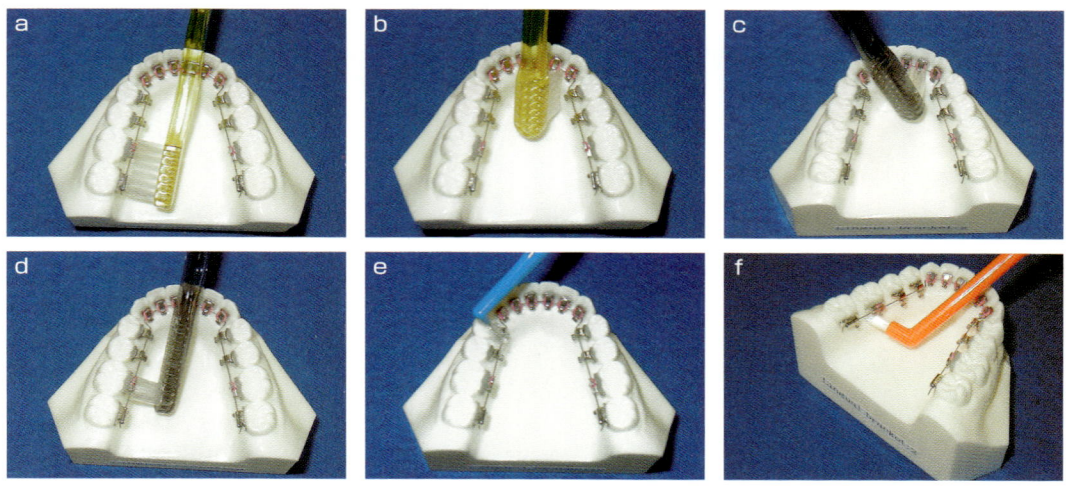

図3-10a〜f ブラケット間,歯頸部へも先を届かせるようタフト型ブラシ,歯間ブラシを使用する.

第4章

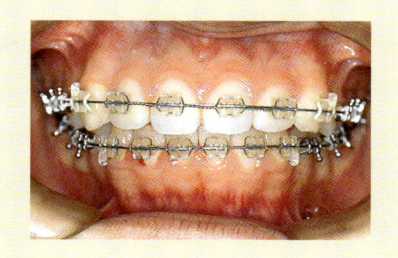

日常生活・運動・食事・間食

1　日常生活・運動・食事・間食のヒント

　矯正治療の開始に際し，運動・食事を含めた日常生活を過ごすうえで，どのようなことに変化が生じるのか，具体的にどのような点に注意したらよいのか等について患者さんから疑問を投げかけられることが多い．そのような患者さんの不安や疑問の一つひとつに確実に対応し，矯正治療によって日常生活にできるだけ支障をきたさないよう配慮していくことが必要である．また矯正治療による正常咬合の獲得のみならず，矯正治療が長期にわたる治療であるという特徴を生かして，患者さん自らが生活習慣病のリスクファクターとならない食習慣・咀嚼習慣を獲得できるよう指導していくことも，歯科医師の果たすべき役割といえよう．

　実際に，咀嚼回数と肥満度との関連性や，噛むことで分泌が促進される唾液の抗菌作用・消化作用等についてわかりやすく患者さんに説明することは，早食いの防止や適正な咀嚼習慣獲得のモチベーションを高めるためにも有効である．患者さんの日常生活，習慣，性格をいかに把握できるかが，治療の進行をも左右することを考慮にいれる必要がある．

A．日常生活上の注意点

1）可撤式・固定式に関わらず矯正装置そのものが患者さんのストレスとなるため，事前のインフォームド・コンセントが重要である．とくに，小児の場合にはストレスや違和感から装置を舌や手指で触ったり，押したりすることがよくあるため，あらかじめ本人にも注意するとともに保護者にもその旨を説明しておく必要がある．

2）装置を紛失した，壊した，合わなくなった，外れてしまった等の事態が生じた場合は，次回のアポイントまで放置せず，すぐに担当医に連絡するよう患者さんに指示しておく．

3）装置の使用時間，取り扱いなど担当医の指示を患者さんにきちんと守ってもらうこと．矯正治療に患者さんの自覚と協力が不可欠であることを説明する（図4-1）．

B．運動・楽器吹奏を行う際の注意点

1）可撤式矯正装置・固定式矯正装置ともに，基本的にはどんな運動をしても差し支えはない．ただし，可撤式矯正装置を使用期間中に，水泳など比較的危険性のある運動を行う際には，装置をはずして行ってもらうように指導する．

2）楽器吹奏についても運動と同様に問題ないことを患者さんに説明する．

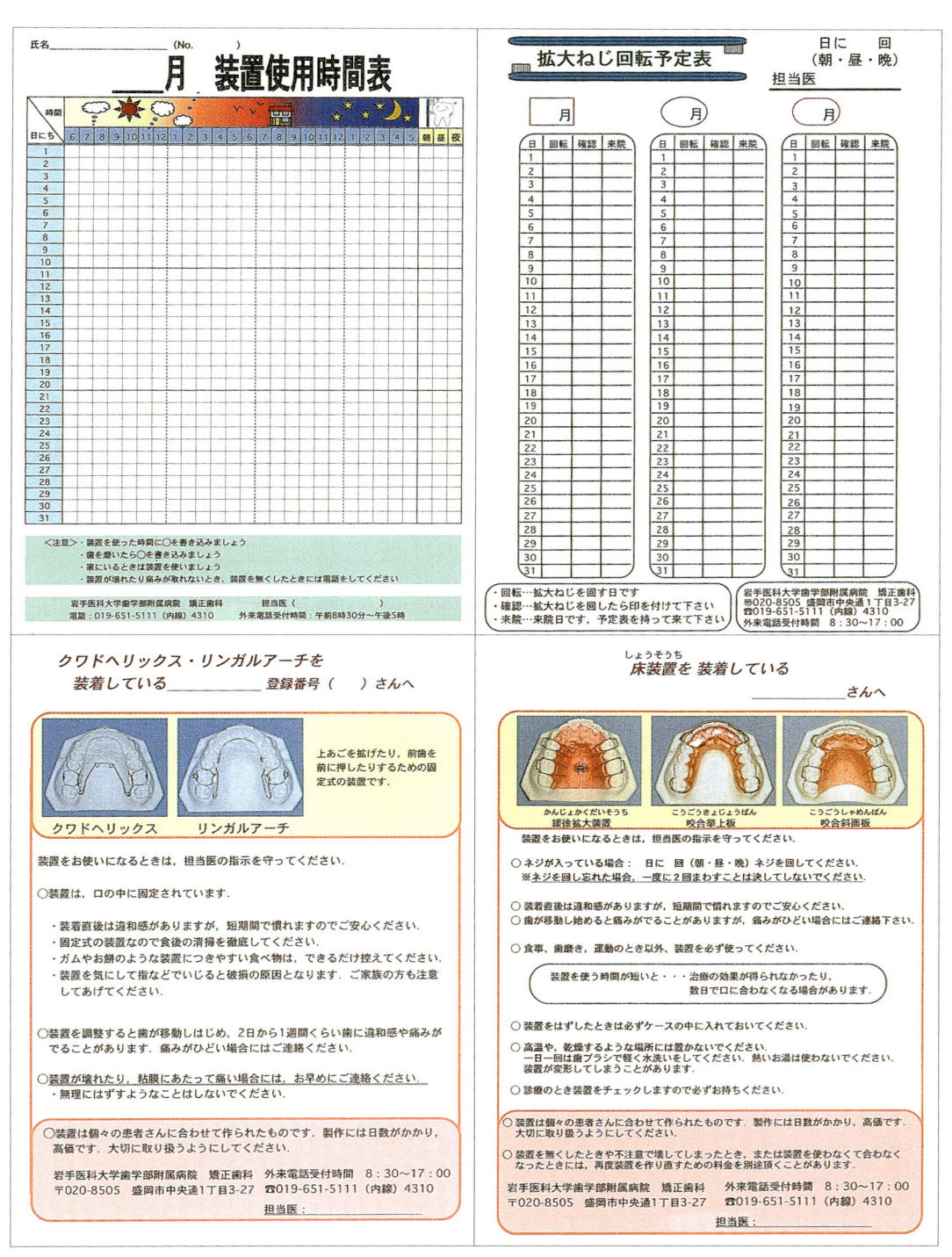

図4-1 装置の取扱いや使用時間等については，患者さんや家族に口頭で説明するだけでは不十分である．確認の意味も含めて文章にしたものを手渡すことで確実なインフォームド・コンセントを心がけたい．

C．食事・間食についての注意点

1）固定式矯正装置の使用開始前には，装置の破損・脱離を避けるために，あらかじめ患者さんは大きなものを丸かじりしない，装置自体に無理な力のかかるような硬いものを食べない，粘着性のある食べ物を食べない，という3つのことを約束してもらう必要がある．

2）可撤式矯正装置・固定式矯正装置に関わらず，装置を装着し始めの状態や，歯が動き始める時期には個人差はあるものの痛みを伴うことと，そのような場合にはとくに，すみやかに栄養補給できるような食事の工夫が必要となることを患者さんに説明しておく．どのような工夫が必要かについては，実際に矯正治療を受けた患者さんが御自身の経験をまとめられたものを紹介する（次頁：「矯正治療中の食事・間食のとり方」参照）．

参考文献

1）松田秀人，高田和夫，浅井　寿ほか：小児肥満解消セミナーにおける肥満度の改善と咀嚼回数の関係，日本咀嚼学会雑誌，10：35-40，2000．
2）中　佳久：近畿地方における知覚障害児の肥満実態調査および肥満指導に関する一考察　第1報，第2報，小児保健研究，62：17-33，2003．
3）清野富久江，古畑　公：「健康増進法」の概要と意味，臨床栄養，103：22-26，2003．
4）文部科学省：平成13年度　学校保険統計調査速報，小児保健研究，61：91-714，2002．
5）前田　清：中学生の自覚症状と生活習慣，小児保健研究，61：715-722，2002．

矯正治療中の食事・間食のとり方

竹内輝江（看護師・大阪府豊中市）

〈はじめに〉

　マルチブラケット装置による矯正治療中の食事は，装置を傷めるものでなければとくに制限はないが，痛みや傷の有無，ワイヤーにかかっている力などにより，食べられるものはかなり違ってくる．表1は，矯正治療中の状態と食べられるものを対比して示しているが，この表からもわかるように，①，②の時期をどう乗り切るかが矯正治療中の食事の鍵になる．したがって，本項ではこの時期を中心にした食事と間食のとり方を考えてみたい．

①調理の工夫

＊①，②期は，食べられる素材が限られてしまううえ，嚙まずに食べることになるので，美味しい素材を選んだり，スパイスや薬味で味に変化をもたせる工夫が必要である．しみるような傷のないときには，チリソースや明太子などの辛味や，梅などの酸味も取り入れるとよい．

②主食の工夫

＊お粥は状態に合わせて固さを変えられるうえ，冷凍もできるので便利である．食べ盛りの人向けには，もち米を1割ほど加えたり，リゾットや中華粥など，お米を炒めてから炊くメニューにするとよい．

＊パンの場合，皮がなく，手で触るとぱらぱらになるマフィンのようなものが一番食べやすい．

③主菜の工夫

＊肉類は魚類に比べてかなり食べづらいが，市販のひき肉ではなく，薄切り肉を包丁で細かく叩いた肉なら食べられる場合もある．

＊魚類は，刺身，煮魚，焼き魚の順に食べやすい．

④副菜の工夫

＊野菜類は，もっとも食べにくい素材である．すりおろすか，細かく刻んだりつぶしたりしないと食べられないものがほとんどなので，よく使うものはまとめて刻んでおいたり，あればフードプロセッサーを利用するなど，下ごしらえを短縮する工夫が必要である．

⑤外食の工夫

＊市販のお弁当は，卵焼きですら固くて食べられないことがあるので，できれば手作りのお弁当が望ましい．

＊やむを得ず外食する場合，肉よりは魚料理を，生野菜よりは火を通した野菜やスープ類を選ぶとよい．

＊和風の煮物や和え物は，案外固くて食べられないこともあるが，豆腐料理店のメニューには，比較的食べやすいものが多い．

⑥間食の工夫
*カステラ，プリン，アイスクリームなど，おやつ類は食事に比べて食べやすいものが圧倒的に多いので，油断するとおやつが食事の中心になってしまうことがある．ムシ歯予防の観点からも，間食は食事の一部と考えて，砂糖に頼りすぎないメニューが望ましい．たとえば，果物類はワインで煮るとほとんどのものは食べられるうえ，1週間くらいは冷蔵庫で保存できる．野菜をみじん切りにすれば，お好み焼きやもんじゃ焼きなども比較的食べやすい．その他，すりおろした野菜やチーズを入れたマフィンやパンケーキなどを作って冷凍しておくのも一案である．

表1 矯正治療中の状態と食べられるものの相対表

食品の種類 \ 段落	①装置をつけたり歯を抜いたりした日から3日後くらいまで	②装置をつけたり歯を抜いたりした数日後から1週間くらいまで．またはワイヤーを結紮し直した日から3日後ぐらいまで
主食	重湯またはのり状のお粥 乳児用スティックパン，マフィン	お粥，蒸しパン 具をみじん切りにしたお好焼き，パンケーキ やわらかく炊いたごはん
肉類	レバーペースト	しゃぶしゃぶ用などの薄切肉を包丁で細かく叩いたもの
魚類	生ガキ，カニの身をほぐしたもの 貝柱，生タラコ，甘えび，カツオ，マグロ，アジ，など身のやわらかい魚	しらすちりめん，マグロ，カツオ，アジなど身のやわらかい刺身 汁に浸して炊いた魚
豆類	絹ごし豆腐，細かく切って煮た高野豆腐	木綿豆腐，焼豆腐，金時や白いんげんの煮物
卵・乳製品	茶わん蒸し（卵の部分のみ），卵豆腐 プレーンヨーグルト	だし巻き卵，弱火で作った細かいいり卵
野菜類	ホウレン草やチンゲン菜の葉をやわらかく茹でて刻んだもの，極細もずく，大根おろし，刻んで煮たエノキダケ，カボチャやニンジンを茹でて潰したもの，とうがんをやわらかく煮たもの，ブロッコリー，かぶ，カリフラワー，ジャガ芋，ニンジン，カボチャなどのポタージュ	やわらかく茹でてみじん切りにした青菜 皮をむいて刻んだトマト みじん切りにしてやわらかく煮た野菜 焼きナス
果物類	すりおろしたりんご 果物（りんご，いちじく，桃など）をワインやシロップで煮たもの，焼きバナナ	潰したバナナ 皮をむいて身をほぐした柑橘類（グレープフルーツ，はっさくなど），いちじく
その他	カステラ，プリン，やわらかめのゼリー	

〈おわりに〉

マルチブラケット装置による矯正治療は最低でも2年半から3年くらいはかかるので，食べられない時期には自分なりの工夫を凝らし，食べられる時期にはいろいろな料理を楽しむような，メリハリがないと続かないものである．また，仮装置を装着するようになると，何でも食べられるようにはなるが，装着したままの飲食は少量でも装置に絡まったりしてしまうので，引きつづき間食への注意，規則正しい食事と歯の手入れが必要である．本項が患者さんに「食べられない時期をうまく乗り切る工夫」を提案するための参考になれば幸いである．

③ワイヤーを結紮し直して2～3週間経った頃	④ワイヤーにほとんど力をかけていないとき
細いうどん 細いスパゲッティ かやくごはん	ピザ，餅，さぬきうどん，そうめん フェットチーネ，ラザニア，ラーメン スパゲッティ，ハンバーガー
よく煮込んだ肉料理	ハム，ソーセージ類，骨つきの肉，ステーキ すき焼き，しゃぶしゃぶ，唐揚げ
タイなど身の固い刺身 マグロの角煮などいり煮した魚 ちくわやかまぼこなどの練り製品，茹でたエビ	丸干し，イカ，スルメ，タコ，みりん干し
枝豆，大豆の煮物	厚揚げ，飛竜頭，揚げ出し豆腐
具の入ったヨーグルト，目玉焼，チーズ類	
エノキダケ以外のキノコ類 野菜サラダ（キュウリ，レタスなど） 茹でたトウモロコシ	たたきごぼう，わかめ，こんぶ類，こんにゃく モヤシ，タケノコ，漬物，レンコン
パイナップル（缶），スイカ，メロン，ビワ	パイナップル（生）
パイやタルト	ナッツ類，フライや揚げものの衣，せんべい類 餅菓子

（竹内輝江：看護婦が書いた本音の歯科矯正日記．文芸社，東京，2001より一部改変）

第5章

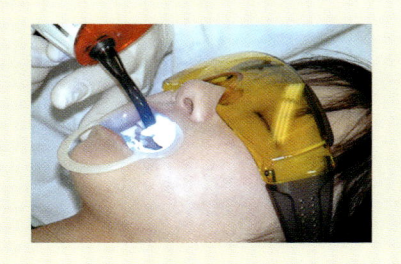

リスクマネージメントについて

1　リスクマネージメントについてのヒント

はじめに

　1）口唇，舌，歯肉や頬粘膜などの損傷
　2）誤嚥・誤飲
　3）眼への侵襲
　4）患者さんの顔面や口腔内への器具，器材の落下
　5）患者さんの治療台からの転落

などが矯正臨床で予想される主なアクシデントと考える．この内容からアクシデントは日常的に起こりうる可能性が高い[1]．

　近年，医療事故に対する関心はますます増加しており，その発生を予防する取り組みもさまざま行われている．その中で，リスクマネージメントの取り組みとして，普段から診療室では，治療開始前にミーティングなどで医療事故を起こさないよう注意の喚起が必要である．また，医療事故は程度の差はあれ，必ず起きるものであるとの観点から，緊急事態や医療事故に対処するマニュアルを独自に作成し診療室に常備して，普段からマニュアルに目を通しその内容を認識しておく必要もある．

A．医療事故事例の原因と内容について

　予想される医療事故事例では粘膜損傷が多く，ほとんどが口腔内における治療操作の過程で起きる事例であり，プライヤー使用時が最も多く挙げられる．とくに，カッター類が多い．これは，結紮線を切断するときに，口唇を切るなどの粘膜を傷つけることが考えられる．また，アーチワイヤーをブラケットに結紮する際に，プライヤーの先端が滑ってしまい歯肉や粘膜を傷つけることが考えられる．

　次に，歯に帯環（バンド）を適合させるために力を加えるバンドプッシャー使用時の医療事故が挙げられる．これはプライヤー同様，先端が滑ってしまい歯肉や粘膜を傷つけてしまうことが予想される．

　また，矯正治療特有のブラケットやバンドなどの誤飲・誤嚥が予想される．これはブラケットやバンドを口腔外から口腔内の歯へ適合されるまでの間に，口腔内に落下し誤飲・誤嚥させてしまう状況が考えられる．

　そして口腔外としては，患者さんの眼へ材料などが混入することが挙げられる．具体的な例として，患者さんに近接して技工操作を行うとき，とくに研磨時に研磨削片が患者さんの眼へ入ることや，研磨後の装置装着時に，診療衣から研磨削片が落下し眼に入ることが考えられる．また結紮時に連続結紮用金属線の端が眼に接触することも予想される．

　他に，器材・器具の患者さんの顔面への落下と患者さんの診療台からの転落が予測される医療事故事例として挙げられる．

B．医療事故の事例に対する対応

現在，医療事故防止に対する試みは基本的には三浦[2]が述べているように，医療の安全性の確保を図ることが主目的である．これは患者さんの安全と同様，医療従事者の安全も考えなければならない．さらに，医療事故の原因となりうる過失を個人の問題とせずに，組織全体の問題として取り組むことにより，その事故についての把握，分析，対処，評価するという流れが継続するようなシステムを構築することも大切である．

予想される医療事故の事例では，矯正治療特有のブラケットに関する事例や，プライヤー類を操作するときの事例が多い．これら口腔内という狭い空間での行為は，術者の能力と技術の熟達が要求されるので，日々養成を行うことが必要である．

C．医療事故事例に対する予防

予想される医療事故事例は粘膜損傷が多く挙げられたが，これを具体的に予防するためには，プライヤーなどの治療器具を把持する手指とは反対側の手指により，歯を固定することや粘膜を保護することが大切であり，さらにブラケットを把持する器具の先端が，結紮線やアーチワイヤー，エラスティックリングなどをしっかり把持できる状態であるのかを点検することが必要である．また，器具の使用方法を術前に検討し，より把持しやすいよう器具の改良を考えることも必要と思われる．

また，患者さんの眼への侵襲に関しての事例や顔面への器具の落下事例を防止するために，最低限患者さんの顔の上で器具などの受け渡しをしないことや，装置研磨時に切削屑を確実に吸引することが大切である．さらに，患者さんの眼を保護するゴーグルの使用もきわめて有効であることが示唆される（図5-1，2）．

さらに，ダイレクトボンディング用のブラケットをボンディングするとき，誤飲・誤嚥が考えられるので，患者さんに，今から行う治療の内容や処置中の注意点を説明

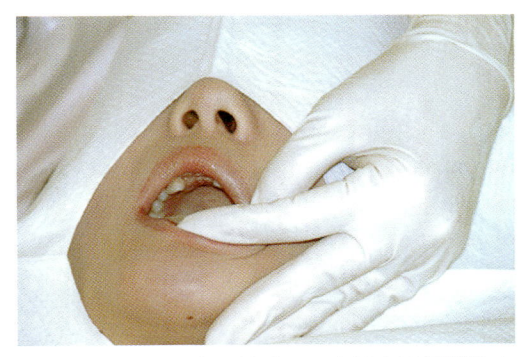

図5-1　ディスポーザブルの穴圧巾は切削片やアーチワイヤーの端が，患者さんの目に接触することを防ぐ．

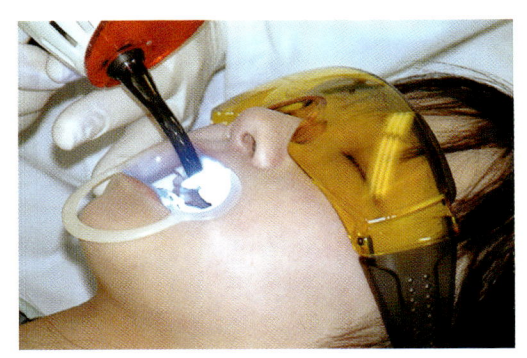

図5-2　ブラケットのダイレクトボンディング時，レジンを重合するため照射光から目を保護するため防御用ゴーグルを使用する．

するとともに，ブラケットを把持するピンセットの先端が滑りにくいものを使用することで，事故発生の予防になると考える．万が一ブラケットを誤嚥した場合に対応するため，ブラケットの素材をX線不透過性のものにするという器具器材面での改善の努力も大切である．また，プライヤーの使用中は粘膜損傷が予測されるので，とくに結紮時では，結紮線の結紮方向やエラスティックリングであれば歯頸側のブラケットウイングからリングをかけることや，さらに，プライヤーの先端の形態が結紮線などを把持しやすく粘膜を傷つけないような形態に修正改善することも日頃から考えるべきである．

さらに患者さん各自に対しては，今から行う治療の内容や処置中の注意点を説明し協力を求めることはもちろんであるが，はじめて装置を使用するときなど注意事項を書いた装置使用マニュアルを渡し，読んで理解してもらうことも医療事故防止の一つであると考える．

参考文献
1） 八木　實，石亀　勝，三條　晃，金野吉晃，清野幸男，三浦廣行：アンケート調査より予想される医療事故例に関する検討，東北矯正歯誌，11：57-61，2004．
2） 三浦廣行：矯正治療のマネージメント―矯正治療装置の適用にあたって―，第17回東北矯正歯科学会大会教育講演記録，東北矯歯誌，9：81-84，2001．

第6章

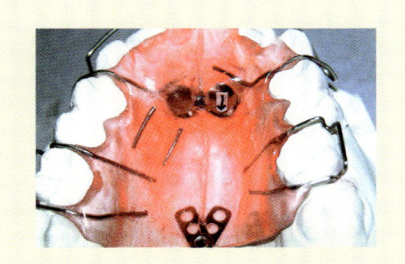

応急処置

1 応急処置のヒント

　矯正治療中の応急処置は，一般的に装置の破損，変形による装置使用が不可能となった場合やマルチブラケット法による治療時の痛みに対する緊急的な場合に対する対応が考えられる．

＜装置の破損・変形＞
　患者さんが床装置の使用に違和感を覚えたときや使用が不可能となったとき（歯列に合わなくなった）は，早急に連絡してもらい，そして受診してもらう．そのとき患者さん自身で直そうとしないよう注意する．

　床装置の修理が可能なとき，作業模型を採得し模型上で破折部に即時重合レジンにて修復する．その際，補強線を追加挿入したほうがよい（図6-1a，b）．

　術者側としては，このようなことが頻繁に起きないようにするためには，装置は装着しやすく，破折しづらくするためクラスプの脚を長くすることも大切である．

＜マルチブラケット法による治療時の痛み＞
　マルチブラケット法による痛みは，一般的にはじめて装置を装着したときが多い．患者さんが装着後の痛みを訴えて再受診したとき，歯が痛いのか，粘膜が痛いのかを確認する必要がある．

　歯が痛いときは，結紮線を緩めるかあるいは最小限の結紮にとどめ，2，3日様子をみる．

　粘膜がアーチワイヤーやブラケットの角で擦れて痛いときは，アーチワイヤーにガード用のチューブを追加する（図6-2）．

　粘膜が擦れて痛いときは，ブラケット接触部位に防御材を貼り付けて様子をみる（図6-3）．

　いずれにしても，マルチブラケット装置など装置を初めて使用するとき，患者さんには痛みが伴う症状が出ることを必ず説明する必要がある．

第6章　応急処置

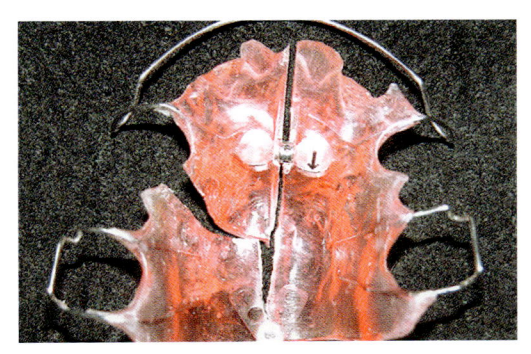

図6-1a　破折した拡大床装置.

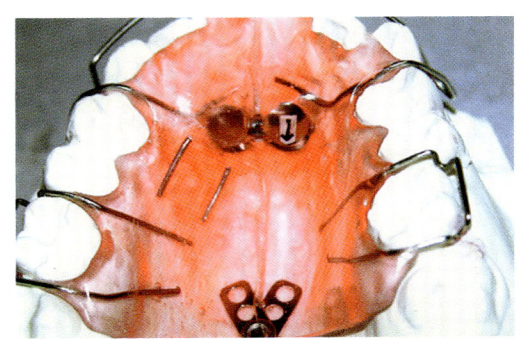

図6-1b　床装置が破折したときは，破折線に沿ってレジンを添加するだけで修復を行うより，補強線を付与し修復することが望ましい.

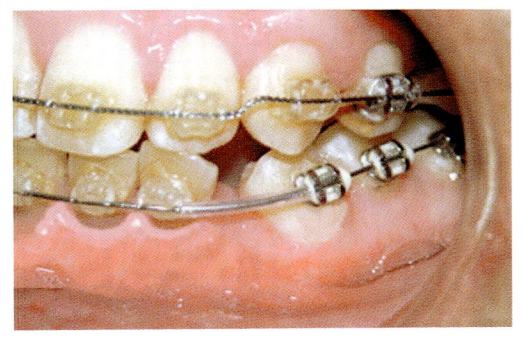

図6-2　ワイヤーガードは，歯列に欠損などでスペースがあり，アーチワイヤーが口唇粘膜や頰粘膜に直接接触する可能性があるところに用い，アーチワイヤーが粘膜を傷つけることを防ぐ.

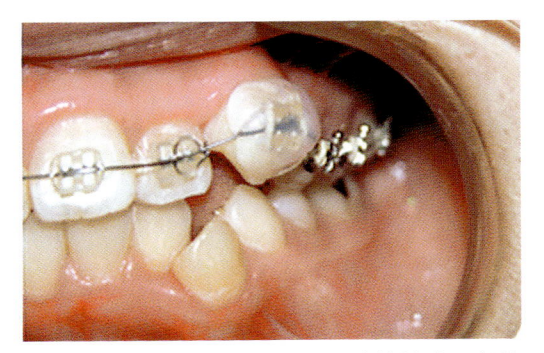

図6-3　シリコン系ワックスは，唇側などに転位している歯に接着したブラケットのウィングの角が，口唇粘膜や頰粘膜に接触して傷つけることを防ぐ.

第7章

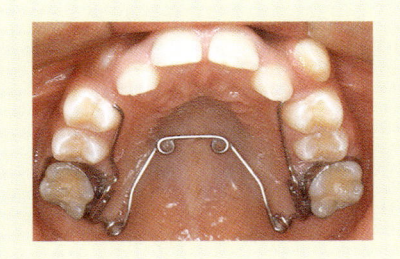

治療の実際

1 矯正治療の実際

はじめに

　過去には，一般的な矯正治療のイメージとしては小児に対する治療と解釈されていた．しかし現在では，矯正臨床技術の向上や人々の生活スタイルの変化などから，治療対象の年齢幅は格段に広くなってきており，また矯正治療に要求される治療内容も多様化している．この背景には矯正治療に関する情報がマスメディアを通してはもちろんのこと，インターネットを通してもリアルタイムに数多く提供されているからと推測できる．このような時代の変化に伴って治療目標の設定が複雑になることや，患者さんの年齢層によって多少治療上のマネージメントの仕方が変化してくると考えられる．
　本項では矯正治療を行うそれぞれの時期を以下のとおりに大まかに分類し，その時期の違いから，どのように治療を進めるかについて簡単に解説する．

A．早期治療・乳歯列期における矯正治療

　いわゆる低年齢時で，乳歯列期から混合歯列前期にかけて矯正治療を開始する場合，その治療そのものが早期治療（Early treatment）と呼ばれている．この早期治療をとくに必要とする不正咬合には，上下顎骨の位置や大きさに不正がある，いわゆる骨格性不正咬合と，指しゃぶりや舌癖などの口腔習癖に起因する不正や早期接触によって下顎が偏位する機能型不正咬合が挙げられる．骨格型不正咬合では反対咬合や交叉咬合が，口腔習癖による開咬，上顎前突，さらに早期接触による反対咬合，上顎前突，交叉咬合が治療対象となる．骨格の不正のうち反対咬合には，チンキャップ装置や拡大装置，口腔習癖に対してはハビットブレーカーなどを適用していく．さらに筋機能療法（MFT：Myofunctional therapy）などを併用していき，不正咬合の症状が重篤化することを防ぐ．この早期治療の中には予防矯正や抑制矯正といった概念が含まれる．小児に対する矯正治療は，長期間にわたる治療となる性格上，マネージメントを行ううえで治療を一期，二期とに分けて行うことがある．第一期治療の最初期の治療範疇がこの早期治療にあたるものである（図7-1〜6）．

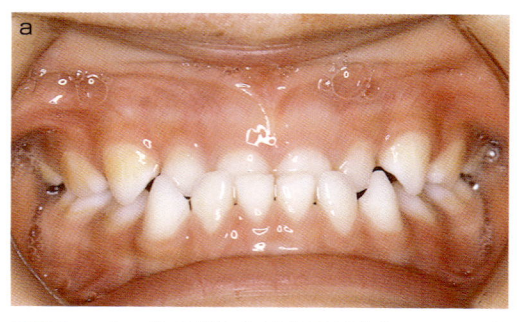

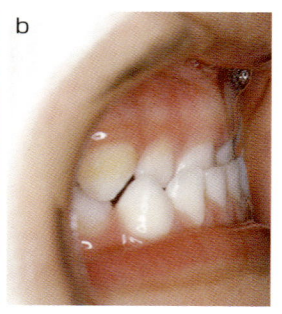

図7-1a, b　乳歯期における反対咬合．このようなケースが早期治療の対象となる．

第7章　治療の実際

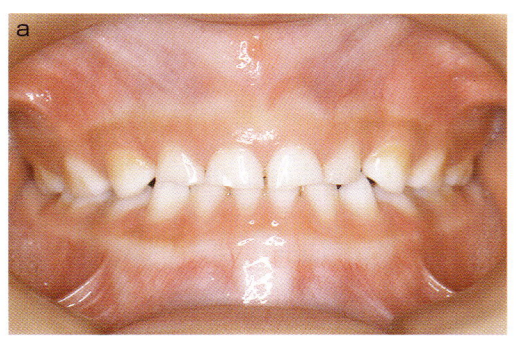

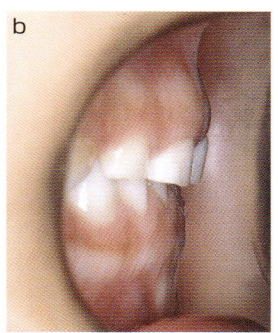

図7-2a, b　図7-1の反対咬合改善後．上顎前方拡大装置とチンキャップ装置の適用で，一応は症状の改善を認めるが，この後永久歯の交換がスムーズに行われるようにしなければならない．また今後の成長発育の過程において，反対咬合の再発が生じることもあるので，長期にわたる咬合管理が必要となる．

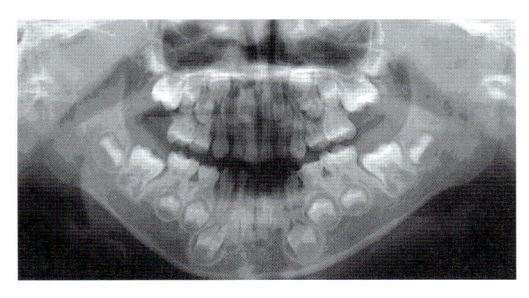

図7-3　図7-2の時期のパノラマX線写真．下顎前歯永久歯胚と乳歯歯根の像が重なって読影できる．また上顎前歯歯胚の位置異常が確認できる．今後，永久前歯の萌出誘導を行わなければならない．

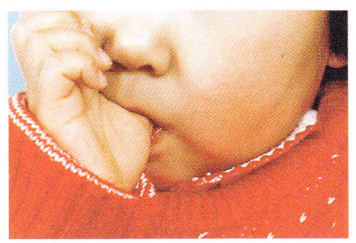

図7-4　幼少期にみられる吸指癖．小児における開咬や上顎前突の原因となる．放置していると，舌突出や異常嚥下を引き起こし，不正咬合をさらに重篤化させる．

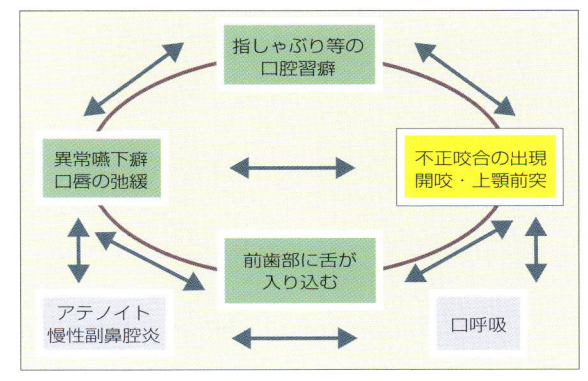

図7-5　口腔習癖による悪循環．

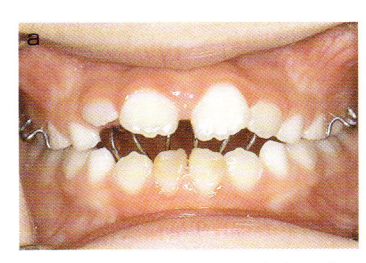

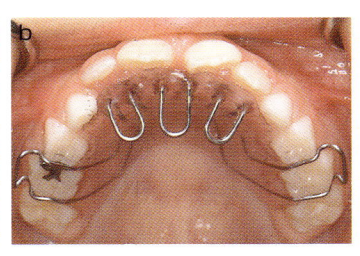

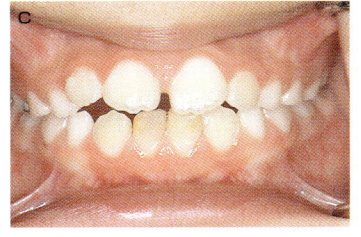

図7-6a～c　吸指癖や舌突出癖に対して使用されるハビットブレーカー．口腔習癖防止装置の使用や筋機能療法を行いながら，永久歯の萌出誘導を行う．

57

1 矯正治療の実際

図7-7 永久前歯部の不正．永久歯の萌出とともに，不正咬合が露見してくる．永久前歯部が萌出してくるこの時期は，通称「醜いアヒルの子（ugly duckling stage）」と呼ばれているが，そのまま永久歯の萌出を経過観察していて良いか否かは，やはり精査が必要である．写真に示すようなケースは矯正治療が必要であり，経過観察のまま放置した場合には症状を重篤化させる危険性がある．

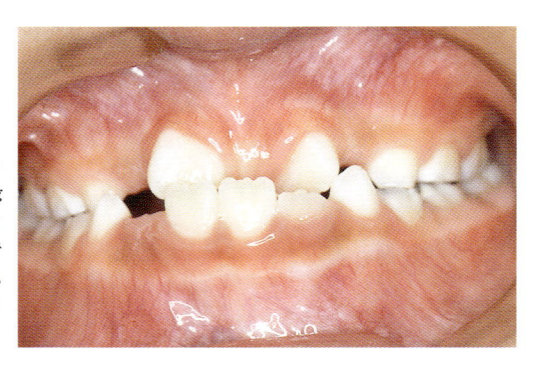

B．混合歯列期における矯正治療

　現在では学校歯科検診の項目にも歯列不正が入り，この時期，歯科医師が歯列不正を指摘することから，混合歯列期は最も不正咬合が認識される時期でもある．

　この時期は全身成長が旺盛な時期であるとともに，上下顎発育も盛んであり，歯列咬合が劇的に変化する時期である．したがって，患者さんとなる子供たちの変化に対応するように，この時期の矯正治療は多様なものとなる．

　ひとつには，早期治療で行っていた顎成長のコントロールや機能的要因の除去を引き続き行える時期であり，上下顎骨の良好な位置関係を整える時期として重要な位置を占める．また乳歯から永久歯への交換期であるため，永久歯の萌出誘導を行い，できるだけ不正咬合を発現しないようにしていく時期でもある．このような治療目標から，顎外装置や，機能的矯正装置などさまざまな装置が適用されるのがこの時期の矯正治療の特徴といえる．

　矯正治療の最終目標は，永久歯列における個性正常咬合の獲得であるが，混合歯列期である時期は暦齢にすると6，7歳頃から12，3歳頃までとかなりの年数があり，前述したように治療のマネージメント上，期間を分けて行うことがある．歯齢がⅢAからⅢB期にかけて，永久前歯の不正状態を改善し，上下顎骨の成長を見極めながら側方歯群の萌出誘導を行っていくこの時期の治療を第一期治療として設定することが多い（図7-7，8）．

C．永久歯列期における矯正治療

　全身成長がほぼ終了し，上下顎発育に関しても落ち着いた時期からマルチブラケット装置を中心として用いる最終的な動的治療を開始する．早期から治療を開始している場合は，この全顎的な治療を第二期治療として設定することが多い．

　最終的な動的治療を行う際にはさまざまなことを考慮しなければならないが，とくに永久歯の歯数減に関しては配慮しなければならない．ある程度の骨格の不正をカムフラージュするように，また顎骨と歯の大きさの不調和（アーチレングスディスクレパンシー）の除去などを目的とした抜歯，非抜歯の精査を行わなければならない．また，矯

第7章 治療の実際

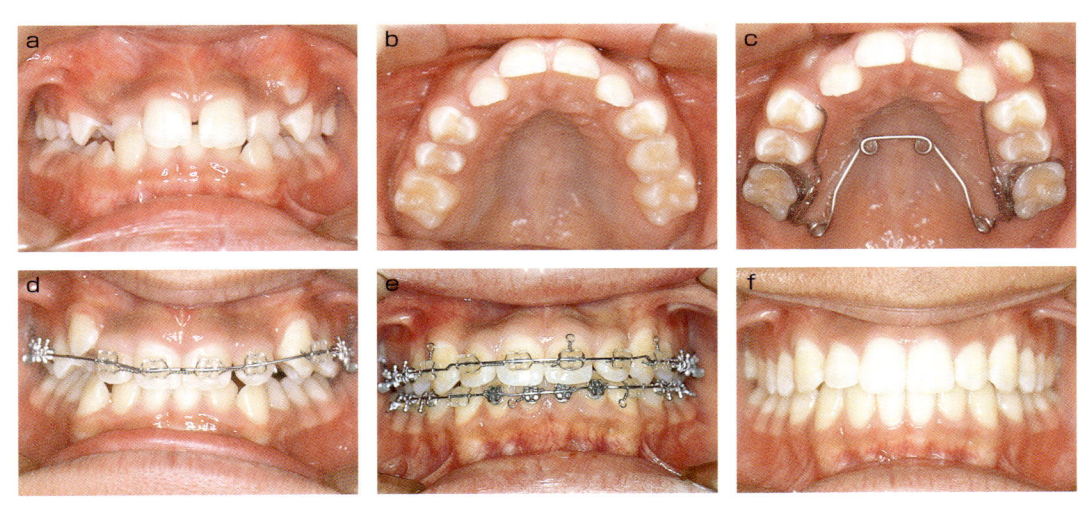

図7-8a〜f 歯齢ⅢB期の犬歯の萌出スペース不足．典型的なⅠ級叢生で，上顎犬歯の低位唇側転位が予想される．この時期に永久歯の萌出誘導を行いながら治療を進めることによって，永久歯歯数減を回避できる可能性が高まる．

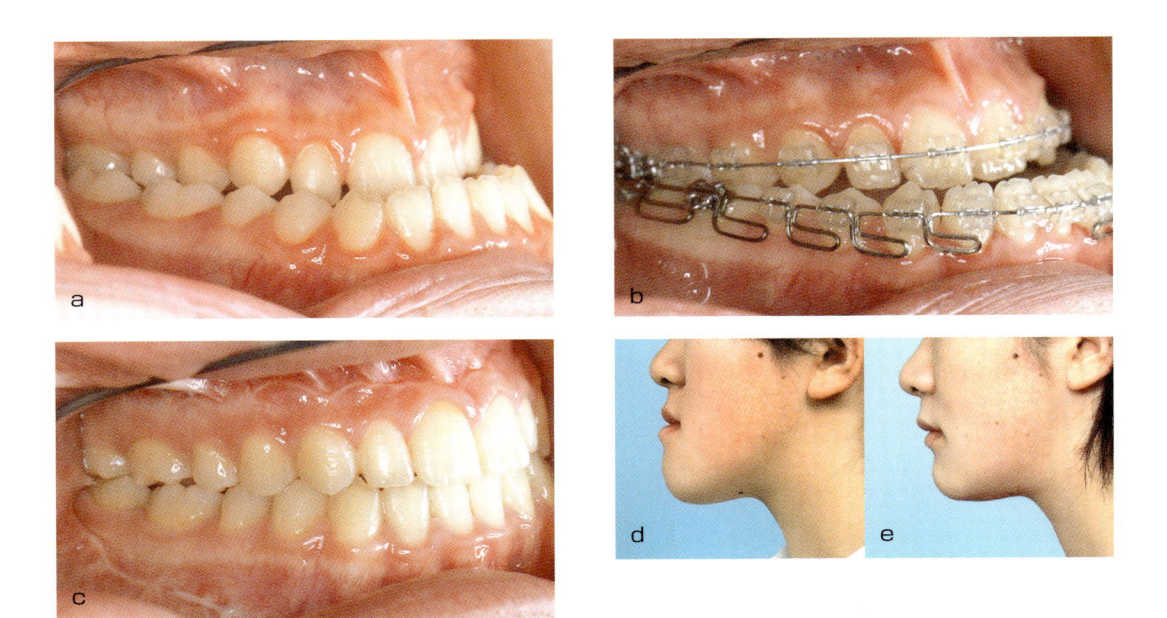

図7-9a〜e 外科的矯正治療を適用した骨格型反対咬合．全顎にわたり反対咬合を示すTotal cross bite症例．上下顎同時移動術を適用する外科症例として治療を進める．初診時年齢は14歳であったが，上下顎骨の成長変化を見極めるために2年間，成長変化を観察した．外科的矯正治療を適用する場合は，成長変化の終了を待たなければならない．a：初診時口腔内，b：術前矯正治療時，c：保定1年後の口腔内写真．d：初診時，e：保定1年後の側貌写真．

59

正治療単独では良好な治療結果が得られないような，骨格型不正要因の強い症例では，顎骨形成術の適用の是非を決定する最終的な診断の時期でもある．この時期のマルチブラケット装置による動的治療は，およそ1年半から3年程度の治療期間がかかり，その後保定治療期間を入れると，10代後半から20代までの治療となることが多い（図7-9）．

D．成人における矯正治療

永久歯列期以降の矯正治療では，マルチブラケット装置を主体とした治療になるが，治療を受ける患者さんの年齢により口腔内環境や社会的背景は異なってくることはいうまでもない．前述しているように矯正治療を受ける患者さんの年齢層は広がる傾向にあり，今まで述べてきた矯正治療とは治療目標や内容を異とする場合が少なくない．

20代から30代にかけての患者さんはやはり審美的な障害を主訴として来院する頻度が高いが，40代以降ともなると，補綴治療の前準備として，または歯周疾患によって引き起こされる不正状態の改善などが主目的となってくることが多い．

成人期の早い時期では，審美的な障害が主訴であることからマルチブラケット装置を主体とした治療ではあるが，永久歯歯数減の問題や顎骨形成術の適用の精査なども行っていく必要がある．また舌側矯正が望まれるのもこの時期である．しかし，やがて老齢化していく過程において，口腔内には歯周疾患と欠損歯の問題が生じてくる．不正咬合の放置が齲蝕の誘発や歯周疾患を引き起こすことはよく知られていることであるが，加齢とともにその症状を増悪化させていく．この増悪化した歯周疾患によって新たな不正状態を引き起こしていくことになる．いわゆるこの時期の矯正治療は，個性正常咬合の獲得（habilitation）ではなく，崩壊した咬合の再構築（rehabilitation）の意味合いが強くなり，包括的歯科治療の一環として行われることになる．

使用する装置はマルチブラケット装置が主になるが，全顎的に行う場合だけではなく部分的に行う場合も多く，また脆弱化した歯周組織や固定源の喪失なども考慮すると，さまざまな配慮が必要となってくる（図7-10）．

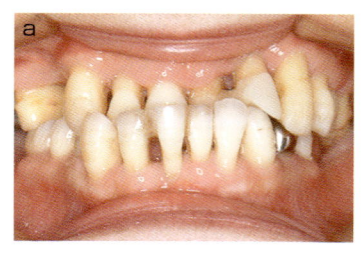

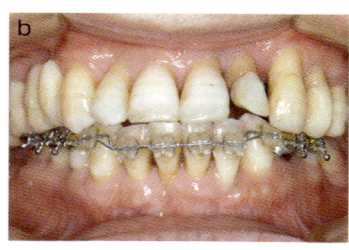

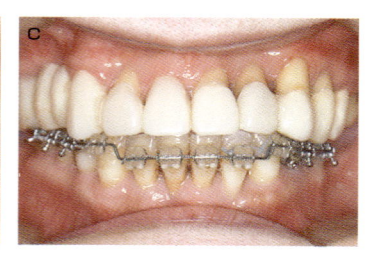

図7-10a〜c　歯周疾患によって咬合の崩壊を来している反対咬合．元来反対咬合であったが，歯周疾患に罹患することで，さらにその咬合状態は劣悪なものとなっている．不正咬合の存在は齲蝕や歯周疾患を誘発させることにつながるが，歯周疾患に罹患することによって，不正咬合そのものを悪化させることになる．このようなケースでは，矯正治療だけでは咬合の再構築は困難であり，包括的な歯科治療を行わなければならない．

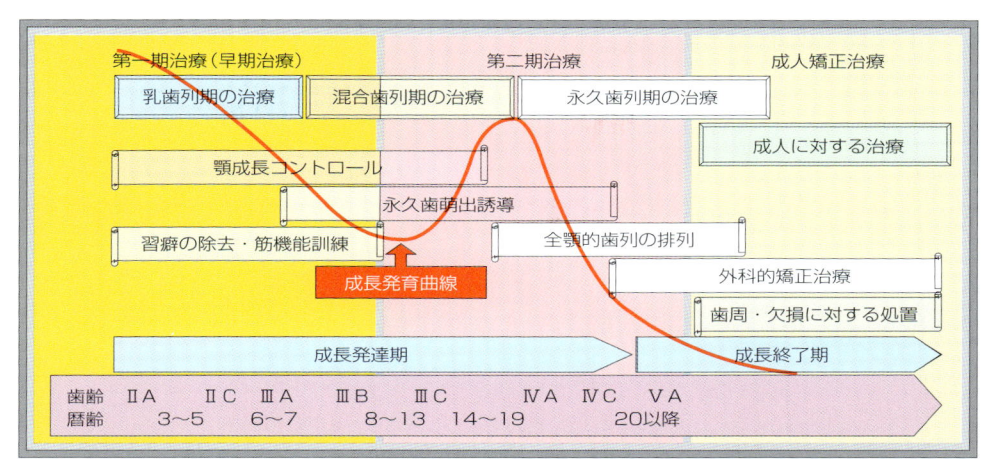

図7-11　矯正治療の時期とその目標.

【その他　歯科特定疾患に対する矯正治療】

　平成14年度より唇顎口蓋裂や顎変形症の矯正治療に加え，歯科特定疾患に対する矯正治療の保険診療導入が開始された．この歯科特定疾患には，今までの唇顎口蓋裂に加え，Down症候群，Pierre Robin症候群，Treacher Collins症候群，第一・第二鰓弓症候群，Crouzon症候群，鎖骨頭蓋異骨症が指定されている．先天的な原因で不正咬合を呈する疾患は，この歯科特定疾患ばかりではないが，先天性疾患によって引き起こされる不正咬合は，骨格型，ディスクレパンシー型，機能型，歯槽型とさまざまな不正要因が絡み合っている場合が多く，治療が困難であることはいうまでもない．しかし，ハンディキャップを持つ患者さんの咬合育成，咬合改善が保険診療内で行えるようになり，治療を受けやすくなったことは非常に好ましいことといえよう．もちろんこのような患者さんさんに対しては，出生時から成人期までの長期に渡る咬合管理が必要となることが多い．

　以上概略的に治療の相違点を列記したが，次項より実際の矯正治療の進め方を装置別に紹介していく．

参考文献
1) James A. McNamara, Jr. and William L. Brudon: Orthodontics and Orthopedic Treatment in the Mixed Dentition, Needham Press, Inc. USA. 1995 (黒田敬之監修，宮島邦彰訳：混合歯列期の矯正治療，東京臨床出版，東京，2000).
2) Marks, M. H. and Corn, H.: Atlas of Adult Orthodontics: Functional and Esthetic Enhancement. Lea & Febiger, Philadelphia・London, 1989 (花田晃治監訳：成人矯正歯科アトラス，西村書店，新潟，1993).
3) Proffit W. R.(作田　守監修，高田健治訳：プロフィトの現代歯科矯正学，クインテッセンス出版，東京，1989).
4) 福原達郎：歯科矯正学入門，医歯薬出版，東京，1995.
5) 山口秀晴，大野粛英，佐々木　洋，W. E. Zickefoose・J. Zickefoose：口腔筋機能療法（MFT）の臨床，わかば出版，東京，1998.

2　各種装置別治療法

A．舌側弧線装置（Lingual arch appliance）

症例A−1：

1）症例の概要と診断

初診時年齢・性別：9歳6か月　女子

主訴：上顎側切歯の反対咬合

顔貌所見（初診時）：straight type（図7-12a，b）

口腔内所見（初診時）：（図7-13a，b）

模型分析（初診時）：上顎前歯部に軽度の叢生．犬歯の萌出スペースの不足（図7-14a〜c）．

パノラマ・デンタルX線写真所見（初診時）：歯冠，歯根ともに異常はみられない．歯槽骨の状態にも異常はみられない（図7-15a，b）．

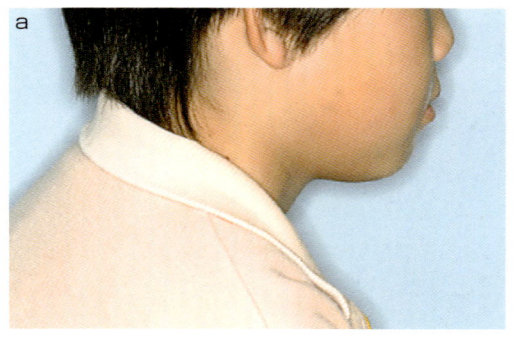

図7-12a，b　初診時顔貌写真．

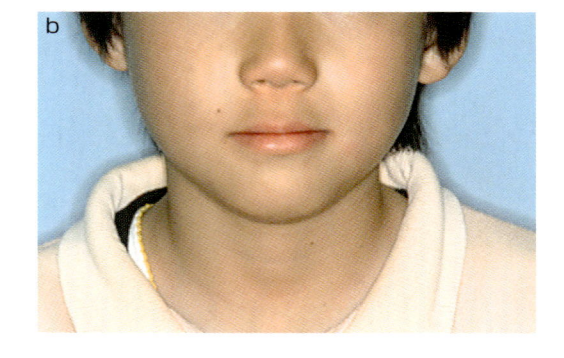

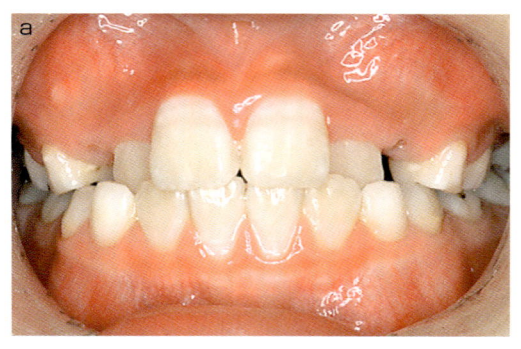

図7-13a，b　初診時口腔内写真．

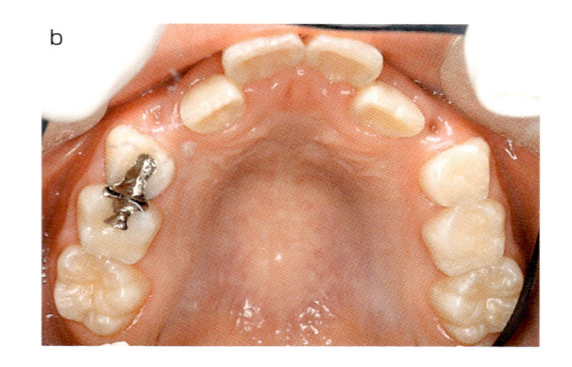

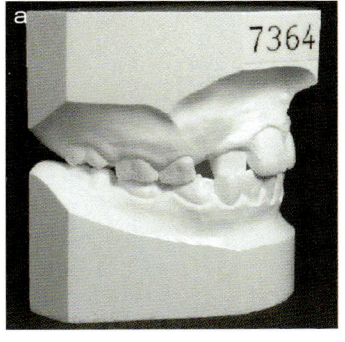

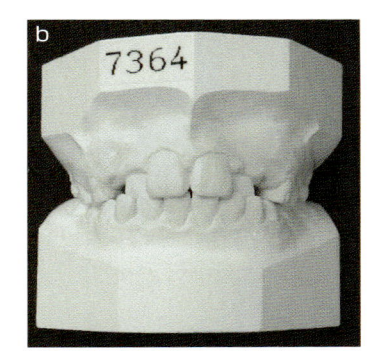

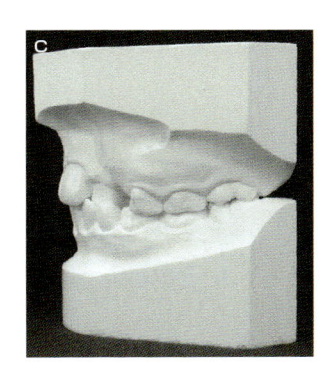

図7-14a〜c　初診時模型分析所見.

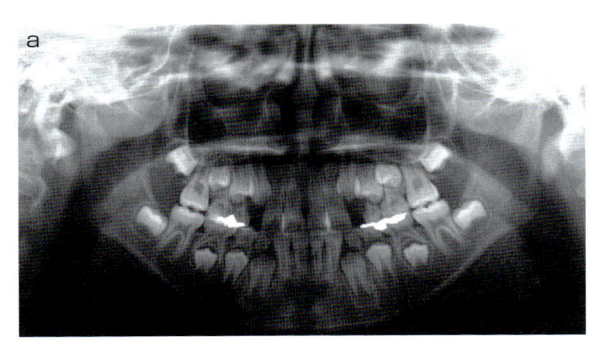

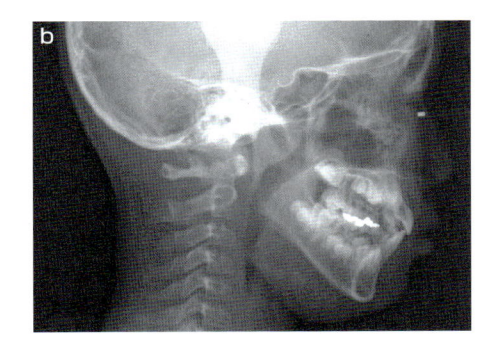

図7-15a, b　初診時X線写真所見.

〈主な頭部X線規格写真計測値〉

SNA	84.0
SNB	80.0
ANB	4.0
Convexity	7.0
Gonial angle	131.0
FMA	35.0
IMPA	86.0
FMIA	59.0
FH-U1	110.0
Interincisal angle	127.0

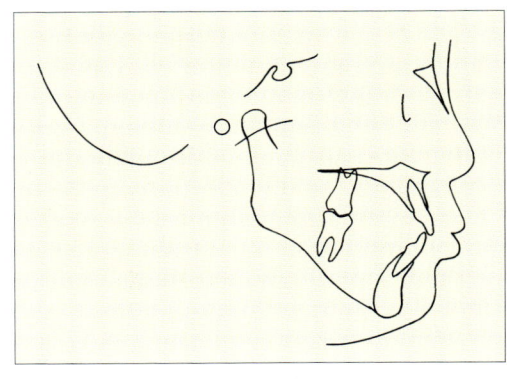

図7-16　初診時セファロ所見.

診断：Angle Class I　2|2 lingual version（Skeletal 1）

2）治療方針

　混合歯列前期であるが側切歯の舌側転位があるため，舌側弧線装置にて唇側移動を行う．

3）使用装置

上顎に舌側弧線装置を適用．

装置の特徴：舌側弧線装置は1918年にMershon, J.V.によって発表された装置であるが，第一大臼歯（強固であれば第二乳臼歯でも可）と被移動歯が萌出していれば，その中間の歯の有無にかかわらず使用できるので，混合歯列期における舌側転位歯の矯正等には非常に使いやすい装置の一つといえる．

◆臨床のヒント◆

補助弾線の力により固定歯となる第一大臼歯が遠心移動する傾向があるので，臼歯の遠心移動を望まない場合は一度に移動させる前歯の数を少なくするか，下顎に唇側線を装着してⅢ級顎間ゴムを使用する．

4）治療経過

補助弾線が側切歯舌側面を滑らずに矯正力を伝達できるような配慮が必要である．

図7-17bのように側切歯舌側にフックを接着すれば確実であるが，図7-17aのように補助弾線の先端を折り曲げて主線の裏側（口蓋側）を通し，弾線が滑らないようにする方法もある．

◆臨床のヒント◆

上顎前歯を補助弾線により唇側移動させると，歯根を中心に回転する（傾斜移動）ためオーバーバイトが小さくなる．舌側のフックがあると歯を挺出することができ，バイトを深くすることができる．

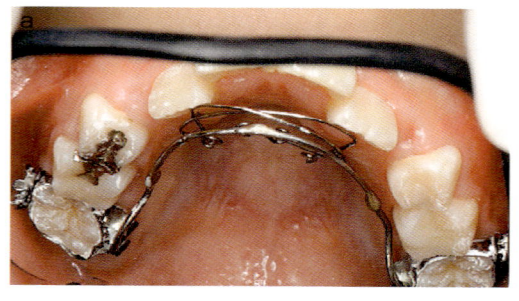

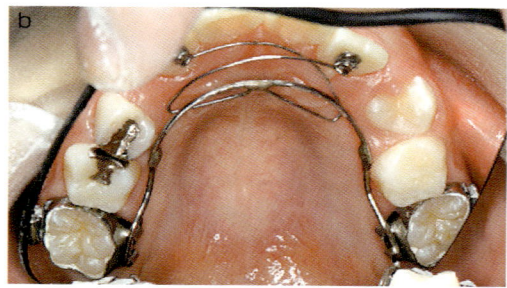

図7-17a，b

5）治療結果（図7-18〜21）

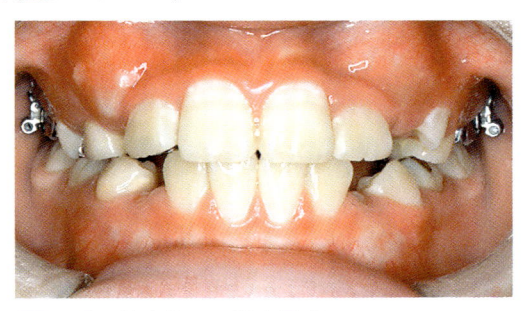

図7-18 治療後の口腔内写真.

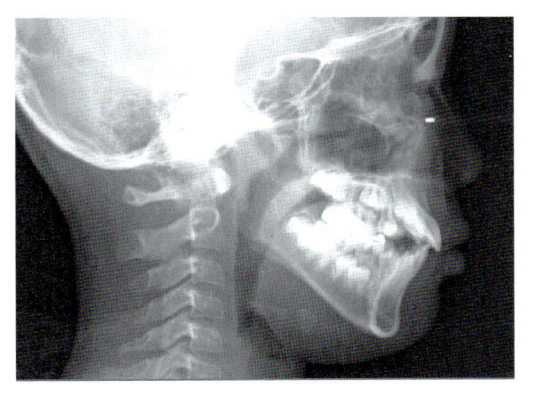

図7-19 治療後のX線写真.

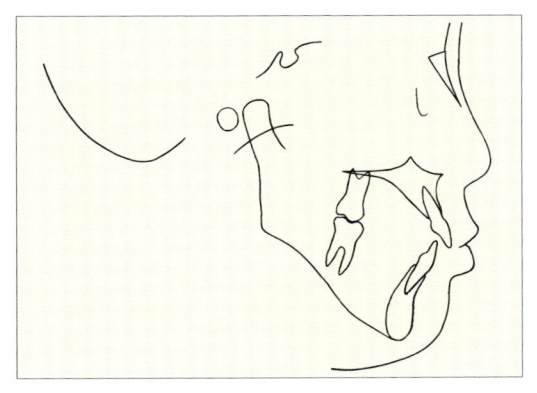

図7-20 治療後のセファロ所見.

〈主な頭部X線規格写真計測値〉

SNA	83.5
SNB	80.5
ANB	3.0
Convexity	5.0
Gonial angle	131.0
FMA	35.0
IMPA	85.0
FMIA	60.0
FH-U1	115.0
Interincisal angle	123.0

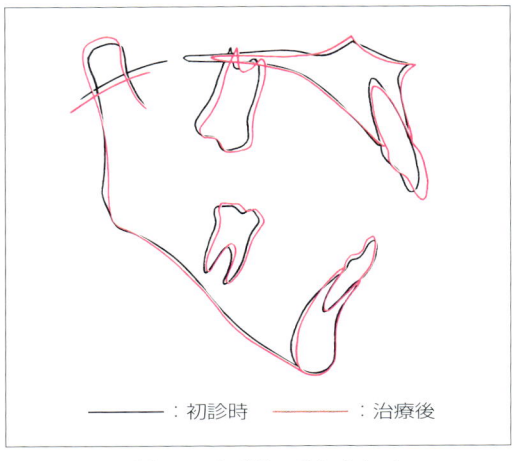

―――：初診時　―――：治療後

図7-21 上顎および下顎の重ね合わせ.

症例A−2：上顎前突

1）症例の概要
症例と装置：|1 捻転を伴う叢生，舌側弧線装置
性別と年齢：7歳2か月　男子

2）装置の特徴
　リンガルアーチ（舌側弧線装置）は，一般的に補助弾線を用いて前歯を唇側へ傾斜移動するために用いられる装置であるが，補助弾線とエラスティックスレッドを組み合わせることによって，著しい中切歯の捻転を改善するためにも適用される．ここでは著しく近心捻転した上顎左側中切歯（|1）の捻転を，リンガルアーチの補助弾線と，エラスティックスレッドを用いて改善した症例を示す．
　リンガルアーチは維持歯（通常は第一大臼歯）に装着した維持バンド，ＳＴロックなどの維持装置および直径0.9mmの主線から構成される．このリンガルアーチに，直径0.4mm〜0.5mmの補助弾線を鑞接することにより矯正力を発揮する．著しい近心捻転を改善するためには，連続弾線を用いて捻転歯の近心部分を唇側に押しながら，唇面に接着したリンガルボタンあるいはブラケットから遠心隣接面を通って舌側の連続弾線に至るエラスティックスレッドを結紮することにより捻転歯を遠心方向に回転させる．比較的簡単な装置で捻転歯の改善が容易に行えるのが特徴である．半固定式の装置で術者が調節するとき以外は，患者さんには取り外しはできない．本法では歯の回転は比較的速やかに生じることから装着1週間後に経過観察が必要である．また，エラスティックスレッドは口腔内で劣化しやすいので，1〜2週間で交換することで効果的に捻転を改善できる．

〈作製法〉
　はじめにリンガルアーチの作製を行う．維持歯（本症例では第二乳臼歯）にシームレ

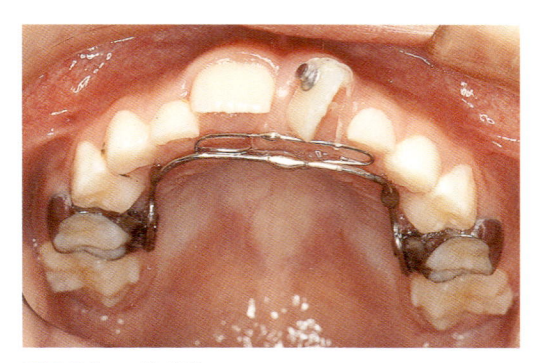

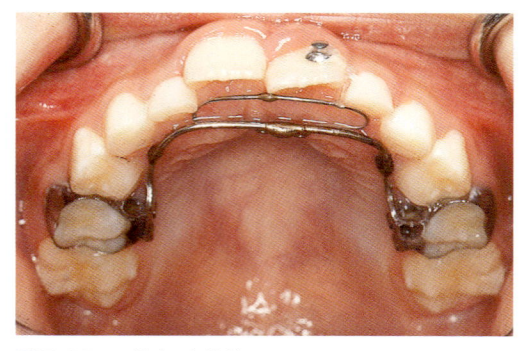

図7-22a　治療前．　　　　　　　　　　　　図7-22b　捻転改善後．

スバンドを試適し，印象採得を行う．バンドリムービングプライヤーを用いて維持歯からバンドを変形させないように撤去し，印象面に正確に戻す．石膏注入時に振動によってバンドが浮き上がらないようにバンドを印象面に固定する．その際，バンドの固定には瞬間接着剤を使うと便利である．バンドの舌側内面にパラフィンワックスを流し鑞接時のエアウェイを形成する．その後石膏を注入し，できあがった作業模型上で，維持バンドのできるだけ舌側歯頸部よりにＳＴロックの維持チューブを鑞接する．次にＳＴロックの脚部の屈曲を行う．続いてすべての歯の歯頸部の１点で主線が接するように主線の屈曲を行う．断端をヤスリで調整し，主線と脚部の鑞接を行う．作業模型から完成したリンガルアーチを撤去し研磨する．

　研磨したリンガルアーチを口腔内に試適し，バンドをセメントで合着する．主線のみを口腔外に取り出し直径0.4mm〜0.5mmの連続弾線を鑞接する．捻転歯の唇面にリンガルボタンまたはブラケットをボンディング材で接着する．近心捻転した歯の近心歯頸部に補助弾線を適合させ，唇面のボタンから遠心隣接面を通り連続弾線にパワースレッドを結紮する．

B．保隙装置（Nance's holding arch）

　乳犬歯，第一乳臼歯，第二乳臼歯の歯冠の近遠心幅径の総和は永久歯の犬歯，第一小臼歯および第二小臼歯のそれよりも大きい．いわゆるリーウェイスペースと呼ばれるもので，一般的にこのスペースは第一大臼歯の近心移動に利用され上下顎第一大臼歯咬合の調整が行われる．しかし，種々の理由により早期に乳歯を喪失した場合には，第一大臼歯の近心転位により将来的に叢生の出現・増悪が生じることになる．そのため，第一大臼歯の近心移動を防ぎ，リーウェイスペースを保持することが重要となる．

症例B−1：

1）症例の概要と診断

初診時年齢・性別：8歳6か月　女子
主訴：犬歯の萌出余地不足
口腔内所見（初診時）：（図7-23a〜e）
下顎は両側とも犬歯の萌出スペースが足りない．上顎側切歯は捻転している．
模型分析（初診時）：アーチレングスディスクレパンシーは上顎が−6.0mm，下顎は−4.0mmが予想された．左右大臼歯咬合関係はⅠ級関係を示す．

＊混合歯列期におけるアーチレングスディスクレパンシーは，リーウェイスペースを含むものである．つまり，永久歯交換時に第一大臼歯の近心移動が生じた場合には，さらにスペースは不足することになる．

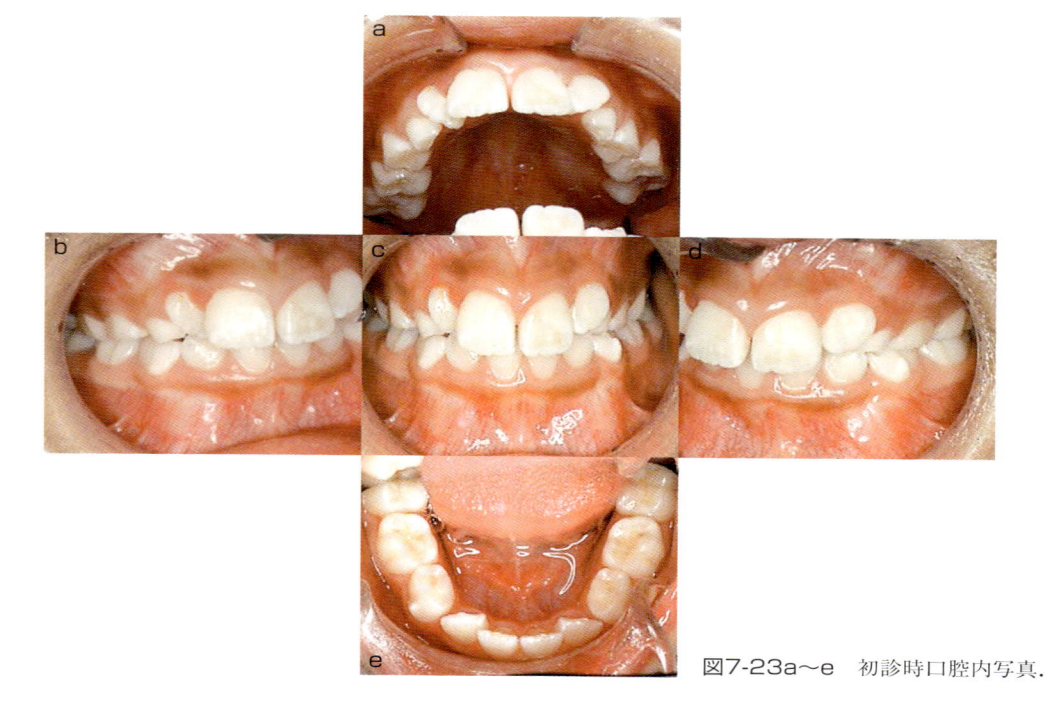

図7-23a〜e　初診時口腔内写真．

デンタルＸ線写真所見（初診時）：（図7-24）

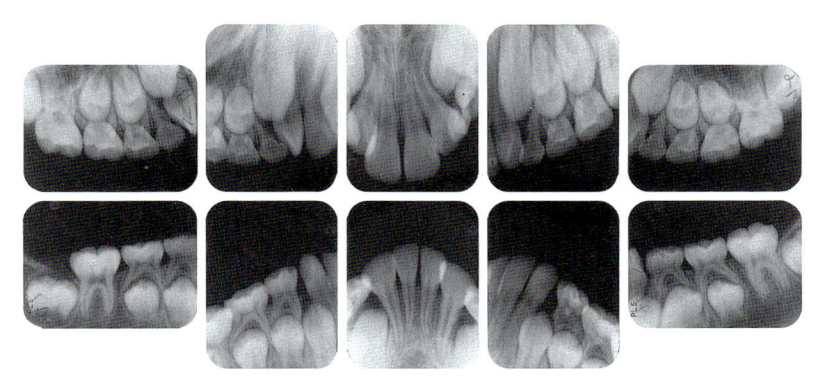

図7-24　歯冠，歯根ともに異常はみられない．歯数の異常も認められない．

2）治療方針

　交換期の第一大臼歯の近心移動を防ぐため，Nanceのホールディングアーチを装着し，側方歯群の交換を待つ（図7-25）．

図7-25　第一乳臼歯の交換が開始したら，第一大臼歯にバンドを装着し，Nanceのホールディングアーチを作製する．これは，口蓋部に設置されたレジンボタンにより大臼歯の近心移動を防止するものである．装着中のレジンボタン粘膜面の清掃は，スーパーフロスなどを用いて行う．

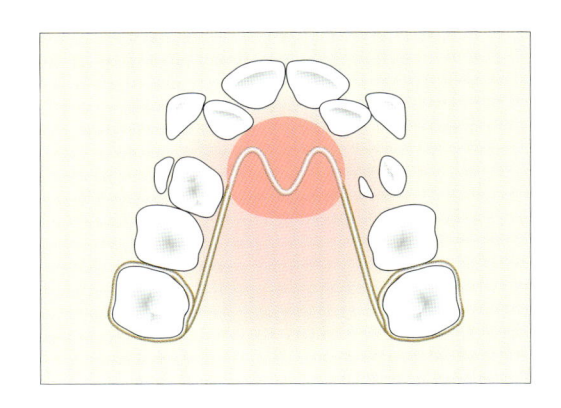

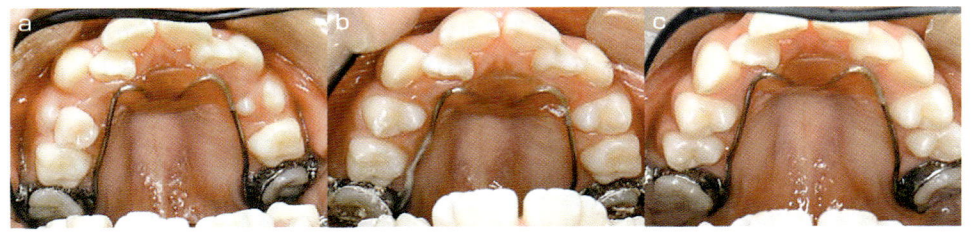

3）治療経過（図7-26a〜c）

図7-26a〜c　装置装着中の口腔内写真．側方歯群の交換に伴い，スペースを保持することで犬歯が自然に遠心方向へ移動しているのがわかる．

4）側方歯群交換終了時口腔内写真およびパノラマX線写真（図7-27, 28）

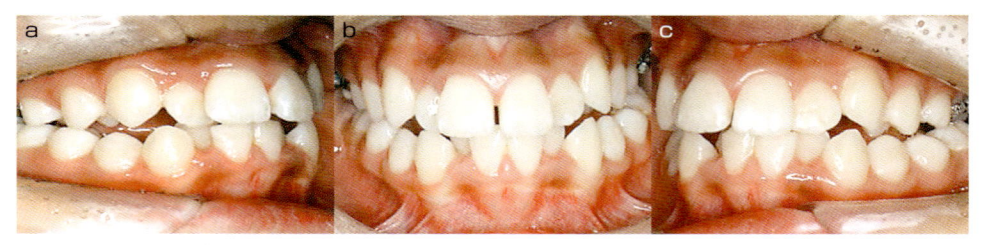

図7-27a〜c　側方歯群交換終了時口腔内写真.

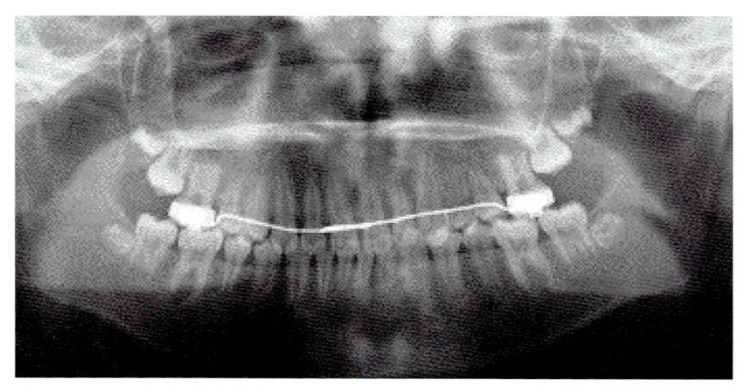

図7-28　側方歯群交換終了時パノラマX線写真.

C．唇舌側弧線装置（Labio-lingual appliance）

症例C－1：

1）症例の概要と診断

初診時年齢・性別：8歳2か月　女子

主訴：前歯が反対に咬んでいるのが気になる（反対咬合）．

顔貌所見（初診時）：正貌では，右側に筋性斜頸があるために首を右に傾げている．側貌は，直型である（図7-29a，b）．

口腔内所見（初診時）：オーバーバイト；+2.90mm，オーバージェット；-1.20mm，臼歯関係は両側ともAngle Ⅲ級，歯列正中は，上下顎ともに顔面正中に一致している（図7-30a～c）．

模型分析（初診時）：口腔内に萌出している永久歯の歯冠幅径は大きめである．また，上下顎ともに歯列弓長径が大きめである．ファンクショナル・ワックス・バイト法により下顎の機能的近心咬合があることが明らかとなった．

パノラマX線写真所見（初診時）：下顎両側第三大臼歯の歯胚を認める．上顎右側第一，第二小臼歯の歯胚の捻転を認める（図7-31）．

セファロ所見：SNAが-1S.D.であることから上顎骨の後方位が考えられる．下顎枝後縁平面角が+1S.D.で下顎下縁平面が+1S.D.あることから下顎骨が若干後方回転していることが考えられる．前歯軸についてはU1 to SNが-1.5S.D.と上顎前歯が舌側傾斜していたが，下顎前歯軸は平均的であった．

診断と治療方針：上顎前歯の舌側傾斜を伴う機能性の反対咬合

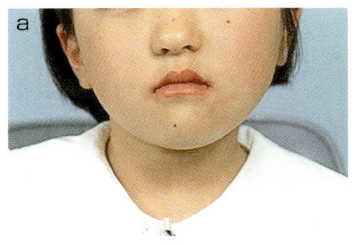

図7-29a，b　初診時顔貌写真．

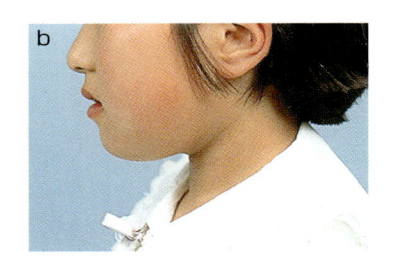

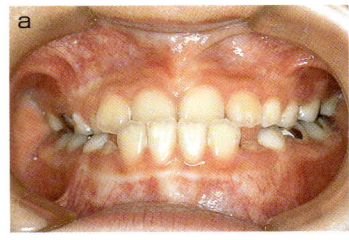

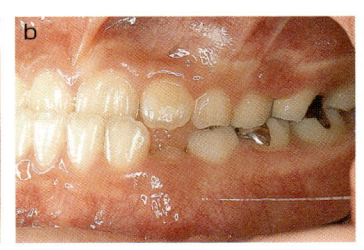

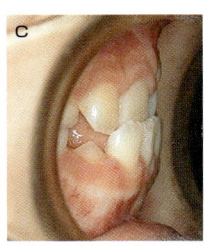

図7-30a～c　初診時口腔内写真．

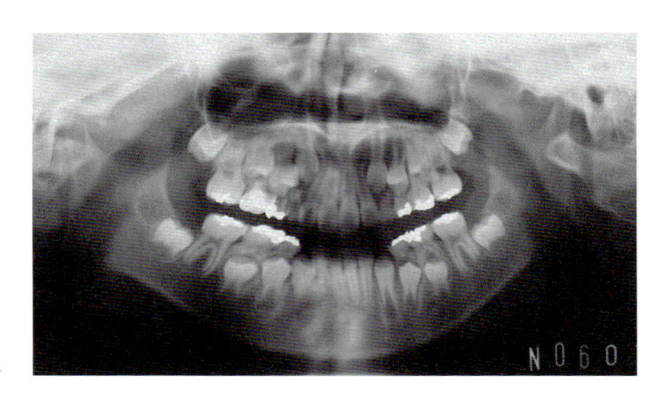

図7-31　初診時パノラマX線写真.

2）治療方針
①上顎両側乳犬歯の抜歯
②唇舌側弧線装置による上顎前歯軸の唇側傾斜移動，下顎前歯軸の舌側傾斜移動による被蓋改善ならびに早期接触の除去
③チンキャップによる下顎骨の相対的な成長抑制
④下顎両側第三大臼歯の歯胚摘出
⑤マルチブラケット装置による個々の歯の再排列
⑥保定
＊斜頸については将来筋拘縮部の弛緩手術を行う予定であるとのことであった．

3）使用する矯正装置（唇舌側弧線装置）
　唇舌側弧線装置という言葉は，唇側弧線装置と舌側弧線装置を総称したもので，主としてこれらの装置を用いる一連の矯正治療体系を唇舌側弧線法と呼んでいる．

装置の特徴：
　唇舌側弧線装置では，装置の維持歯となる上下顎第一大臼歯を固定歯として，個々の歯を相対的に移動することを目的に用いられる．したがって，マルチブラケット装置のようにすべての歯を三次元的に再排列するような厳密なコントロールはできない．矯正装置による移動変化には，歯槽性の移動と下顎性の移動とがあるが，本装置は先に述べた歯槽骨内での個々の歯の移動変化（歯槽性の移動）に主として用いるが，後者のような下顎のリポジショニング（顎関節部の変化や機能的な変化）による下顎性の移動を期待して用いられることもある．

装置の構成：
①舌側弧線装置（図7-32のa）
　Mershon, J.V.（1918）によって考案された装置で，大臼歯にセメント合着される維持バンド，バンドと主線とを結びつける維持装置，小臼歯および前歯の舌側歯頸部に沿って走る主線とからなる．個々の歯を移動させるためにはこの主線に補助弾線を鑞接して用いる．また，唇側弧線装置と併用して顎間固定法を行う場合には，大臼歯バンドの頰面

第7章 治療の実際

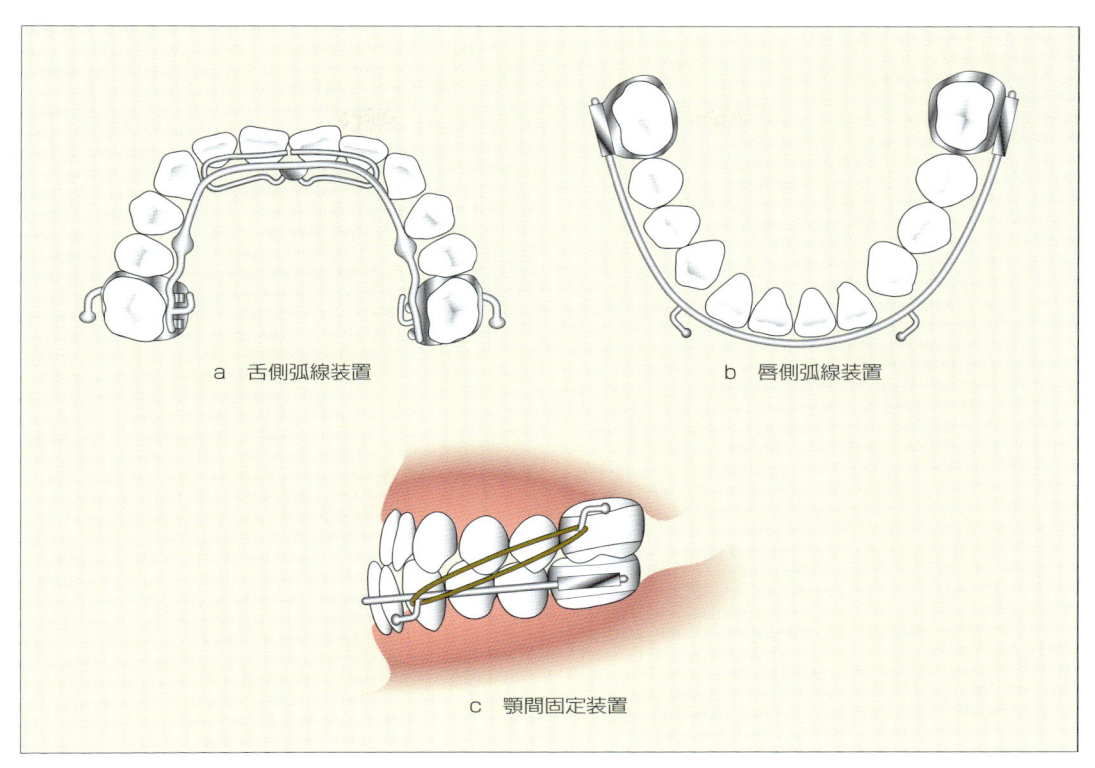

a 舌側弧線装置　　b 唇側弧線装置

c 顎間固定装置

図7-32 反対咬合症例に適用する唇舌側弧線装置．

近心寄りに顎間ゴムを装着するためのフックを鑞接しておく．
　②唇側弧線装置（**図7-32のb**）
　唇側弧線装置の原型となったものは，1918年にLourie,L.S.によって考案された唇側歯槽部弧線装置である．現在用いられている唇側弧線装置は，大臼歯の維持バンドと，これに鑞接された頰面管，および前歯唇面の歯頸部寄り1/3の高さを通る1.0mmの主線からなる．顎間固定法を行うために用いることが多いので，通常主線の犬歯の近心相当部付近に顎間ゴム装着のためのフックを付けておく．
　③顎間固定装置（**図7-32のc**）
　唇舌側弧線法における顎間固定は，前突しているほうの顎に唇側弧線装置を，後退しているほうの顎に舌側弧線装置を装着して行われる．すなわち，本症例のように反対咬合の場合は，上顎に舌側弧線装置，下顎に唇側弧線装置を装着してⅢ級ゴムを用いる．
　適応症例：
　①個々の歯の移動
　舌側弧線装置による個々の歯の移動は1歯から数歯の範囲に限られるべきであって，全顎に及ぶような多数歯の移動が必要な症例ではマルチブラケット装置を用いるほうが有利である．

73

②上顎前突

　上顎前突症例も，一般的に唇舌側弧線装置による顎間固定法の適応症である．とくに効果的なのは，機能的なⅡ級症例や，上下顎前歯軸の異常によるⅠ級の上顎前突症例である．軽度の骨格型症例は治療可能であるが，重度の骨格型症例や，ディスクレパンシー型の症例で小臼歯の抜歯を必要とするものでは，移動すべき歯の数が多く，移動量も大きいために本法の適応ではない．また，歯列弓の側方拡大は，舌側弧線に拡大ループを曲げ込むことにより可能となる．しかし，上顎の歯槽基底の側方拡大を必要とする場合には，急速拡大法など他の方法を用いるべきであって，本装置の適応ではない．

③反対咬合

　機能型あるいは上下顎前歯軸の異常による前歯部反対咬合症例も唇舌側弧線装置による顎間固定法の適応症である．しかし，上顎前突におけるのと同様に重症の骨格型症例，すなわち真性下顎前突症や，ディスクレパンシー型の要因を伴う症例は適応症ではない．また，側方歯部の反対咬合症例も，上顎骨自体の拡大を必要とすることが多いので，本法の治療対象としては不適当である．

治療の時期：

　本装置は，維持歯となる第一大臼歯の萌出が完了して，バンドの装着が可能となれば，直ちに使用可能となる．とくに必要とされる場合には，第二乳臼歯を固定歯として乳歯咬合に適用することも不可能ではない．

〈装置装着後の患者さんへの注意説明〉

①装置を気にしていたずらをしないこと（とくに補助弾線をいじらない）．もしワイヤーが変形したり装置が壊れたりした場合は早めに連絡すること．

②硬い食べ物や肉類はなるべく小さく切って食べやすくし，チューインガム，キャラメル，餅などの粘着性の食事を摂らないこと．

③十分な口腔清掃を行うこと．

④大きく口を開けることにより大臼歯がアップライトされ，オーバーバイトが小さくなることがあるので，開口量の制限を指導する．

装置の製作法：

①舌側弧線装置

　（1）歯間分離（セパレーティング）

　（2）大臼歯バンドの試適

　（3）印象採得

　（4）作業模型の作製

　（5）維持装置の鑞接

　（6）主線の屈曲

　（7）主線の鑞接

　（8）フックの鑞接

　（9）研磨

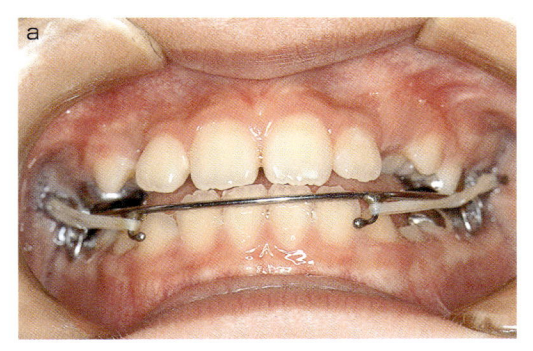

図7-33a〜c　装置装着1か月後．

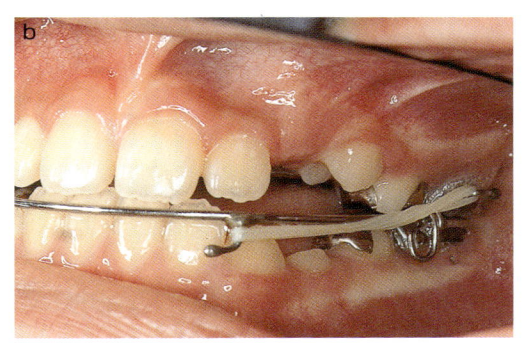

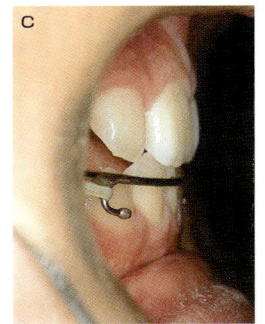

　　（10）装置の試適
　　（11）合着
　③唇側弧線装置
　　（1）歯間分離（セパレーティング）
　　（2）大臼歯バンドの試適
　　（3）頰面管の鑞接
　　（4）主線の屈曲
　　（5）フックの鑞接
　　（6）研磨
　　（7）装置の試適
　　（8）合着

4）治療経過

治療経過：（図7-33a〜c）

　唇舌側弧線装置装着時には，上顎に舌側弧線装置を下顎には唇側弧線装置を装着し，上顎第一大臼歯のバンドに鑞接したフックと下顎の唇側弧線の下顎犬歯近心相当部に鑞接したフックとの間で5/16 H（矯正力：片側100 g）のⅢ級ゴムを使用してもらうこととし，舌側弧線装置の補助弾線は次回鑞接することとした．1か月後に来院した際には前歯被蓋が改善しており，オーバーバイト；＋1.60 mm，オーバージェット；＋1.80 mmであった．そこで，上顎舌側弧線装置の補助弾線は鑞接せずに様子をみることとした．

　治療に使用する器具，材料：主線：0.9 mm線，補助弾線；0.5 mm線，フックならびにストッパー；0.7 mm線，鑞線，臼歯部用帯環，ロック付き維持装置

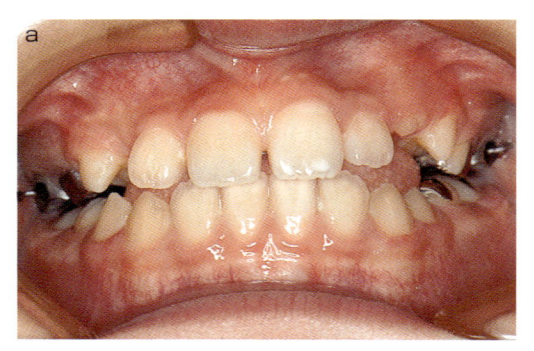

図7-34a〜c　装置装着3か月後．

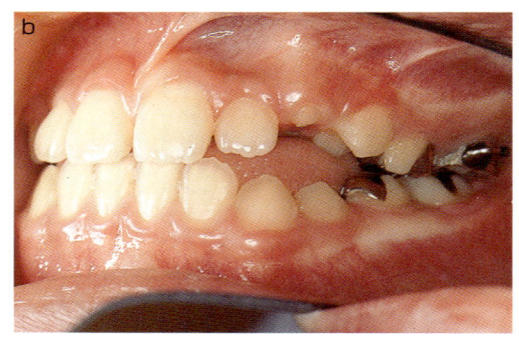

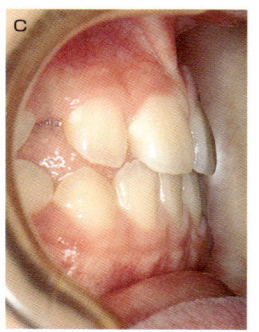

　装置の調整法：本症例では用いなかったが，舌側弧線の補助弾線は，上顎前歯の唇側移動が行えるようにヤングのプライヤーを用いて屈曲する．顎間ゴムの強さは約50〜100gにする．ゴムは，毎日取り替えてもらう．

　治療結果（図7-34a〜c）：装置装着3か月後に前歯被蓋が安定してきたことが確認されたので唇側弧線装置を撤去し，顎間ゴムの使用も終了した．唇側弧線による下顎前歯の舌側傾斜移動とともに下顎前歯切縁による上顎前歯舌面への突き上げが生じ，上顎前歯の唇側傾斜が認められた．

◆**臨床のヒント**◆
- 補助弾線を鑞接する際には，弾線を焼鈍し矯正力を失うことのないように注意する．
- 舌側弧線装置の装着にあたっては維持装置のストッパーを掛けたうえで，また唇側弧線装置ではチューブ内に唇側弧線を通したうえでバンドのセメント合着を行うと，バンドの合着位置のズレを防止できる．
- 唇側弧線の高さは，顎間ゴムの装着により若干咬合面寄りに浮き上がるので，顎間ゴムを装着した状態で確認すること．
- 舌側弧線の補助弾線による唇側移動により，前歯が主線から4〜5mm以上離れた後，さらに唇側移動の必要がある場合は，主線に加線をした上で補助弾線を再度鑞接し直したほうが効率的に前歯の移動を行うことができる．

症例C－2：

1）症例の概要と診断

初診時年齢・性別：9歳1か月　男子

主訴：前歯部反対咬合

顔貌所見（初診時）：concave（図7-35a，b）

口腔内所見（初診時）：上下顎前歯部に軽度の叢生．犬歯の萌出スペースの不足（図7-36a～c）．

デンタルX線写真所見（初診時）：歯冠，歯根ともに異常はみられない．歯槽骨の状態にも異常はみられない（図7-37，38）．

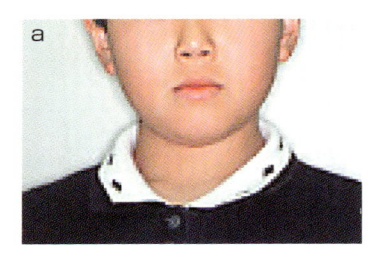

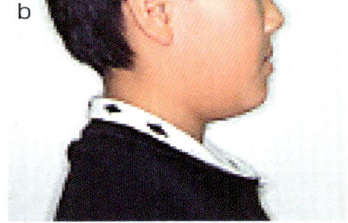

図7-35a，b　初診時顔貌写真．

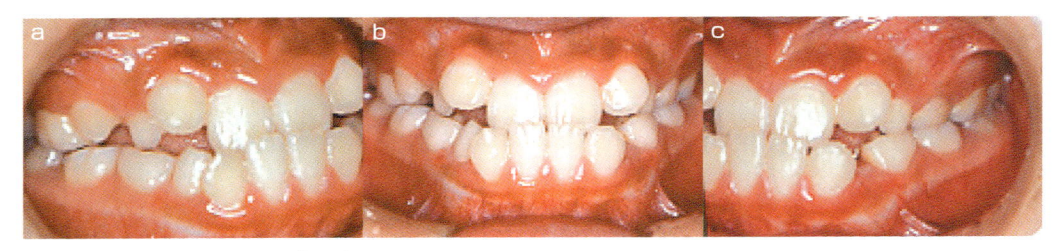

図7-36a～c　初診時口腔内写真．

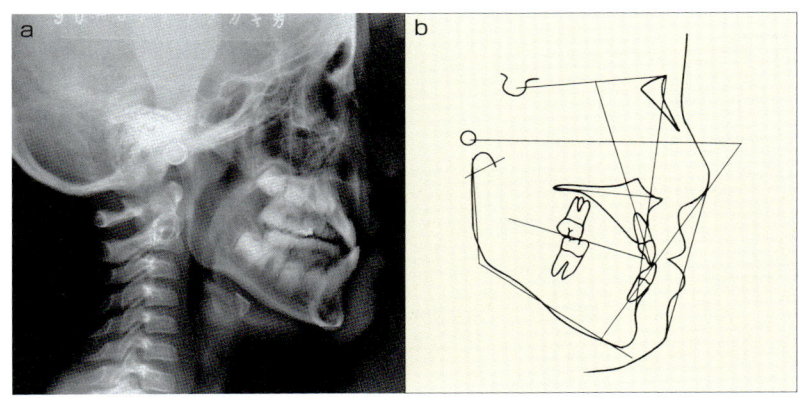

図7-37a，b　初診時X線写真およびセファロ所見．

図7-38　初診時のX線写真．

〈主な頭部X線規格写真計測値〉

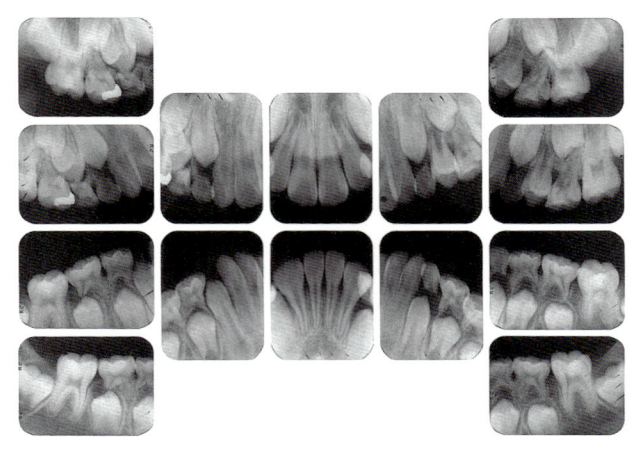

SNA	78.4
SNB	78.0
ANB	0.4
Convexity	0.5
Gonial angle	127.0
FMA	32.2
IMPA	91.2
FMIA	56.5
FH-U1	107.5
Interincisal angle	129.1

　　診断：Angle Class Ⅲ（Skeletal 1）

2）治療方針

　上顎の舌側弧線による上顎切歯の唇側傾斜と下顎の唇側弧線とⅢ級ゴムによる下顎骨の遠心移動．

3）使用装置

　Labio-lingual applianceは，Mershonによる舌側弧線装置と，Lourieによる唇側歯槽部弧線装置とを基に発展した装置であり，Johnson, Oliverなどによって改良された．上顎を固定源として下顎を遠心に牽引する装置で，上顎の舌側弧線と下顎の唇側弧線との間にゴム弾線を用いるのが通常である．

◆　臨床のヒント　◆

　ゴムの強さは片側100〜200g程度の力が適当である．実際の臨床ではやや弱い力からはじめ，経過をみて強くしていくほうが安全である．ゴムは疲労するので，1〜2日間隔で患者さんに取り替えるように指示し，4週ないし1か月間隔で観察する．早いものであれば装置装着後1〜2週で前歯部の被蓋改善がみられることもあるが，側方歯，大臼歯での咬合の安定が得られるまでは顎間ゴムを使用しなければならない．また，開口時の使用を注意しないと大臼歯がアップライトされ，オーバーバイトが小さくなることがある．

4）治療経過（図7-39a〜c）

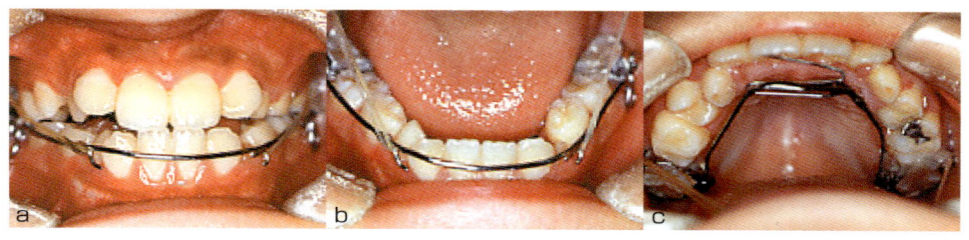

図7-39a〜c

5）治療結果（図7-40〜43）

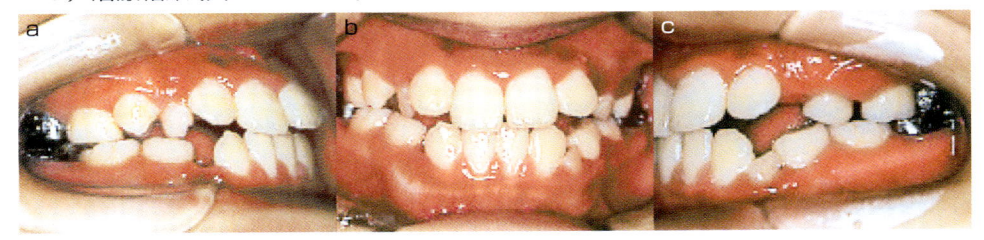

図7-40a〜c　治療後の口腔内写真.

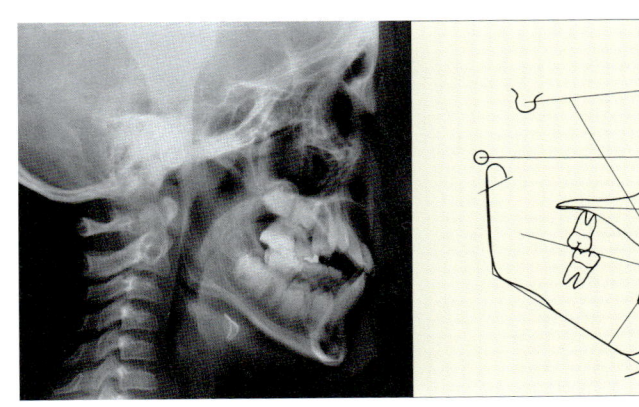

図7-41　治療後のX線写真.　　図7-42　治療後のセファロ所見.

〈主な頭部X線規格写真計測値〉

SNA	79.2
SNB	77.8
ANB	1.3
Convexity	1.5
Gonial angle	125.8
FMA	32.8
IMPA	91.3
FMIA	55.8
FH-U1	118.9
Interincisal angle	116.9

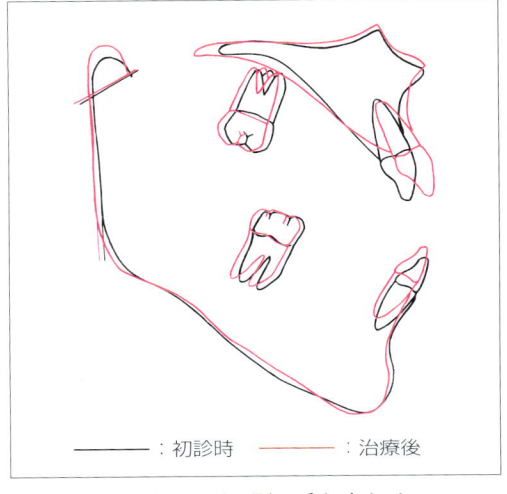

図7-43　上顎および下顎の重ね合わせ.

D．マルチブラケット装置（Multibracket appliance）

症例D－1：上顎前突

1）症例の概要と診断

初診時年齢・性別：11歳9か月　女子

主訴：口元の突出感

顔貌所見（初診時）：convex type（図7-44a，b）

口腔内所見（初診時）：（図7-45a〜e）．

模型分析（初診時）：上下顎前歯部に軽度の叢生．アーチレングスディスクレパンシーは上下顎ともに－3.0mm．オーバージェット；＋9.5mm，オーバーバイト；＋3.0mm，左右大臼歯咬合関係は，咬頭対咬頭のⅡ級関係を示す．

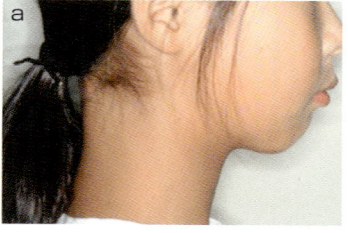

図7-44a，b　初診時顔貌写真．

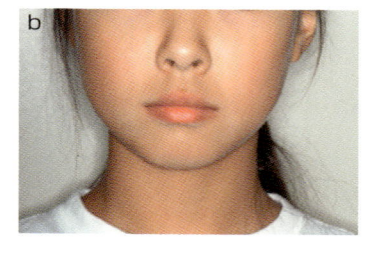

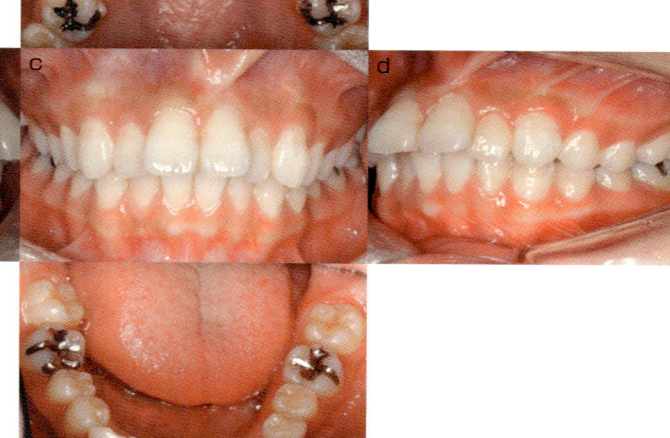

図7-45a〜e　初診時口腔内写真．

パノラマ・デンタルX線写真所見（初診時）：歯冠，歯根ともに異常はみられない．歯槽骨の状態にも異常はみられない．上下顎左右側第三大臼歯の存在を認める（図7-46a, b）．

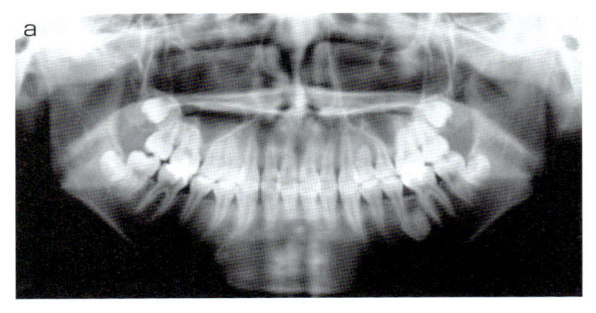

図7-46a, b　初診時X線写真所見．

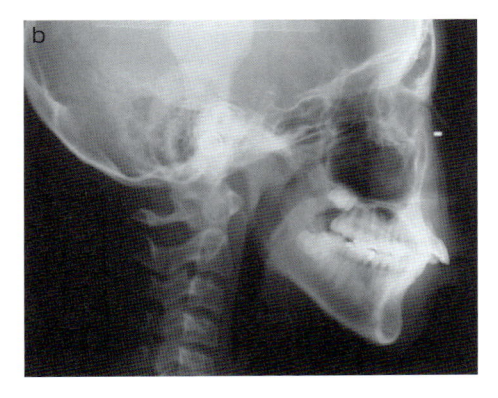

〈主な頭部X線規格写真計測値〉

SNA	78.0
SNB	71.0
ANB	7.0
Convexity	13.0
Gonial angle	131.5
FMA	32.5
IMPA	95.0
FMIA	52.5
FH-U1	127.0
Interincisal angle	106.5

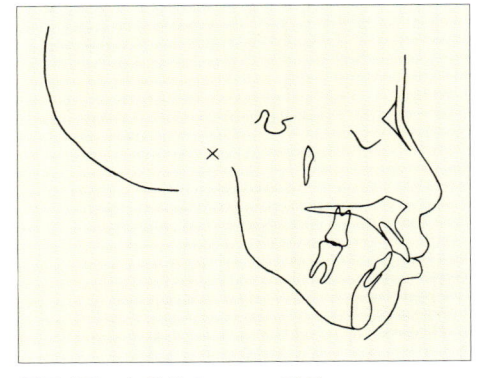

図7-47　初診時セファロ所見．

診断：Angle Class II division 1

2）治療方針

上下顎左右側第一小臼歯の抜去を行う．下顎は中程度の固定となるため，下顎大臼歯部を近心移動させII級の咬合関係を改善する．一方，突出した上顎前歯の改善のため上顎大臼歯部には強固な固定が必要となる．

3）使用装置

.018"スロットのスタンダードエッジワイズブラケットを使用し，上顎にハイプルヘッドギアを適用し，大臼歯部の加強固定と上顎骨の成長抑制効果を期待する．また，上顎にはNanceのホールディングアーチを用いてさらに臼歯部の固定を強化する．

4）治療経過

- 上顎にNanceのホールディングアーチを装着してから小臼歯の抜去を行う．
- ヘッドギアの牽引力は片側約350～400グラムで1日12時間以上の装着を指示した．
- 上顎前歯の舌側移動時にはワイヤーにupper Speeを組み込み上顎前歯部の圧下を行う．さらにⅡ級顎間ゴムを使用し，上顎大臼歯の固定強化を行うとともに下顎大臼歯の近心移動も図る．

◆ 臨床のヒント ◆

　Ⅱ級顎間ゴムを装着することで上顎前歯には舌側移動の，下顎臼歯には近心移動の作用が生じる．そのため，下顎抜歯部位には治療ステップの後半までスペースを残し（anchorage space），上顎前歯舌側移動時に用いるⅡ級顎間ゴムの作用でスペース閉鎖を行うようにする（図7-48a，b）．

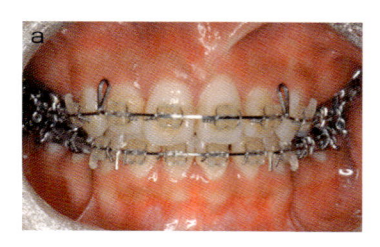

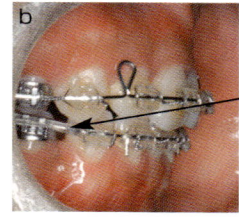

図7-48a，b

5）治療結果（図7-49～53）

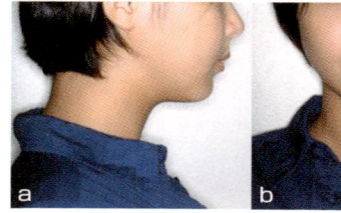

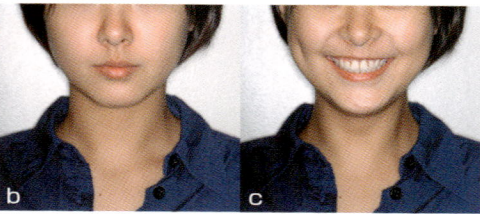

図7-49a～c　治療後の顔貌写真．

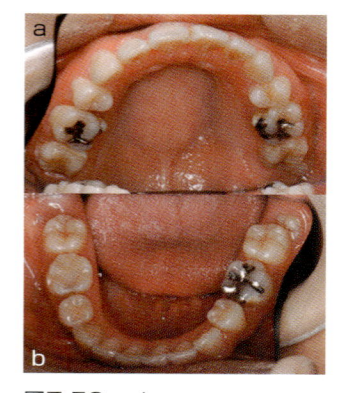

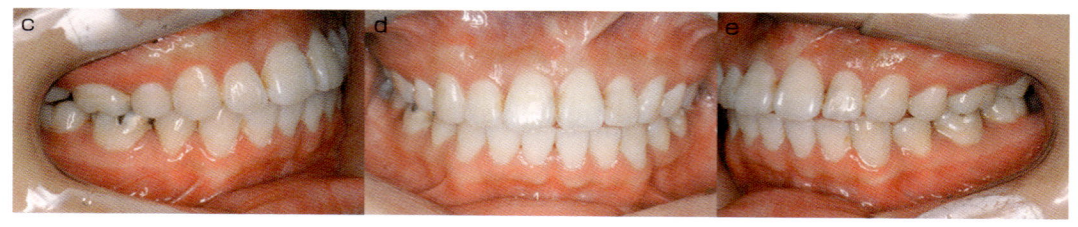

図7-50a，b

図7-50a～e　治療後の口腔内写真．

第7章　治療の実際

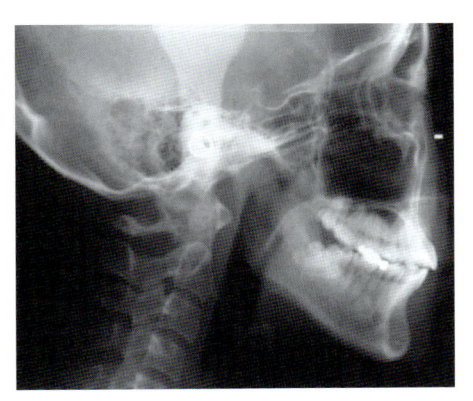

図7-51　治療後のX線写真.

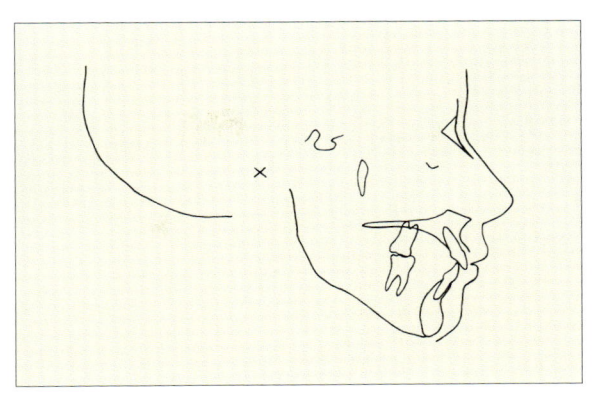

図7-52　治療後のセファロ所見.

〈主な頭部X線規格写真計測値〉

SNA	77.0
SNB	73.0
ANB	4.0
Convexity	6.0
Gonial angle	131.5
FMA	33.0
IMPA	89.0
FMIA	58.0
FH-U1	112.0
Interincisal angle	121.5

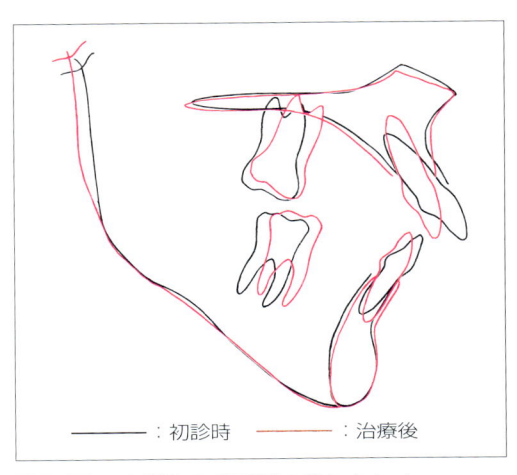

―：初診時　　　―：治療後

図7-53　上顎および下顎の重ね合わせ.

症例D－2：下顎前突

1）症例の概要と診断

初診時年齢・性別：11歳6か月　女子

主訴：受け口

顔貌所見（初診時）：straight type（図7-54a, b）

口腔内所見（初診時）：（図7-55a〜f）.

＊咬合時，左側側切歯に誘導されて下顎は右方へシフトする.

模型分析（初診時）：上下顎とも軽度の空隙歯列弓である．アーチレングスディスクレパンシーは上顎が＋1.0mm，下顎は＋3.0mm．オーバージェット：－2.0mm，オーバーバイト；＋4.0mm，左右大臼歯咬合関係はⅢ級関係を示す.

83

2　各種装置別治療法

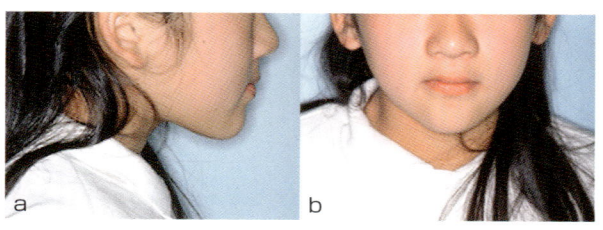

図7-54a，b　初診時顔貌写真．

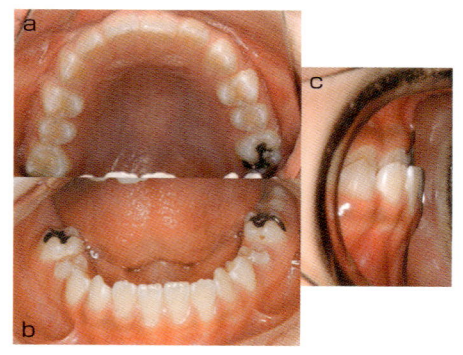

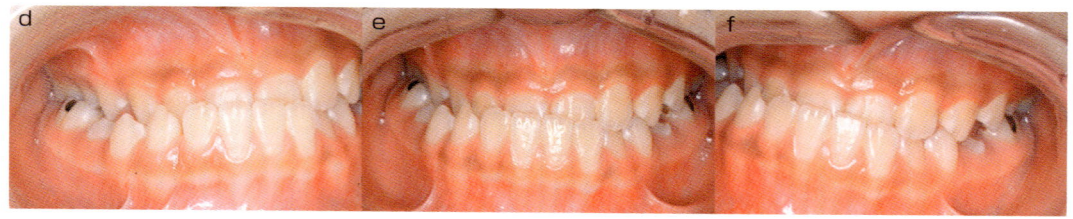

図7-55a〜c

図7-55a〜f　初診時口腔内写真．

デンタルX線写真所見（初診時）：歯冠，歯根ともに異常はみられない．歯槽骨の状態にも異常はみられない．上下顎左右側第三大臼歯の存在を認める（図7-56a）．

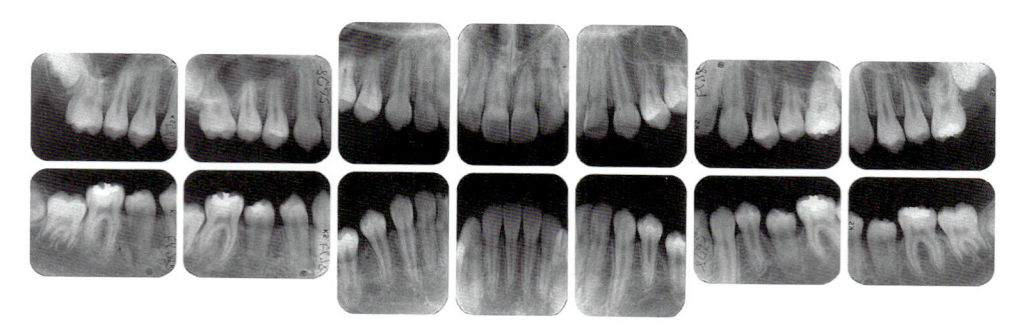

図7-56a　初診時X線写真所見．

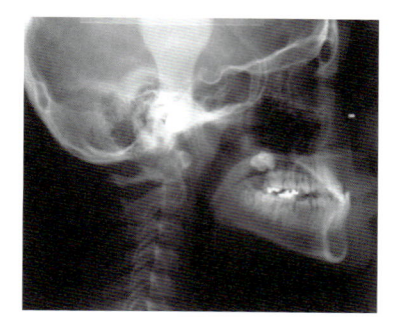

図7-56b　初診時X線写真所見．

〈主な頭部X線規格写真計測値〉

SNA	82.5
SNB	86.0
ANB	−3.5
Convexity	−8.0
Gonial angle	125.5
FMA	20.0
IMPA	90.5
FMIA	69.5
FH-U1	117.0
Interincisal angle	133.0

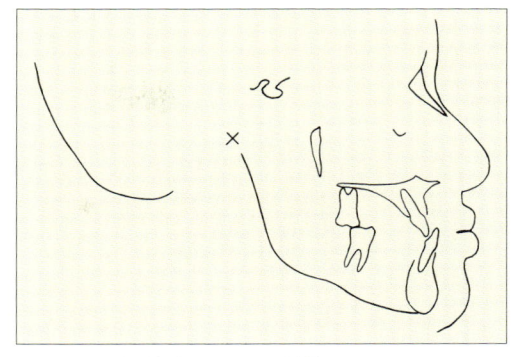

図7-57 初診時セファロ所見.

診断：Angle Class Ⅲ

2）治療方針
側方へのシフトがあるため，まず，上顎前歯部を拡大してシフトを除去する．また，下顎骨の過成長がみられるためチンキャップを用いて下顎骨の成長抑制を行う．さらに成長期の間は半年〜1年ごとにセファログラムを撮影し，下顎骨の成長状況の確認を行う．

3）使用装置
上顎第一大臼歯にバンドを装着した舌側弧線装置を用いて，前歯部の拡大を行う．また，下顎骨成長抑制のためにチンキャップを使用する．.018"スロットのスタンダードエッジワイズブラケットを使用する．

4）治療経過
・舌側弧線装置により前歯部の拡大を行い下顎のシフトを除去する．
・チンキャップは300〜800gの力で下顎頭方向へ牽引し，1日12時間以上の使用を指示する．
・ブラケットを装着し，Ⅲ級顎間ゴムにより下顎前歯の舌側移動と上顎大臼歯の近心移動を図る．

◆臨床ヒント◆
現時点では非抜歯による矯正治療が可能であるが，下顎骨の成長量によっては，抜歯が必要となったり，さらには外科手術の併用までを考慮するといったような治療計画の変更が必要となることがある．そのため，ある程度成長の予測がたつまではブラケットを装着しての矯正治療は始めないほうがよい．

2　各種装置別治療法

　舌側弧線装置による前方拡大の結果，下顎のシフトが解消され上下正中もほぼ一致してきている（図7-58a〜e）．

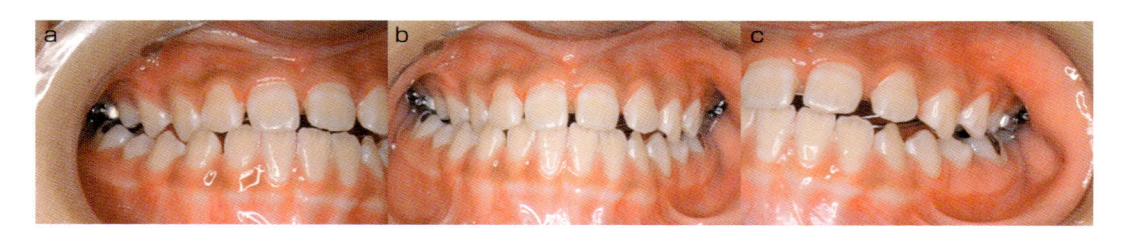

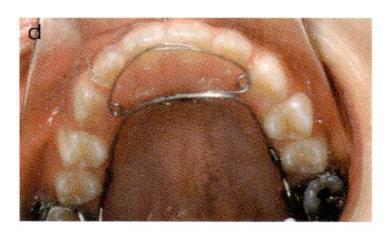

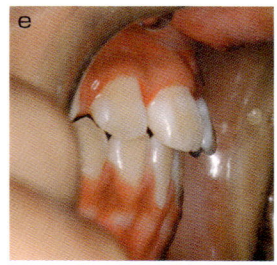

図7-58a〜e

5）治療結果（図7-59〜63）

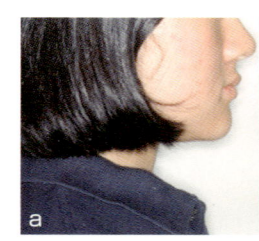

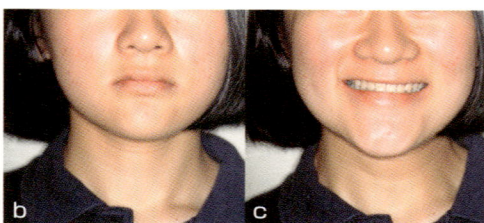

図7-59a〜c　治療後の顔貌写真．

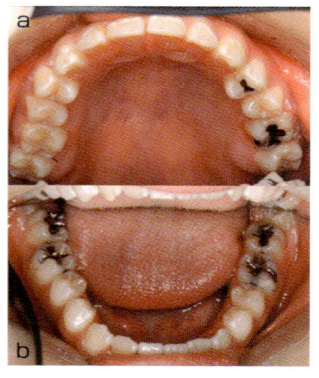

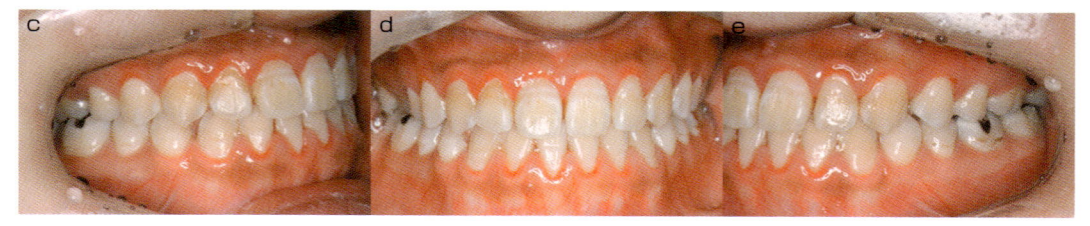

図7-60a，b

図7-60a〜e　治療後の口腔内写真．

第7章　治療の実際

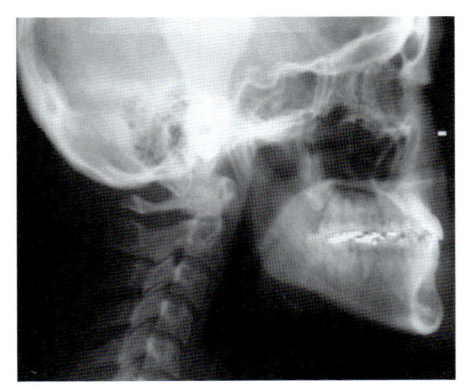

図7-61　治療後のX線写真.

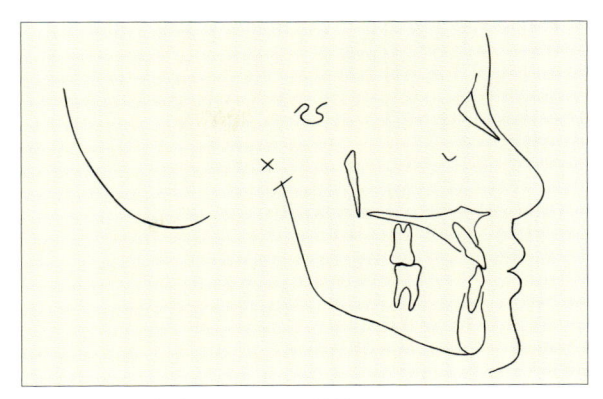

図7-62　治療後のセファロ所見.

〈主な頭部X線規格写真計測値〉

SNA	83.0
SNB	84.0
ANB	−1.0
Convexity	−2.0
Gonial angle	124.0
FMA	20.5
IMPA	86.0
FMIA	73.5
FH-U1	124.0
Interincisal angle	130.5

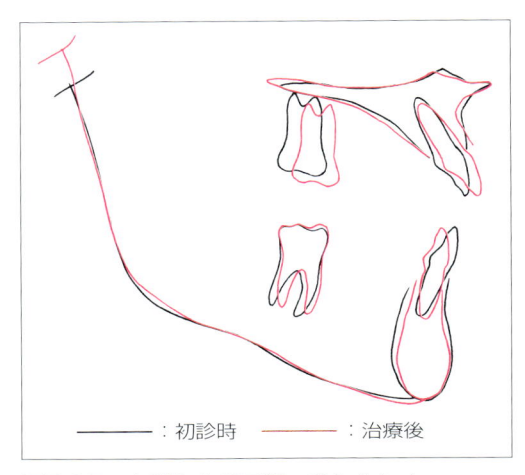

―：初診時　　―：治療後

図7-63　上顎および下顎の重ね合わせ.

症例D−3：High angle

1）症例の概要と診断

初診時年齢・性別：17歳7か月　女性

主訴：口元の突出感

顔貌所見（初診時）：convex type（図7-64a, b）

口腔内所見（初診時）：（図7-65a〜c）.

模型分析（初診時）：上下顎前歯部に軽度の叢生．アーチレングスディスクレパンシーは上下顎ともに−3.0mm（図7-66a〜e）.

デンタルX線写真所見（初診時）：歯冠，歯根ともに異常はみられない．歯槽骨の状態にも異常はみられない．上下顎左右側第三大臼歯の存在を認める（図7-67a, b）.

87

2　各種装置別治療法

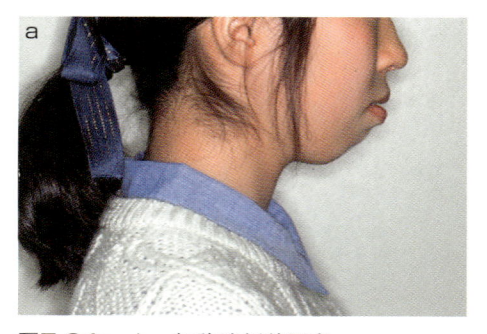

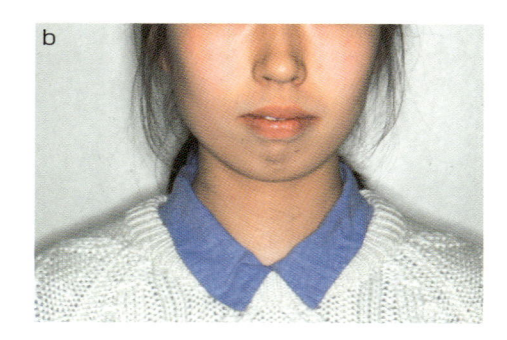

図7-64a, b　初診時顔貌写真.

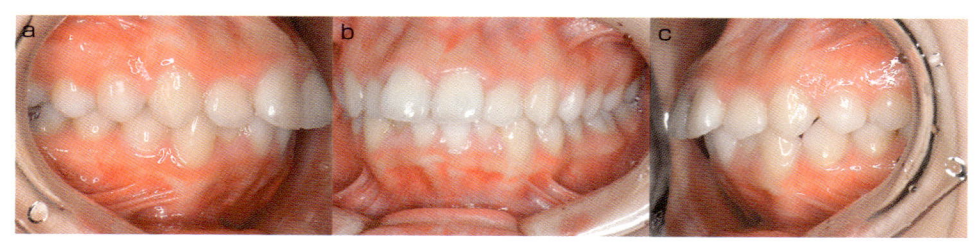

図7-65a〜c　初診時口腔内写真.

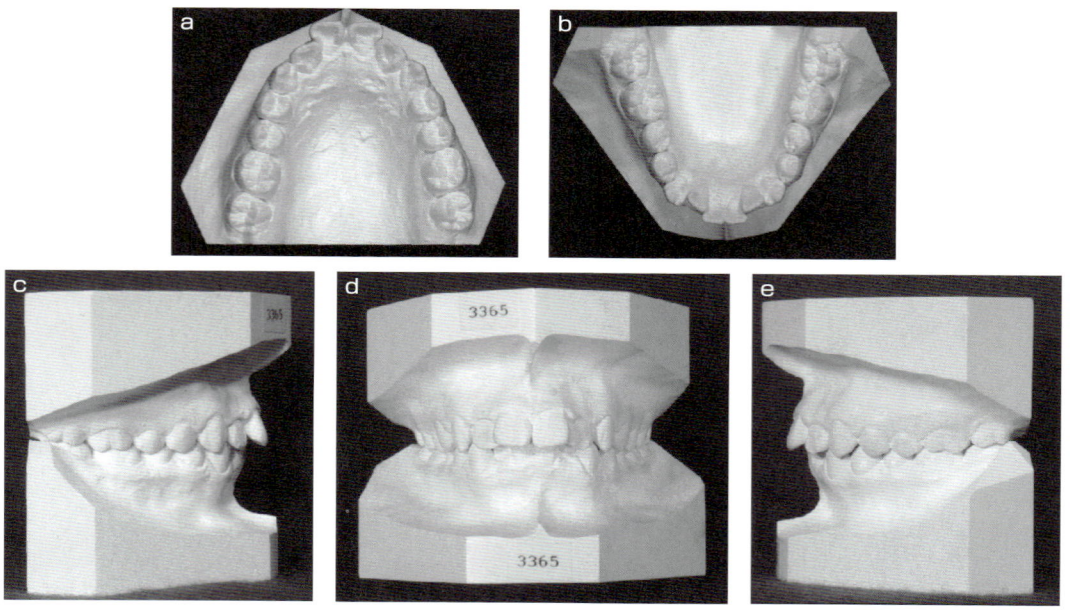

図7-66a〜e　初診時模型分析所見.

図7-67a, b　初診時X線写真所見.

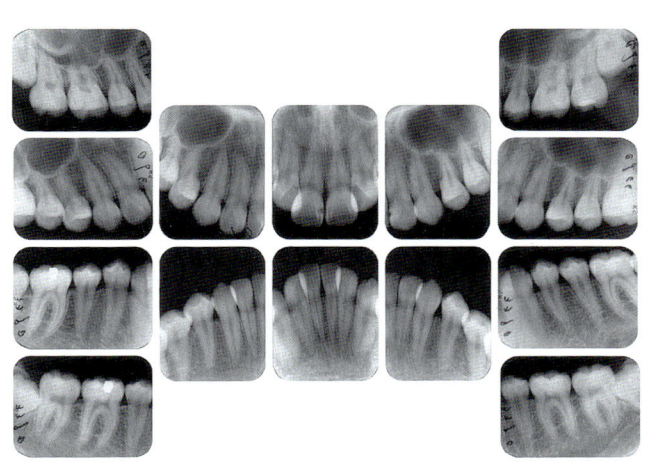

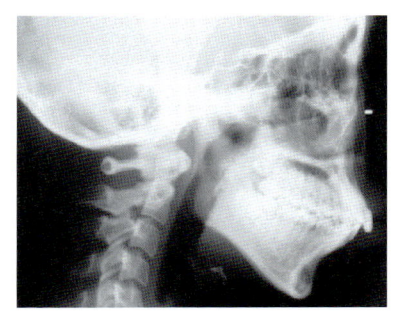

図7-67b

〈主な頭部X線規格写真計測値〉

SNA	78.5
SNB	71.0
ANB	7.5
Convexity	18.0
Gonial angle	128.0
FMA	39.5
IMPA	100.0
FMIA	40.5
FH-U1	110.5
Interincisal angle	109.0

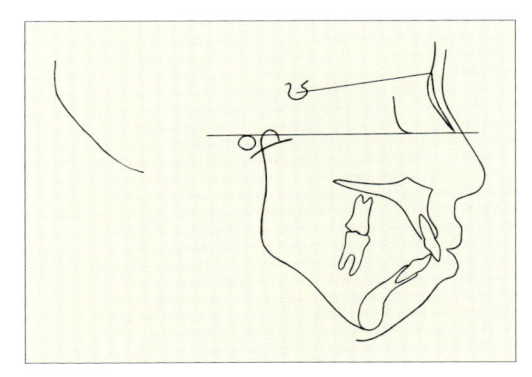

図7-68　初診時セファロ所見.

診断：Angle Class I bimaxillary protrusion（Skeletal 2）

2）治療方針

上下顎左右側第一小臼歯の抜去が必要．high angleを伴う強度の上下顎前突であるため，上下顎ともに強固な固定が必要となる．

3）使用装置

.022"スロットのスタンダードエッジワイズブラケットを使用し，上下顎にそれぞれHigh pull J-hookヘッドギアを適用．

装置の特徴：J-hookヘッドギアには2つのタイプがあり，ひとつは牽引方向が前歯から耳のすぐ下を通るstraight pull typeで，もうひとつは牽引方向が前歯から耳の前方を通るhigh pull typeである．今回はFMA角が非常に大きいhigh angle caseであり，下顎の時計回りの回転をできるだけ防止するために，前歯部に上方への力が加わるようhigh pull typeを使用した．

J-hookヘッドギアの特徴は顎外力を直接犬歯や前歯の移動に用いるため、臼歯部の固定をあまり使わなくてすむことや、顎外からの矯正力が歯列の前方にかかるため、咬合平面の垂直的コントロールがしやすいことが挙げられる.

J-hookヘッドギアを使用の際は、遠心への力とともに側方への力も作用するため、ラウンドワイヤーでの使用は歯列幅径の過剰な拡大を引き起こす原因となるので、避けるべきである.

4）治療経過（図7-69a～c）

- 牽引力は片側約350～400gで1日12時間の装着を指示した.
- 牽引力を維持するため、前歯の舌側移動に伴い牽引用ゴムを徐々に小さくした.

◆**臨床のヒント**◆

治療中における前歯部のオーバーバイトの変化によって牽引方向を下方にしたい場合はstraight pull typeを使用するとよい.

図7-69a　High pull J-hookヘッドギア.

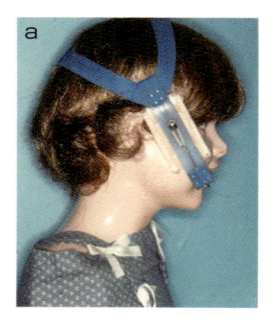

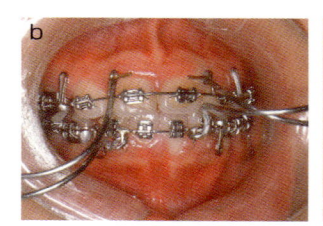

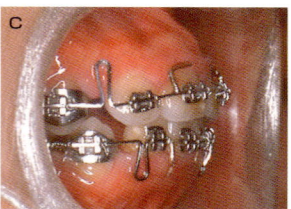

図7-69b, c　High pull J-hookヘッドギアを上下顎それぞれに装着して上下顎前歯を舌側移動中.

5）治療結果（図7-70～74）

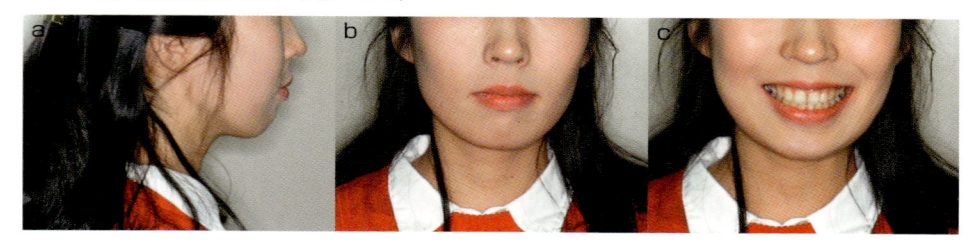

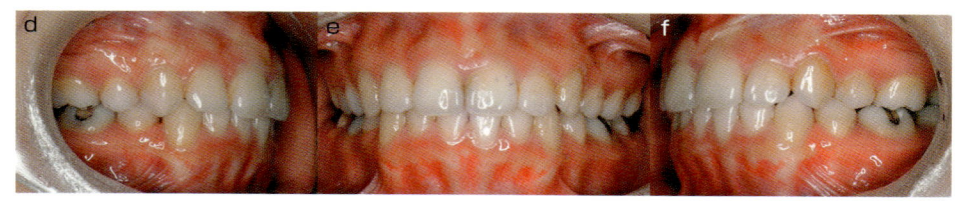

図7-70a～f　診療後の顔貌写真および口腔内写真.

第7章　治療の実際

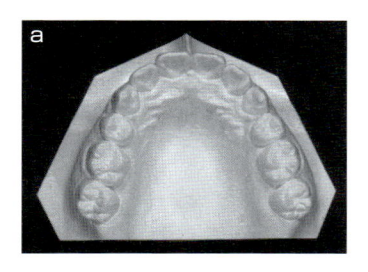

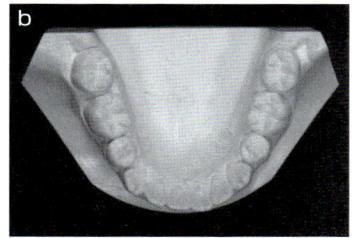

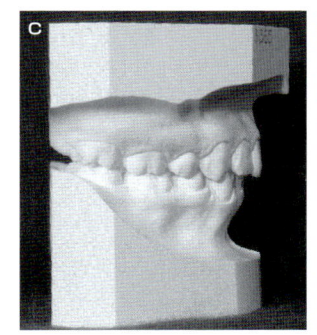

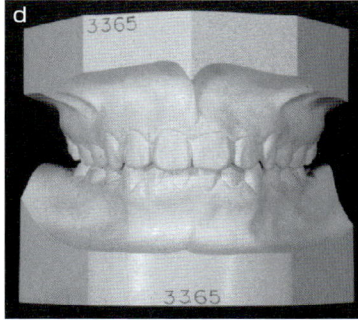

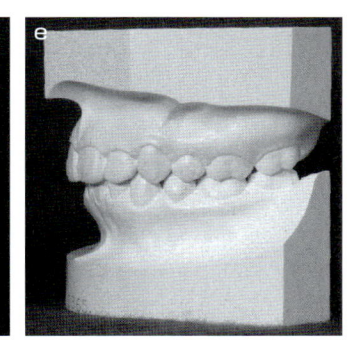

図7-71a〜e　治療後の模型分析所見.

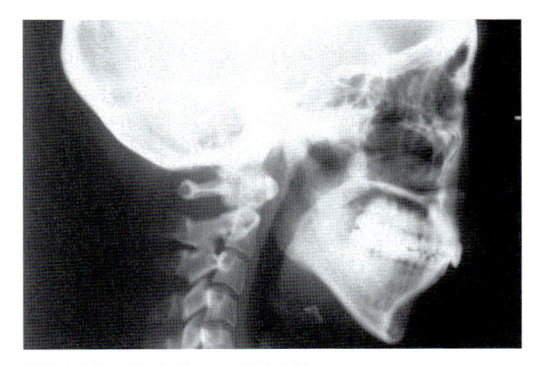

図7-72　治療後のX線写真.

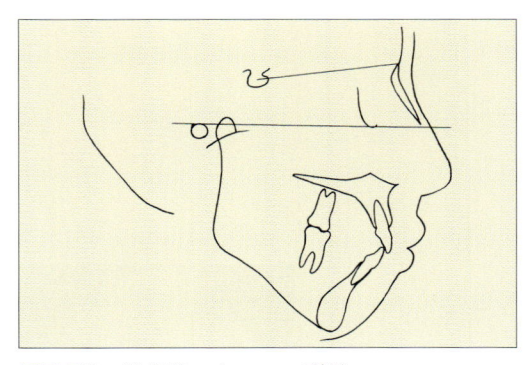

図7-73　治療後のセファロ所見.

〈主な頭部X線規格写真計測値〉

SNA	77.0
SNB	70.5
ANB	6.5
Convexity	13.0
Gonial angle	128.0
FMA	38.5
IMPA	88.0
FMIA	53.5
FH-U1	105.5
Interincisal angle	127.0

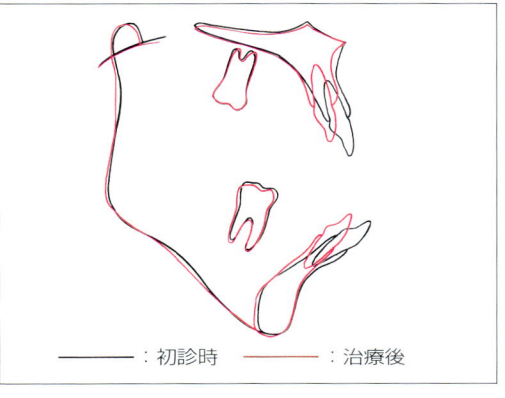

―――：初診時　　―――：治療後

図7-74　上顎および下顎の重ね合わせ.

91

症例D－4：Low angle

1）症例の概要と診断

初診時年齢・性別：15歳5か月　女性
主訴：上顎前歯の突出
顔貌所見（初診時）：convex type（図7-75a, b）
口腔内所見（初診時）：（図7-76a〜c）．

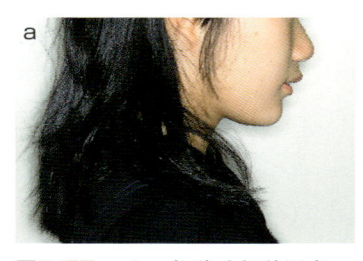

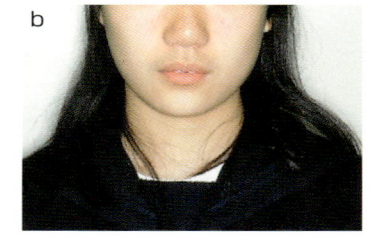

図7-75a, b　初診時顔貌写真．

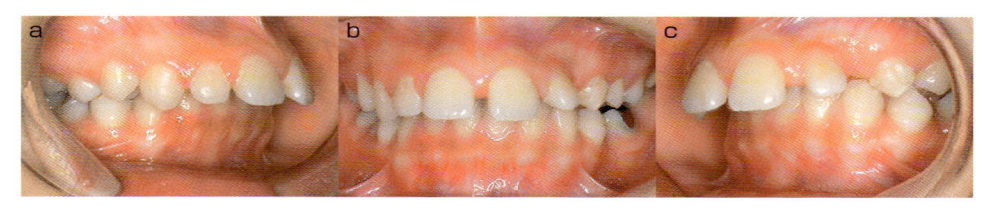

図7-76a〜c　初診時口腔内写真．

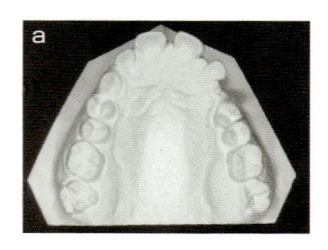

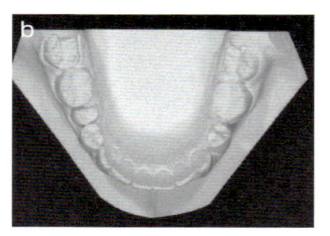

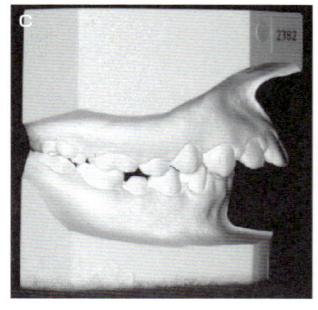

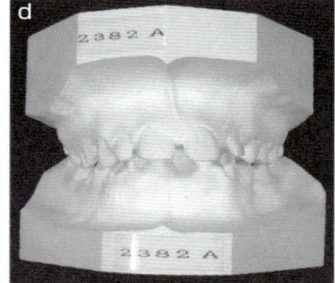

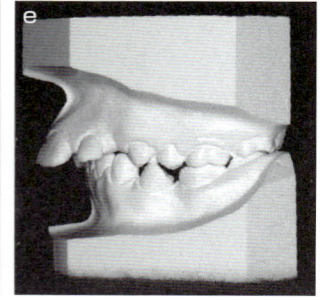

図7-77a〜e　初診時模型分析所見．

模型分析（初診時）：上顎前歯部が著しく突出しspaced archを呈している．上顎左側犬歯が未萌出．下顎左側第二小臼歯が欠損しており，第一小臼歯第一大臼歯間にわずかな空隙がみられる．下顎前歯は上顎前歯歯頸部歯肉と咬合している．アーチレングスディスクレパンシーは上顎が＋4.0mm，下顎が－6.0mmである（図7-77a〜e）．

デンタルX線写真所見（初診時）：上顎左側埋伏犬歯の歯冠が左側側切歯歯根を圧迫している．下顎左側第二小臼歯が欠損している．その他の歯の歯冠，歯根ともに異常はみられない．また歯槽骨の状態にも異常はみられない．下顎左右側第三大臼歯の存在を認める（図7-78a，b）．

図7-78a，b　初診時X線写真所見．

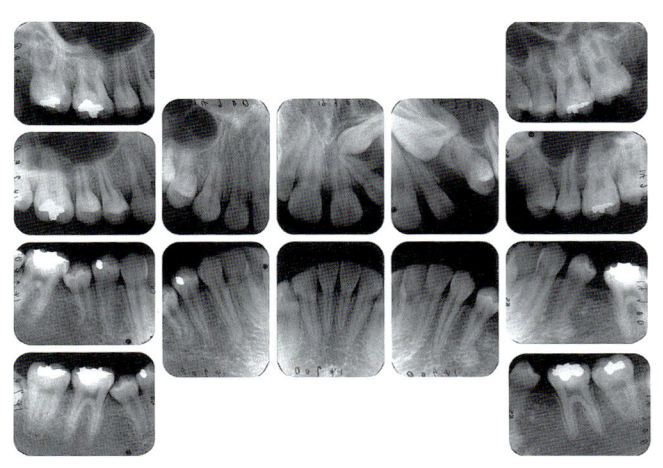

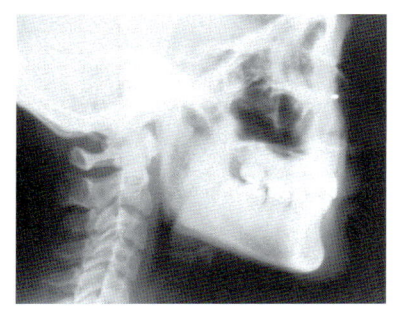

図7-78b

〈主な頭部X線規格写真計測値〉

SNA	84.0
SNB	78.0
ANB	6.0
Convexity	9.5
Gonial angle	116.5
FMA	23.0
IMPA	91.5
FMIA	65.5
FH-U1	127.5
Interincisal angle	116.0

診断：Angle Class II division 1（Skeletal 2）

2）治療方針

上顎は左右側第一小臼歯を抜去．埋伏している左側犬歯を牽引．low angleを伴う強度のdeep biteであるため，上顎前歯を十分に圧下しながら舌側移動する必要がある．そのため上顎にHigh pull J-hook ヘッドギアを適用し，II級顎間ゴムも併用した．下顎

はⅠ級関係確立のため，右側第二小臼歯を抜去した（左側第二小臼歯は欠如している）．

◆臨床のヒント◆

　前歯を舌側移動させると一般に上顎前歯切縁は下がり，下顎前歯切縁は上がる．したがってこの症例のように治療により上顎前歯が大きく下がることが予測される場合には，積極的に上顎前歯を圧下しながら舌側移動を行わないと，治療後に上顎前歯部歯肉が露見するガミースマイルを引き起こす原因となる．

3）使用装置

　.022"スロットのスタンダードエッジワイズブラケットを使用し，上顎にHigh pull J-hookヘッドギアを適用．臼歯部の正常な近遠心関係確立のためⅡ級顎間ゴムを使用．

　装置の特徴：本症例のように強度のdeep bite改善のため，上顎前歯を大量に圧下する必要がある場合は，上顎前歯部に上方への力が加わるhigh pull typeが有効である．

4）治療経過

- 牽引力は片側約350〜400gで1日12時間の装着を指示した．
- 牽引力を維持するため，前歯の舌側移動に伴い牽引用ゴムを徐々に小さくした．

5）治療結果（図7-79〜83）

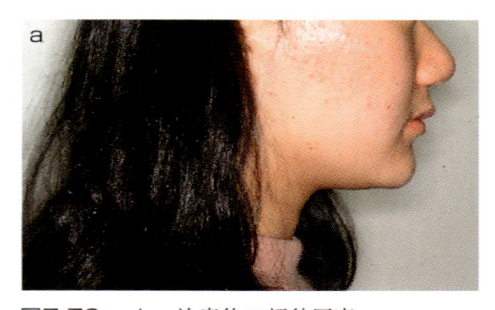

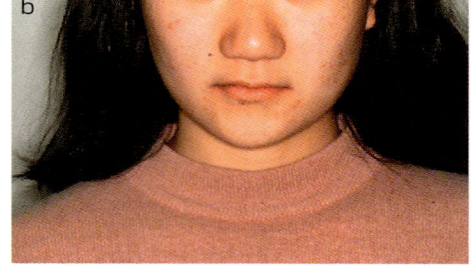

図7-79a，b　治療後の顔貌写真．

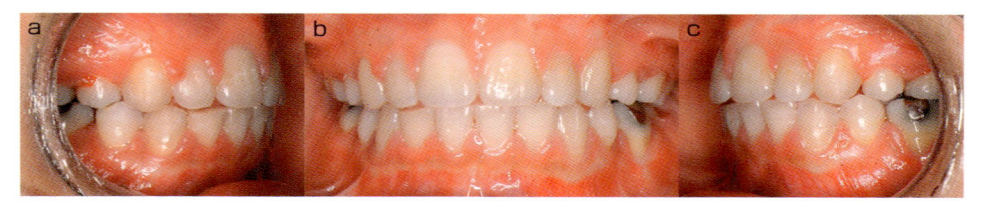

図7-80a〜c　治療後の口腔内写真．

第7章　治療の実際

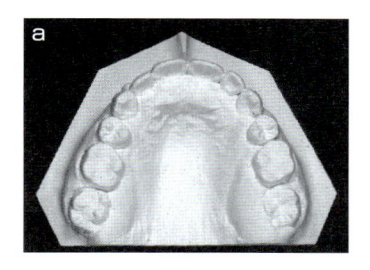

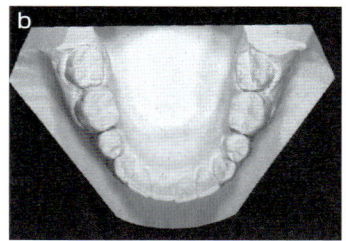

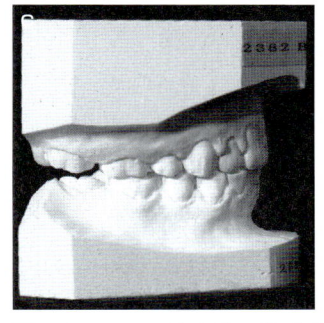

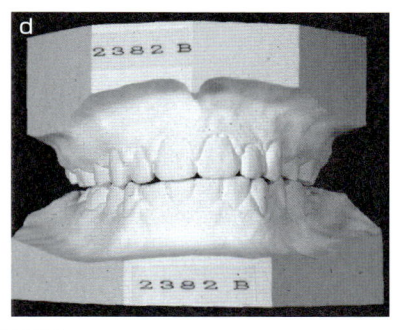

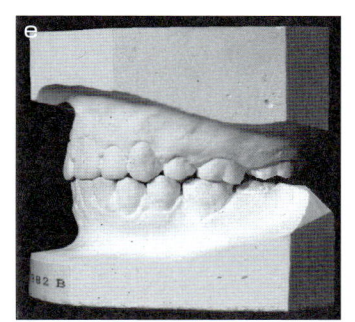

図7-81a〜e　治療後の模型分析所見.

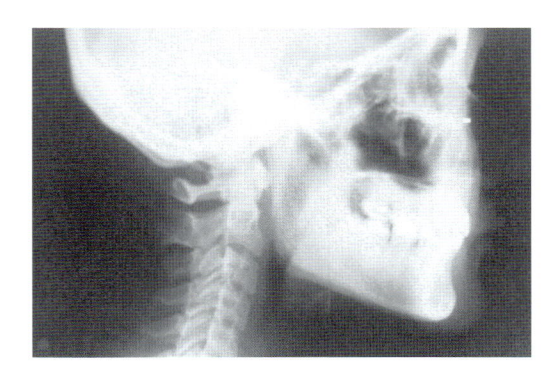

図7-82　治療後のX線写真.

〈主な頭部X線規格写真計測値〉

SNA	83.5
SNB	80.5
ANB	3.5
Convexity	2.5
Gonial angle	113.0
FMA	17.0
IMPA	106.5
FMIA	56.5
FH-U1	111.0
Interincisal angle	125.5

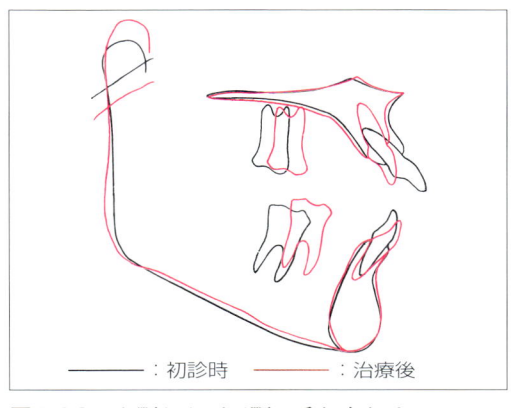

図7-83　上顎および下顎の重ね合わせ.

症例D−5：上顎両側犬歯萌出異常

1）症例の概要（図7-84，85）
初診時年齢・性別：12歳2か月　男子

2）治療の概要
　萌出異常を呈する歯のうち，萌出困難歯や萌出遅延歯，埋伏歯は単に正常萌出しないだけではなく，場合によっては隣在歯に対する為害的作用を及ぼすこともある．このような歯に対する処置としては，必ずしも開窓・牽引だけではない．

　上顎両側犬歯の萌出がみられないため紹介来院．上顎両側犬歯の萌出方向の異常により，上顎中切歯，側切歯の歯根吸収を引き起こしていた．

　上顎犬歯の萌出異常は，永久歯萌出異常の中では高頻度でみられる．処置としては開窓・牽引を行うことが多いが，その歯の位置や方向，萌出スペースなどから抜歯や他の歯の抜歯を選択することがある．本症例では，歯根吸収を生じている上顎両側中切歯を抜歯して両側犬歯の萌出誘導を行った（図7-86〜92）．

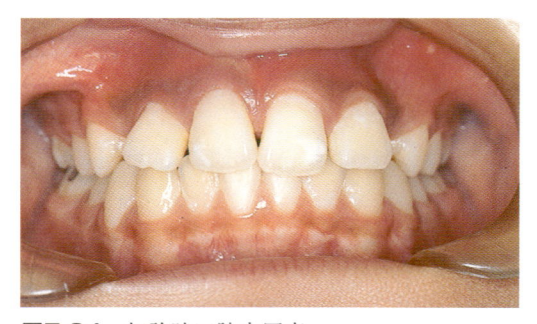

図7-84　初診時口腔内写真．

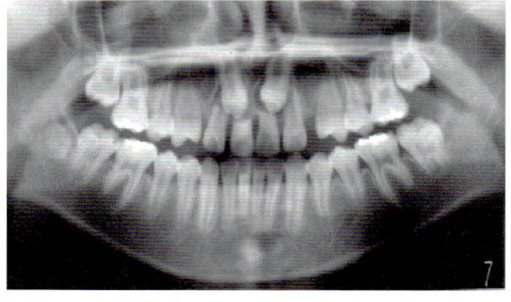

図7-85　初診時パノラマX線写真．上顎両側犬歯が近心に位置して萌出してきている．これによって両側中切歯，側切歯の歯根が吸収されている．治療方針として，両側中切歯を抜歯して犬歯を萌出させることとした．

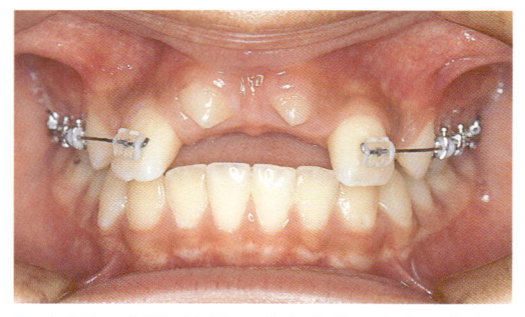

図7-86　上顎両側中切歯抜歯後，犬歯の萌出スペースを確保するために部分的にマルチブラケット装置を用いて側切歯を遠心に移動する．

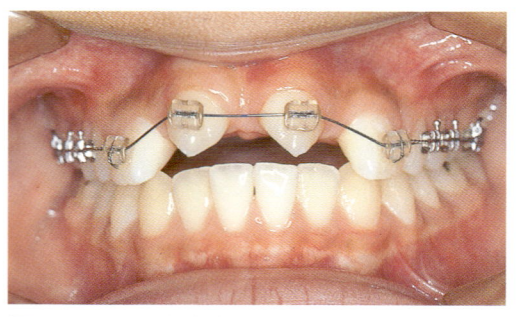

図7-87　ある程度自然萌出した後，マルチブラケット装置にて移動を行う．自然萌出を促したため，付着歯肉が獲得されている．

第7章 治療の実際

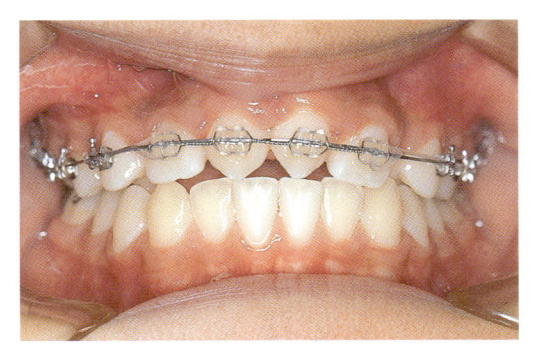

図7-88 上顎歯列のレベリング終了.

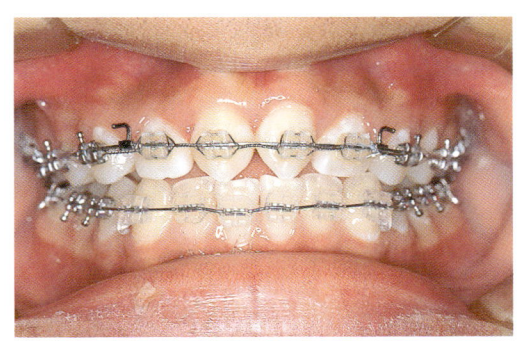

図7-89 正常被蓋を獲得するために，顎外装置を用いて上顎歯列を前方牽引する（在宅時および就寝時使用を指示）.

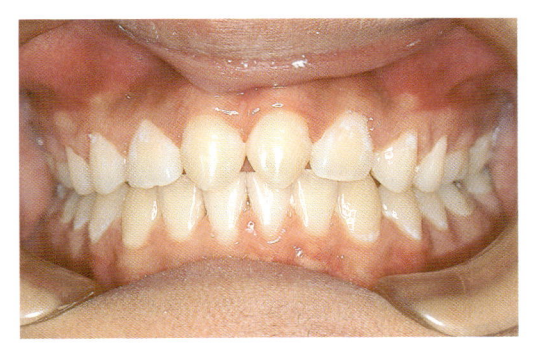

図7-90 保定開始時.

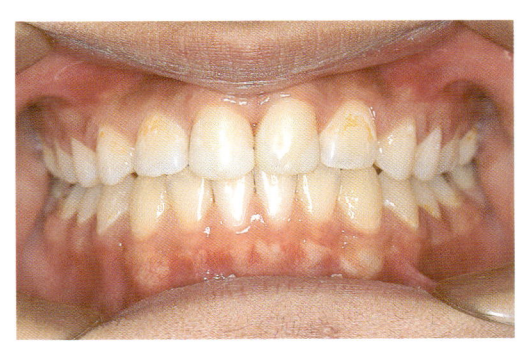

図7-91 年齢的に補綴治療を行うには早期なので，修復用レジンにて歯冠形態をビルドアップする.

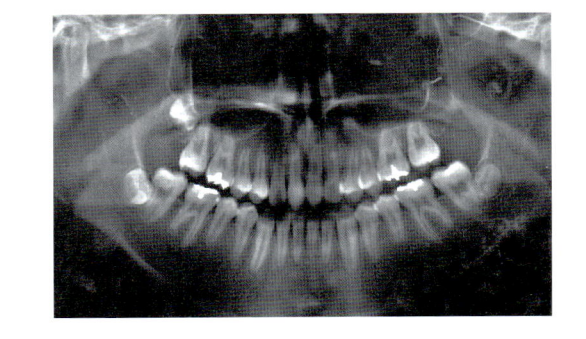

図7-92 保定時パノラマX線写真．根尖の吸収を生じていた両側側切歯の移動では，とくに歯根吸収の状態を悪化することも，また骨性癒着することもなく終了できた．歯髄反応は正常である．

症例D-6：上顎前突

1）症例の概要
初診時年齢・性別：13歳7か月　女子

2）装置の特徴
ジャスパージャンパー の使用方法：

ジャスパージャンパー（Jasper Jumper）は主に上顎前突，過蓋咬合（Class Ⅱ malocclusion）の治療に用いられる．この装置を用いることにより臼歯関係およびオーバージェット，オーバーバイトの改善が可能である．また，混合歯列期に適用すると下顎骨の成長促進が期待できるとされている．

ジャスパージャンパーのモジュール選択は咬合時に片側で250～300gの矯正力が得られるようなサイズを選ぶ．咬合時には装着されたモジュールによって上顎大臼歯と下顎前歯には圧下方向，また，上顎大臼歯には遠心方向，下顎前歯には唇側方向への矯正力が働いている．さらに，頰舌的には上顎大臼歯と下顎のボールストップには頰側方向への力が働く．

装着方法は，下顎犬歯の遠心から下顎第一大臼歯までのセクショナルアーチ（.0175×.025 のステンレスワイヤー）を用いるアウトリガータイプといわれる方法を現在は用いている．下顎第一大臼歯にはダブルバッカルチューブをつけたバンドを装着する必要がある．この方法はジャスパージャンパーの交換も簡単で，装置を外した後にも小臼歯部のブラケットをつける必要もなく，下顎のアーチワイヤーの交換も簡単である．また，ジャスパージャンパーを装着する際には下顎のアーチワイヤーにはフルサイズか，あるいはそれに近いサイズのワイヤーを使用する必要がある．

上顎大臼歯の遠心移動を積極的に行うこの装置を適用する場合，移動量の大きい症例においては上顎第三大臼歯か第二大臼歯の抜歯を考慮する必要がある．抜歯を行わず第一大臼歯と第二大臼歯の2歯を移動する場合は，2歯の間にニッケルチタンのオープンコイルスプリングを装着しておくとスムーズに移動することができる．

ジャスパージャンパーによる反作用として，下顎前歯が過度に唇側傾斜することと上顎大臼歯の頰側傾斜があげられるが，上顎大臼歯の頰側傾斜に関しては，ジャスパージャンパーを撤去することによって改善されるため大きな問題はないと思われる．下顎前歯の唇側傾斜の防止に関しては，下顎歯列の連続結紮と下顎前歯にラビアルルートトルクを入れる必要がある．

上顎前突や過蓋咬合の場合，しばしば顎関節症を伴う症例があるが，そのような症例には，長期間顎間ゴムを使用することは避けなければならないことが知られている．ジャスパージャンパーとマルチブラケット装置を併用して治療した場合には顎関節症状を有する症例で症状の悪化はなかった．Ⅱ級ゴムのpulling forcesに対する，ジャスパージャンパーのpushing forcesのほうが顎関節に対して悪影響が少ないことが推測さ

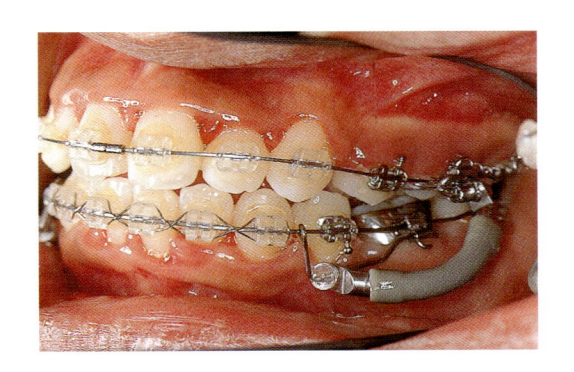

図7-93 ジャスパージャンパーの使用例．

れる．
　ジャスパージャンパーはとくにⅡ級傾向が強い症例や抜歯症例，つまり装着スパンの短い症例で破損することが多い．ジャスパージャンパーには7つのサイズがあるが，プラスチックスリーブの中には線径と巻径が同じサイズのオープンコイルスプリングが組み込まれているため，短いサイズのジャスパージャンパーは口腔内に装着された場合にわずかの湾曲でも過大な矯正力を発揮することになる．このことはオープンコイルスプリングとエンドキャップの連結部にも大きい負荷がかかることになる．
　以上のことから，短いジャスパージャンパーを用いた場合には破損する頻度が高いと思われる．

　ジャスパージャンパーの長所と短所：
　長所としては，
　①患者さんの協力度に影響されないこと
　②常に矯正力が働くこと
　③顎外力を必要としないこと
　④加強固定を必要としないこと
　⑤技工操作を必要としないこと
などが挙げられる．
　短所としては，
　①開口制限があること
　②患者さんによっては強い違和感を訴える場合があること
などが挙げられる．

E．チンキャップ（Chin cap）

症例E−1：

1）症例の概要と診断

初診時年齢・性別：11歳4か月　女子

主訴：反対咬合が気になる．

顔貌所見（初診時）：正貌は，左右対称で口唇の緊張がややある．側貌は，凹型である（図7-94a，b）．

口腔内所見（初診時）：オーバージェット；−3.0mm，オーバーバイト；＋5.0mmで，前歯部が逆被蓋を呈しており，大臼歯の咬合関係はAngle Ⅲ級である．上下顎中切歯正中は一致している．上顎は犬歯を除いた切歯から第一大臼歯まで，下顎は切歯から第一大臼歯までが萌出を完了し，第二大臼歯が萌出中である（図7-95a〜c）．

模型分析（初診時）：歯冠幅径は大きい値を示し，上顎歯槽基底部長径がやや小さい．

パノラマX線写真所見（初診時）：上下第三大臼歯までの歯胚が認められる．上顎左右犬歯の歯胚の位置異常と下顎右側小臼歯部に過剰歯が認められる（図7-96）．

頭部X線規格写真所見：骨格型では，facial angle 91.4°，SNA 76.1°，SNB 78.8°，ANB −2.7°から相対的な下顎の前方位を示している．mandibular plane angleは22.6°とlow angle 傾向を示している．歯槽型では，上下顎の前歯歯軸はおおむね平均的な値を示している（図7-97）．

診断：上顎両側犬歯の埋伏を伴う骨格性反対咬合

図7-94a，b　初診時顔貌写真．

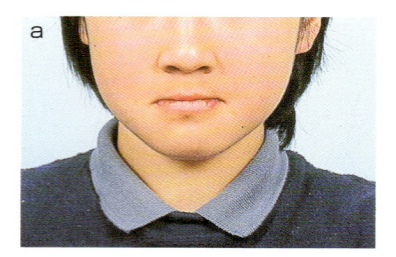

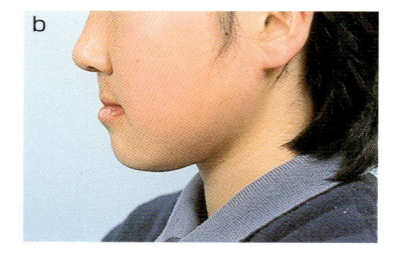

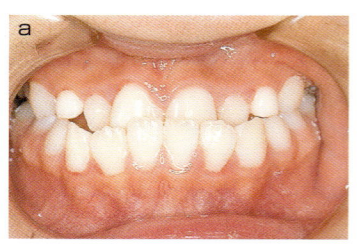

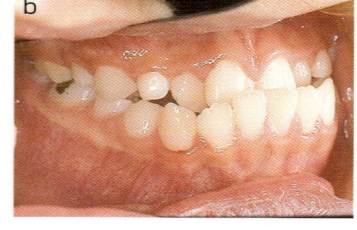

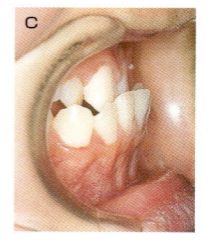

図7-95a〜c　初診時口腔内写真．

第7章　治療の実際

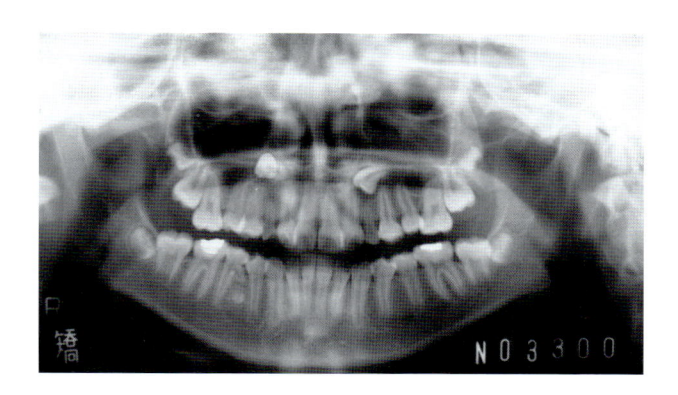

図7-96　初診時パノラマX線写真.

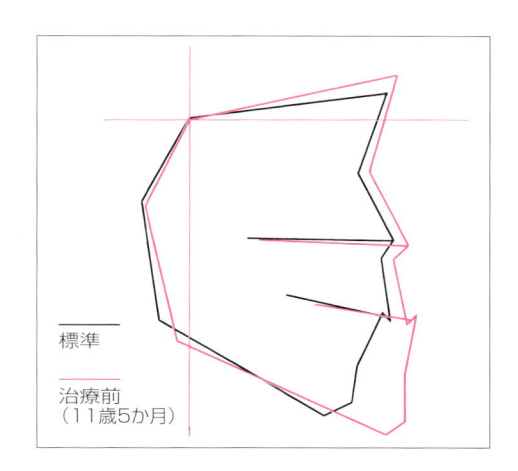

図7-97　初回検査時. 11歳5か月.

2）治療方針
①オトガイ帽装置（チンキャップ）による下顎成長抑制
②萌出誘導のため上顎乳犬歯と下顎右側第二乳臼歯の抜去
③上下第一小臼歯の抜去
④埋伏歯牽引装置を装着後，上顎両側犬歯の開窓，牽引
⑤マルチブラケット装置による上下歯列の排列
⑥リテーナーによる保定

3）使用する矯正装置（オトガイ帽装置；チンキャップ）
適用症例：下顎骨過成長による骨格性反対咬合
効果：顎整形力による下顎骨の前方成長の抑制および後方回転
取り扱い：成長期に1日12時間以上，できれば終日の使用が望ましい．ただし，食事中は顎関節への負担を考慮し使用させない．
管理：オトガイ帽装置の牽引力は400g前後に調整する．使用時間のほかに，顎関節症状や下顎歯肉の圧迫による退縮がないか毎回確認する．

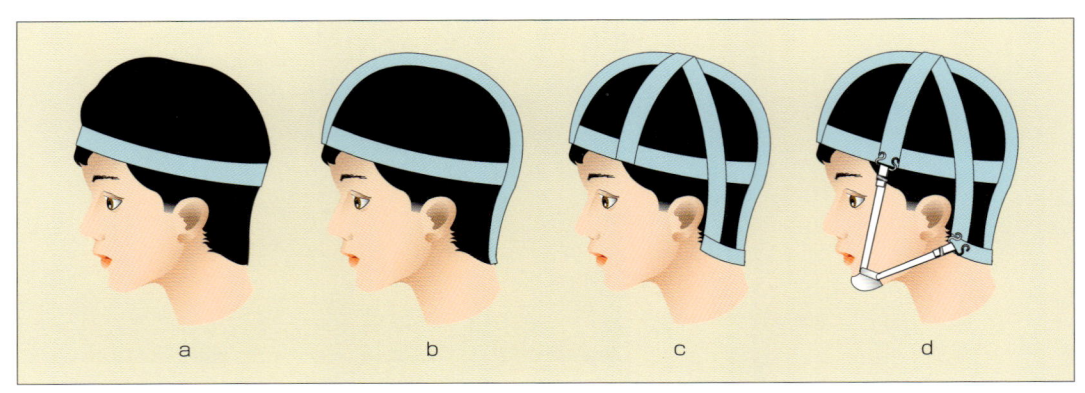

図7-98 チンキャップの製作法.

よくある誤解：逆被蓋が改善したら使用をただちに終了してよい.

ヒント☞オトガイ帽装置の短期間の終了は追いつき成長（catch up growth）を引き起こす可能性があるので，成長期はできるだけ使用を継続させることが望ましい.

〈作製法〉
①ヘッドキャップ作製のため，3センチ幅程度の洋裁用のインサイドベルト（純綿製が望ましい）を用い，最初に患者さんの頭部周囲に水平に合わせ，ホチキスで仮止めする（図7-98のa）.
②次に，前額部から後頭部まで正中矢状方向にベルトを合わせ仮止めする（図7-98のb）.
③さらに，こめかみの手前から頭頂の中央を通り後頭部まで斜め方向に左右2本のベルトをそれぞれ合わせ仮止めする（図7-98のc）.
④後頭部に水平にベルトを合わせ縦のベルトと連結させて仮止めする.
⑤こめかみの手前と耳介後下方のベルトに，下顎牽引用のゴム管固定用の止め金（洋裁用の市販のΩ型のフックで可）を仮止めする.
⑥ゴム管を後方の止め金に止血鉗子と木綿糸を用いて固定する.
⑦次に，前方の止め金にゴム管を止血鉗子で挟んだ状態でチンキャップ（既製品あり）とともに患者さんに試適し，バネ秤を利用してゴム管の力を調節する.
⑧最後に，仮止めした部分を木綿糸で縫い，ホチキスの針とベルトのバリを除去して完成となる（図7-98のd）.

4）治療経過

治療経過：（図7-99a〜c）

治療に使用する器具，材料：止血鉗子，インサイドベルト（ヘッドキャップ作製用，幅3cm程度），チンキャップ（既製品あり），オトガイ帽装置用ゴム管（内径4mm程度），止め金（洋裁用の市販のΩ型のフックで可），鋏，結紮用木綿糸，白の色鉛筆，バネ秤.

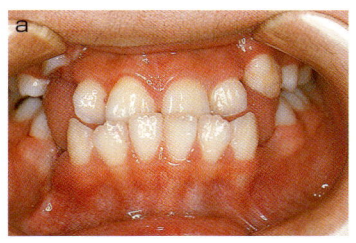

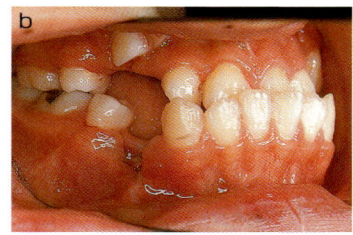

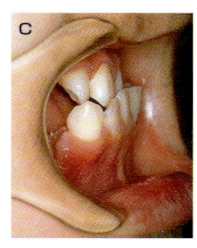

図7-99a〜c 12歳11か月．上顎両側犬歯の歯胚は，床タイプ牽引装置により萌出が誘導された．骨格型では，SNB 77.5°，ANB −2.2°からわずかであるが上下の顎関係の改善が認められた．

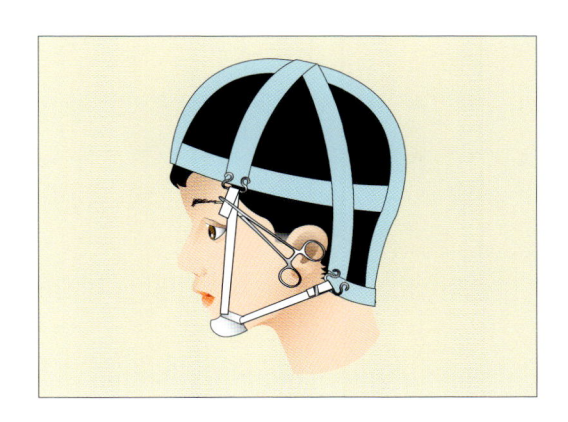

図7-100 装置の調整法．

装置の調整法：ゴム管が劣化した場合には交換する．最初に，ゴム管の後方の一端を止血鉗子で挟み，木綿糸で結紮する．次に，もう一方の端を止血鉗子で挟み，患者さんに装着して牽引力を確認調節する．調節後にゴム管を木綿糸で結紮する．ゴム管を交換しないで強さの調節をする場合は，ゴム管の前方の一端を止血鉗子で挟み牽引力を調節した後に，ゴム管を木綿糸で結紮する（図7-100）．

治療結果：オトガイ帽装置を3年2か月間使用した結果，下顎の前方成長の抑制が認められた．上下左右第一小臼歯の抜去とその後のマルチブラケット装置の使用により，オーバージェット；＋2.1mm，オーバーバイト；＋1.1mmとなり，臼歯関係はAngle Ⅰ級となって，逆被蓋の改善と緊密な咬合が得られた．骨格型では，ANBが−1.3°と初診時と比べ改善し，歯槽型では，初診時と比べ上顎前歯歯軸は唇側に傾斜しておおむね平均的な値を示し，下顎前歯歯軸は舌側傾斜傾向が認められた．

保定後：上下顎でHawley typeの保定装置を1年1か月間使用し，咬合は安定していた．

2 各種装置別治療法

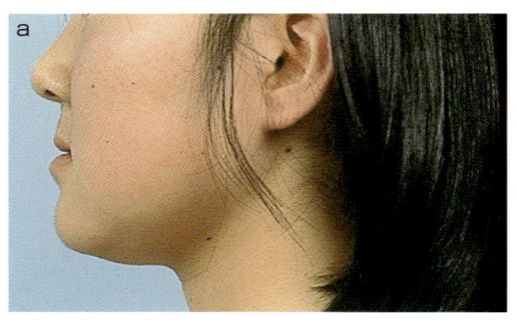

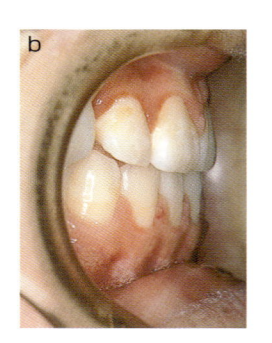

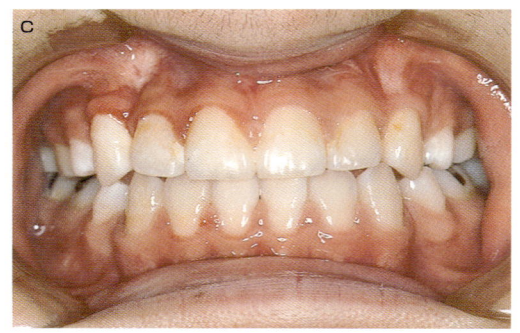

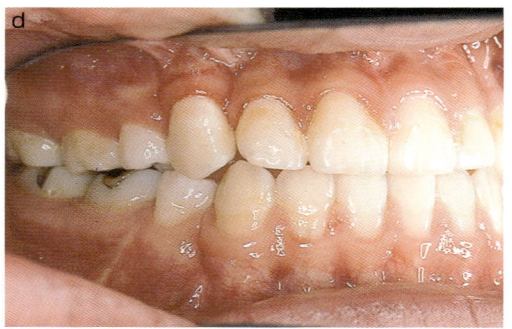

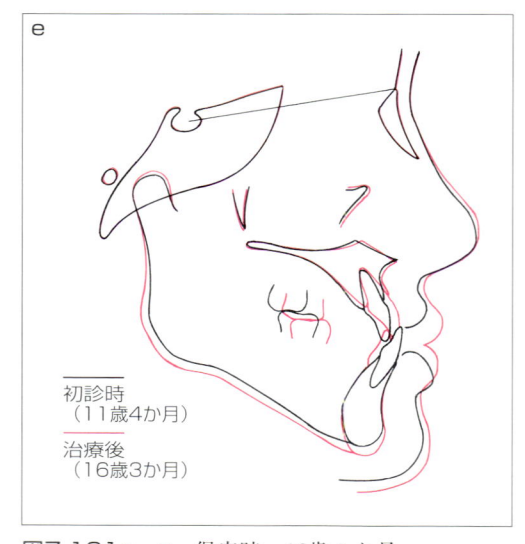

初診時
（11歳4か月）

治療後
（16歳3か月）

図7-101a〜e　保定時．16歳3か月．

参考文献
1) 井上直彦, 鈴木祥井：最新歯科矯正アトラス, 医歯薬出版, 東京, 1971.
2) 一色泰成他15名：歯科矯正学実習書, 医歯薬出版, 東京, 1978.
3) 全国歯科技工士教育協議会編：矯正歯科技工学, 医歯薬出版, 東京, 2003.

F．ヘッドギア（Headgear）

症例F−1：上顎前突

1）症例の概要と診断

初診時年齢・性別：8歳6か月　男子

主訴：出っ歯

顔貌所見（初診時）：convex type（図7-102a，b）

口腔内所見（初診時）：（図7-103a〜e）

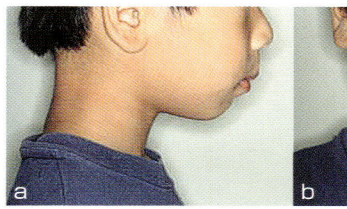

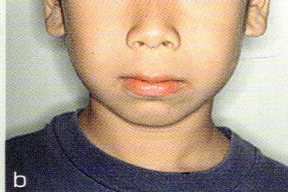

図7-102a，b　初診時顔貌写真．

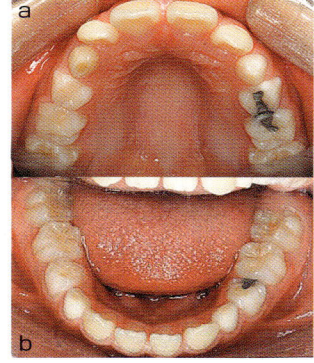

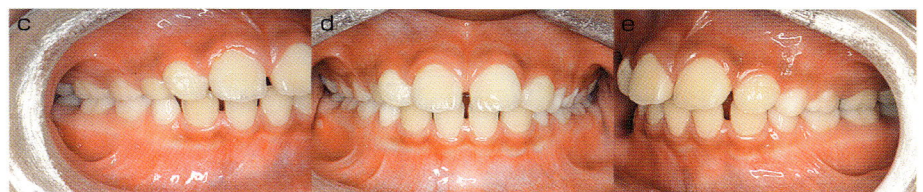

図7-103a〜e　初診時口腔内写真．

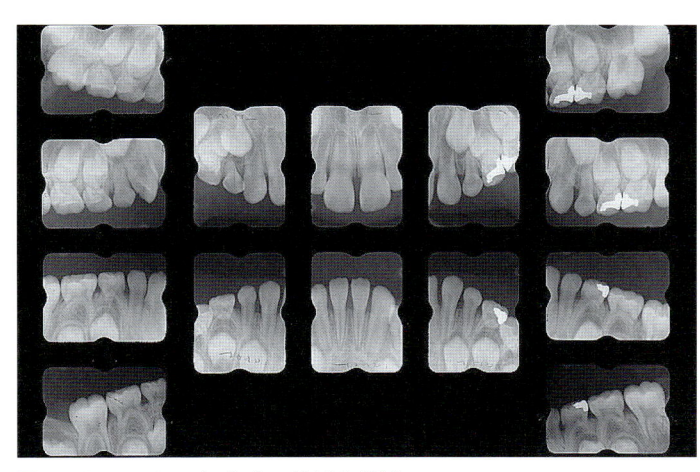

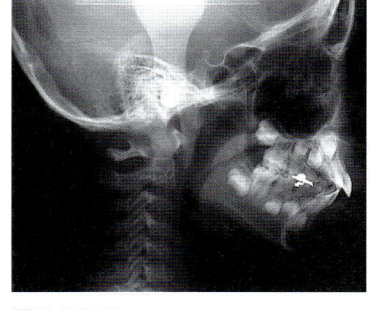

図7-104a，b　初診時X線写真所見．

模型分析（初診時）：上下顎とも前歯部に空隙が認められる．アーチレングスディスクレパンシーは上顎が＋3.0mm，下顎は＋6.0mmであった．オーバージェット；＋6.5mm，オーバーバイト；＋3.0mm，左右大臼歯咬合関係は，咬頭対咬頭のⅡ級関係を示す．

デンタルＸ線写真所見（初診時）：歯冠，歯根ともに異常はみられない．歯数の異常も認められない．（図7-104a, b）

〈主な頭部Ｘ線規格写真計測値〉

SNA	82.0
SNB	73.5
ANB	8.5
Convexity	22.0
Gonial angle	124.0
FMA	28.0
IMPA	109.5
FMIA	42.5
FH-U1	109.5
Interincisal angle	112.5

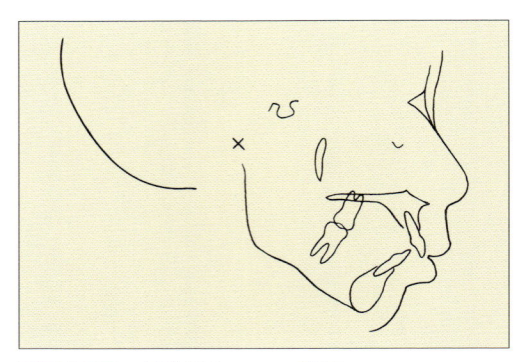

図7-105　初診時セファロ所見.

診断：Angle Class Ⅱ division 1

2）治療方針

成長期であるため，上顎にフェイスボウタイプヘッドギアを装着し，上顎の成長抑制によるANBの改善を図る．

＊フェイスボウタイプヘッドギアは，outer bowの長さにより3つのタイプ（long, medium, short）があり，さらに牽引方向により3つのタイプ（high, horizontal, low）がある．それぞれを組み合わせることで，大臼歯部への作用が変わる（図7-106a）．high pullで牽引した場合の作用を示す（図7-106b）．

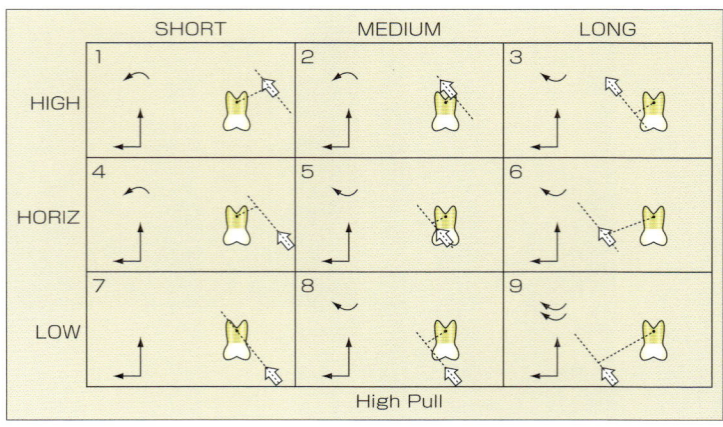

図7-106a　（Benawt, A.：Extraoral force diagrams. J Clin Orthod., 6：456-457, 1972より引用）

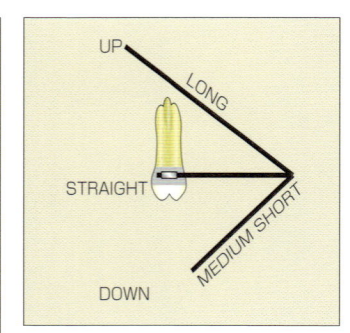

図7-106b　（Greenspan, R. A.：Reference charts for controlled extraoral force application to maxillary molars. Am J Orthod., 58：486-491, 1970より引用）

第 7 章　治療の実際

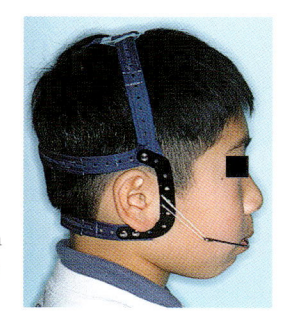

図7-107　今回は，medium typeのフェイスボウを用い，ややhigh pull気味に牽引方向を設定し，大臼歯の遠心移動と圧下を期待するものとした．

3）経過

成長の様相を確認するために，半年～1年ごとにセファログラム撮影を行う．（図7-108，109）

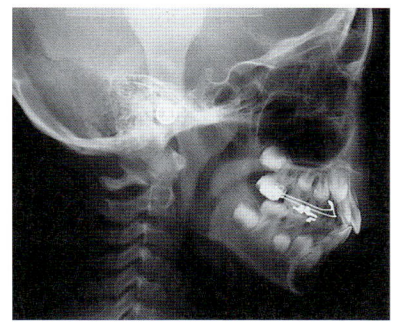

図7-108a　初診時（8歳6か月）．　　図7-108b　2年後．

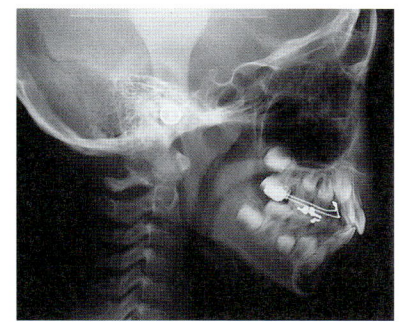

＊第一大臼歯の必要以上の遠心移動を防ぐため，上顎にNanceのホールディングアーチを装着している．

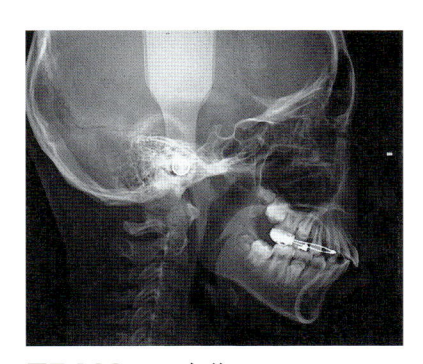

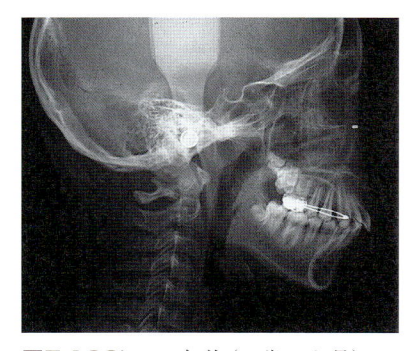

図7-109a　4年後．　　図7-109b　6年後（13歳11か月）．

＊ヘッドギアは4年間使用し，その後第二大臼歯萌出まで観察を行っている．

107

1 各種装置別治療法

〈主な頭部X線規格写真計測値〉

	初診時	2年後	4年後	6年後
SNA	82.0	82.0	81.5	81.0
SNB	73.5	75.0	76.0	76.5
ANB	8.5	7.0	5.5	4.5
Convexity	22.0	17.0	13.0	11.5
Gonial angle	124.0	124.0	124.5	124.0
FMA	28.0	28.0	28.5	28.5
IMPA	109.5	107.5	103.0	102.5
FMIA	42.5	44.5	48.5	49.0
FH-U1	109.5	110.5	113.5	115.5
Interincisal angle	112.5	114.0	115.5	113.5

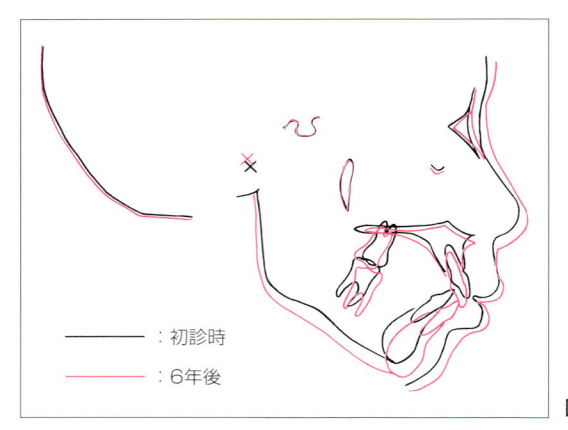

図7-110　セファログラム重ね合わせ．

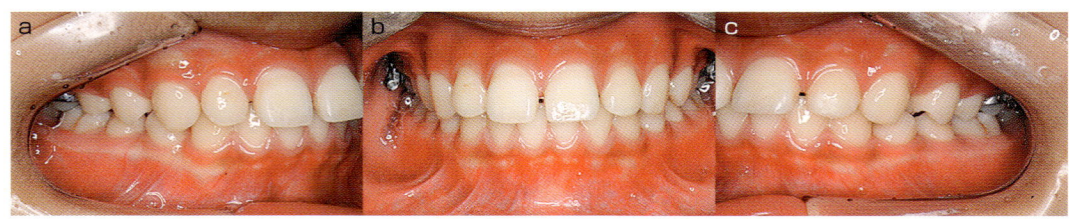

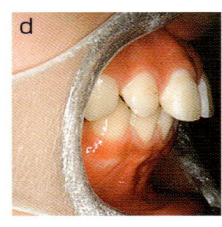

図7-111a〜d　13歳11か月時の口腔内写真．

G. 上顎前方牽引装置（Maxillary protractive appliance）

症例G−1：

1）症例の概要と診断

主訴：反対に咬んでいるのが気になる（反対咬合）．

顔貌所見（初診時）：正貌はほぼ対称的で，ドリコフェイシャルタイプである．側貌はコンケーブタイプで，下顎位はプログナシックである（図7-112a，b）．

口腔内所見（初診時）：歯齢はⅢA期で，前歯部反対咬合ならびに左側臼歯部交叉咬合が認められる．大臼歯関係は，両側ともにAngleⅢ級である（図7-113a，b）．

模型分析（初診時）：オーバージェット；−3.6mm，オーバーバイト；+4.9mmである．上顎側切歯の近心捻転が認められる．下顎の歯列弓長径，歯槽基底長径，歯槽基底幅径が上顎に対し相対的に大きい．

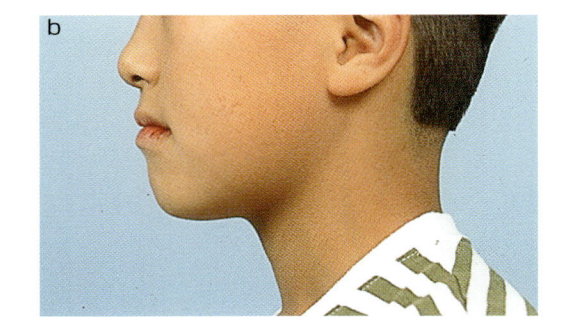

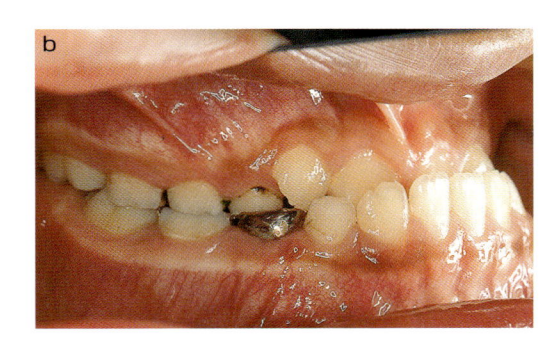

パノラマX線写真所見（初診時）：上顎左側第二小臼歯，上下顎両側第三大臼歯歯胚未確認（図7-114）．

セファロ所見：A点の後方位，上顎前歯軸の唇側傾斜，下顎歯軸の舌側傾斜．

診断と治療方針：左側交叉咬合を伴う骨格型反対咬合．

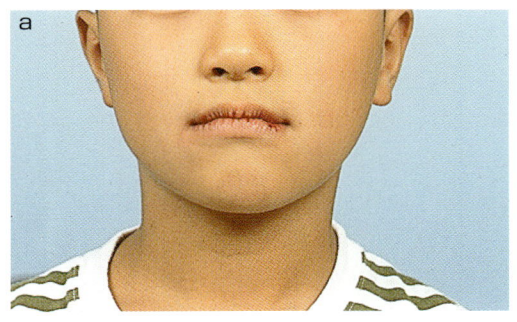

図7-112a，b　初診時顔貌写真．

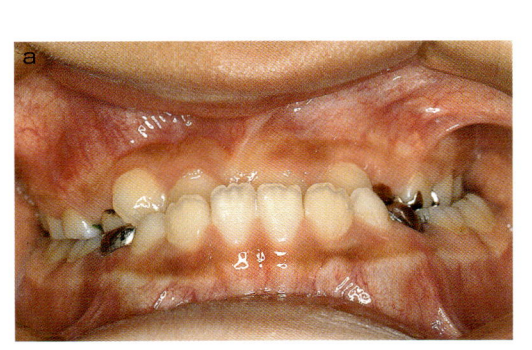

図7-113a，b　初診時口腔内写真．

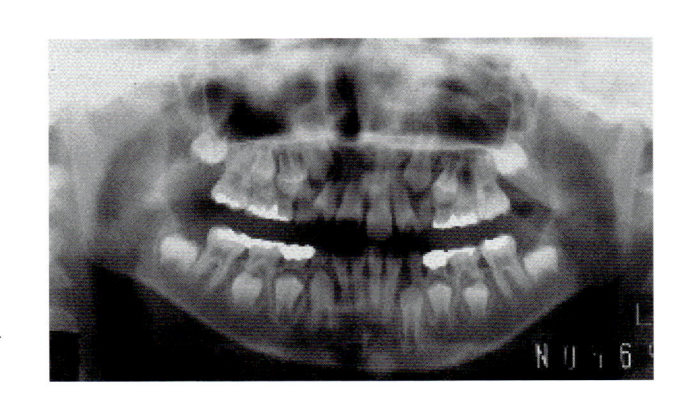

図7-114　初診時パノラマX線写真.

2）治療方針

上顎前方牽引装置による前歯部被蓋改善と上顎の前下方への成長促進．上顎急速拡大装置による左側臼歯部交叉咬合の改善．

3）使用する矯正装置（上顎前方牽引装置）（図7-115～119）

上顎骨の前方への劣成長症例に対して用い，基本的に思春期までの潜在的な上顎骨の成長能が残っている時期までが適応となる．口腔内装置は可撤式（図7-118）と固定式（図7-119）があり，口腔外装置はチンキャップ型とフェイシャルマスク型とペティート型がある．牽引方向やその強さを調節することで上顎骨の成長を促進する働きがある．ただし目標とする牽引方向を間違わないよう注意が必要である．また牽引用のフックの位置をより後方に付けることによって上顎骨の前方回転を促すことも可能である．口腔内装置を介しての上顎の牽引力は通常片側で200～400gである．チンキャップ型の口腔外装置を用いた場合，その牽引力は下顎頭方向へ約400～600gに設定する．なるべく長時間の使用が望ましいが，最低1日14時間以上の使用を指示し，前歯部の被蓋が改善しても上顎歯槽基底部の骨格的な変化が認められるまでの間継続使用する．

〈作製法〉

可撤式口腔内装置：牽引用フックが備わったレジン・プレートや口蓋を含む上顎歯列全体を覆う加圧成型プレートが用いられる．十分な維持あるいは陰圧による吸着力を獲得することが大切である．

固定式口腔内装置：ワイヤーフレームによるスケルトン型や時には急速拡大装置に牽引用フックを装着し，拡大の後継続して上顎の前方牽引に用いる場合もある．

4）治療経過

治療経過：6か月間の上顎前方牽引装置使用後，前歯部の被蓋が改善した．大臼歯関係は，両側ともにAngle I 級となった．この後継続して約1年間のオーバーコレクションを行っている（図7-120～123）．

治療に使用する器具，材料：口腔内用エラスティック（上顎の牽引力が片側で200～

第7章　治療の実際

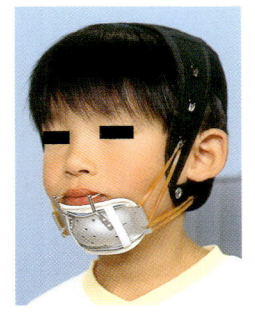

図7-115　チンキャップ型．

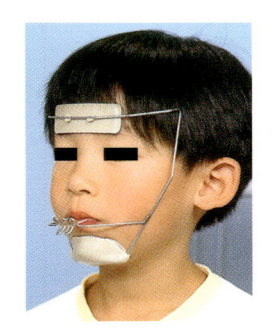

図7-116　フェイスマスク型．

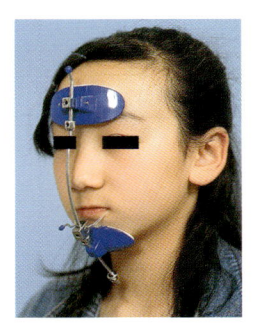

図7-117　ペティート型．

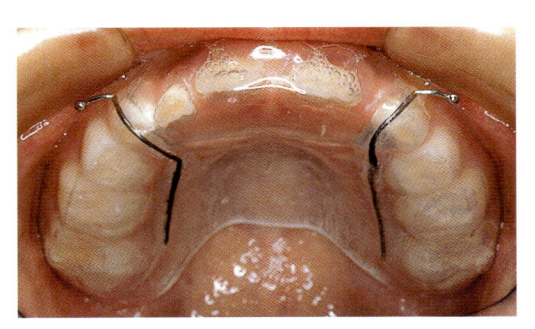

図7-118　プレート型（可撤式）．

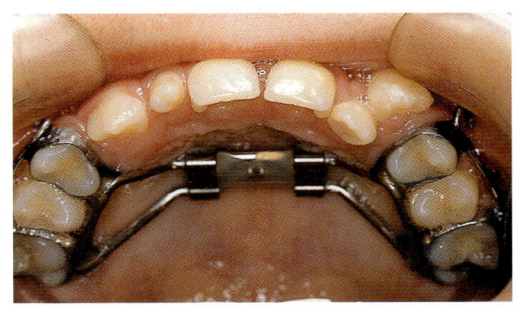

図7-119　急速拡大装置型（固定式）．

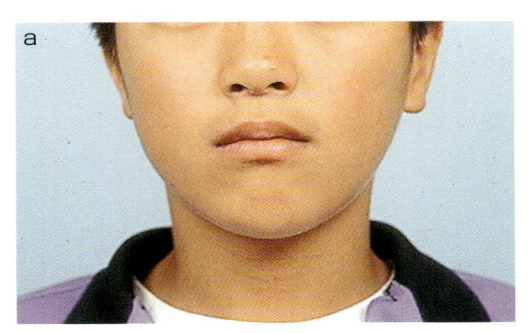

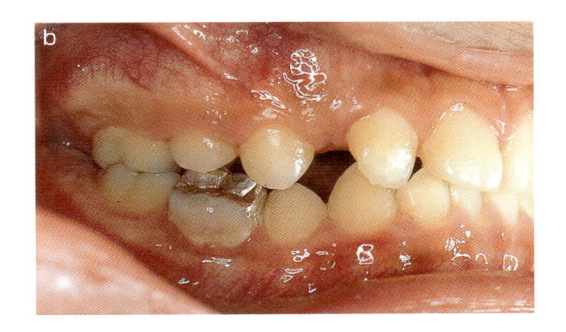

図7-120a，b　上顎前方牽引装置終了時の顔貌写真．

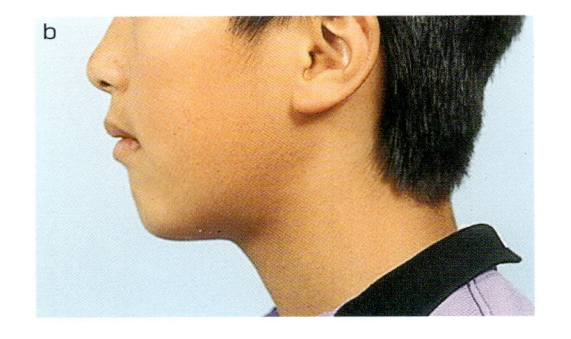

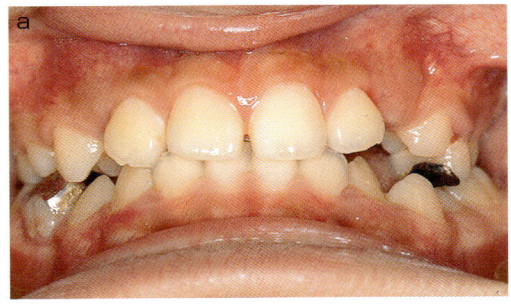

図7-121a，b　同，口腔内写真．

111

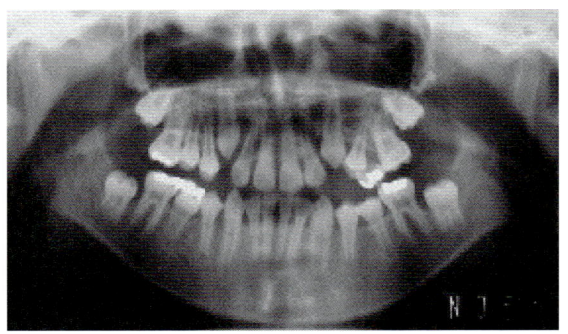

図7-122 上顎前方牽引装置終了時のパノラマX線写真.

― 9歳4か月
― 11歳5か月

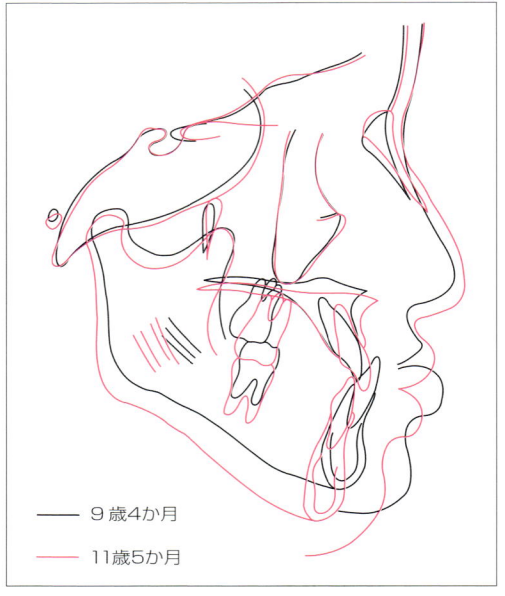

図7-123 同，重ね合わせ図.

400gとなるように選択）.

装置の調整法：上顎の牽引方向が正しくなるように調節する．また牽引力も片側で200～400gとなるように選択する．

治療結果：前歯部の被蓋改善後，上顎急速拡大装置による左側臼歯部交叉咬合改善が完了した状態である．大臼歯関係は，両側ともにアングルⅠ級である．これより咬合に影響を与えない程度まで下顎骨の成長発育が減弱する時期を待ち，マルチブラケット装置による個々の歯の再排列を行う予定である（図7-124～126）．その際，上顎左側第二小臼歯が上顎左側犬歯歯根と上顎左側第一小臼歯歯根との間に確認されるため（図7-126），将来的には第一小臼歯と第二小臼歯とを移転した状態で歯の再排列を行う予定である．実際の再排列にあたっては，前歯部の被蓋が浅いことと，上顎歯列の正中が顔面正中と下顎正中とに対し左偏しているため，まず非抜歯にて上顎左側第二小臼歯の萌出スペースを獲得した後，同歯の萌出を誘導させると同時に前歯部でのオーバージェット，オーバーバイトを増加させ，かつ上顎歯列の正中改善を行う．同時に，ポステリアルディスクレパンシー解消のため，上顎両側第二大臼歯を抜歯し，形態や大きさが良好である第三大臼歯の萌出誘導を行う予定である．

◆**臨床のヒント**◆

治療効果を急ぐあまり上顎の牽引力を強くし過ぎると下顎頭への負荷が大きくなる恐れがある．

第 7 章　治療の実際

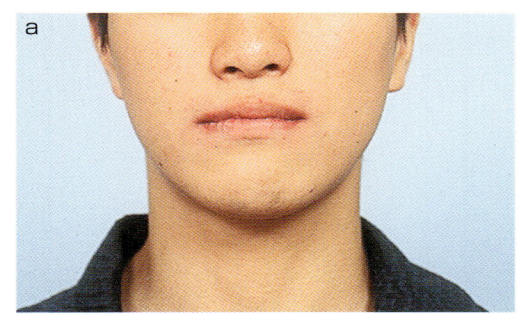

図7-124a，b　上顎急速拡大治療後の顔貌写真．

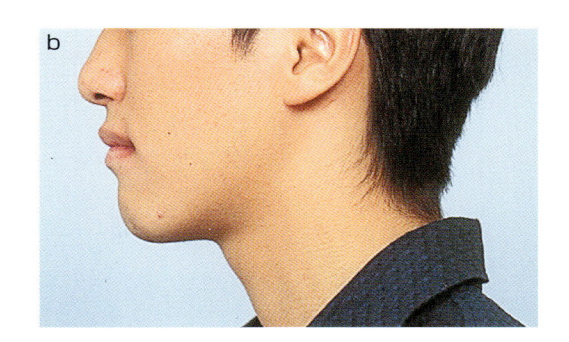

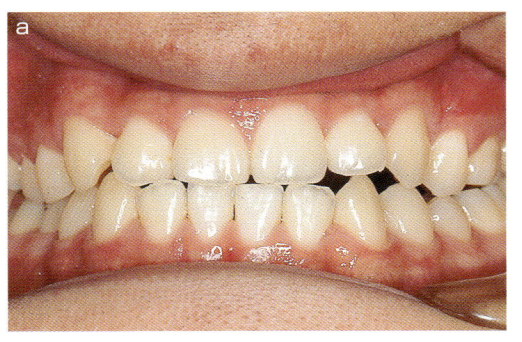

図7-125a，b　上顎急速拡大治療後の口腔内写真．

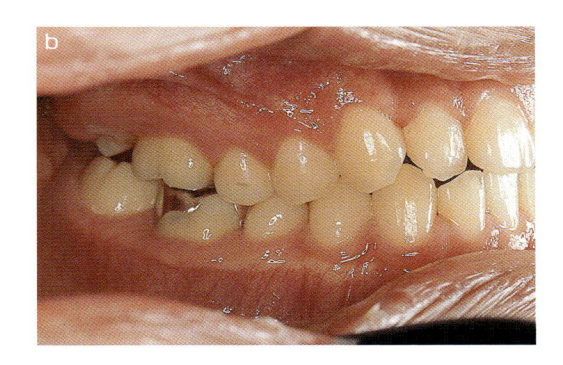

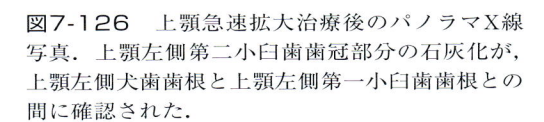

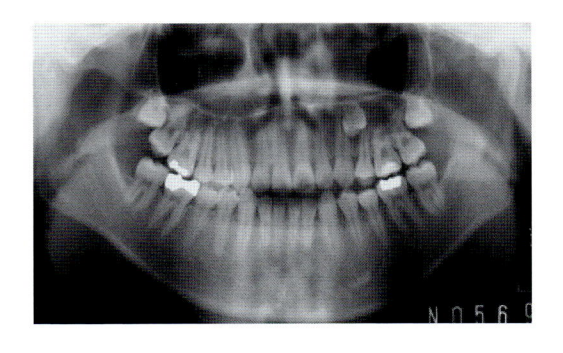

図7-126　上顎急速拡大治療後のパノラマX線写真．上顎左側第二小臼歯歯冠部分の石灰化が，上顎左側犬歯歯根と上顎左側第一小臼歯歯根との間に確認された．

113

症例G−2：

1）症例の概要と診断

初診時年齢・性別：11歳5か月　女子

主訴：前歯の咬み合わせが反対

顔貌所見（初診時）：正貌はほぼ左右対称．straight type（図7-127a〜d）

口腔内所見（初診時）：4前歯の反対咬合（図7-128a〜d）

模型分析（初診時）：アーチレングスディスクレパンシーは上顎；−3.0mm，下顎；0mm．オーバージェット；−2.0mm，オーバーバイト；+3.0mm，左右大臼歯咬合関係は，Ⅲ級関係を示す．

パノラマX線写真所見（初診時）：歯冠，歯根ともに異常はみられない．歯槽骨の状態にも異常はみられない．上下顎左右側第三大臼歯歯胚を認める（図7-129）．

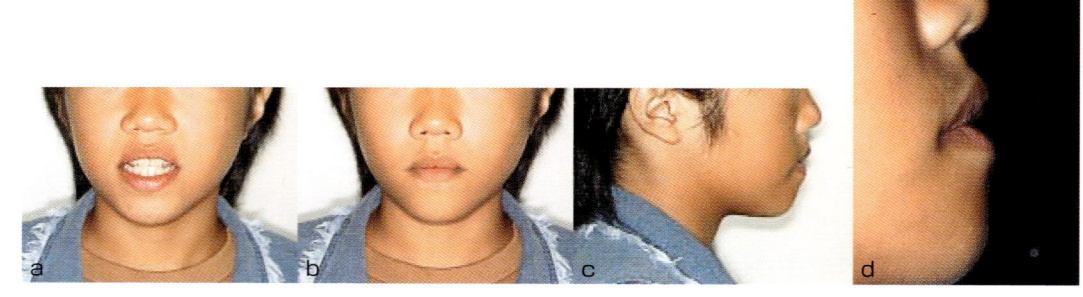

図7-127a〜d　初診時顔貌写真．

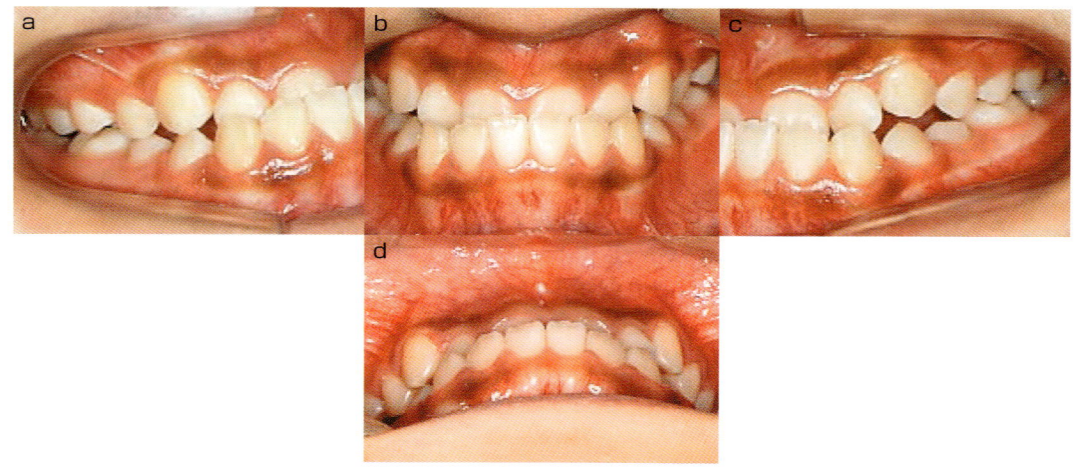

図7-128a〜d　初診時口腔内写真．

〈主な頭部Ｘ線規格写真計測値〉

SNA	77.5
SNB	80.0
ANB	－2.5
Convexity	－4.5
Gonial angle	120.5
FMA	26.0
IMPA	83.0
FMIA	71.0
FH-U1	111.5
Interincisal angle	139.0

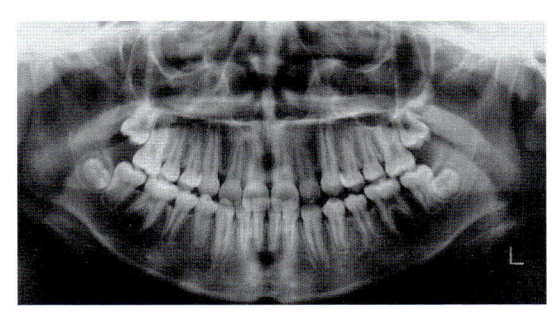

図7-129　初診時パノラマX線写真．

診断：Angle Class Ⅲ（Skeletal 3）

2）治療方針

今後の成長発育が見込まれる年齢のため，上顎骨の成長促進および下顎骨の成長抑制を行う．患者さんの骨格はshort face typeであるため上顎前方牽引装置を選択した．上顎前方牽引装置は成長発育のピークが過ぎるまで使用し，上下顎第二大臼歯萌出後，マルチブラケット装置を用いて歯列の排列を行う．

3）使用装置（上顎前方牽引装置）

使用時期：混合歯列期
使用時間：1日12〜14時間くらい使用するのが望ましい．
使用期間：成長スパートのピークを超えるまで．

4）治療経過（図7-130a〜d）

牽引方向は咬合平面に対して前下方で，牽引ゴムは片側100〜150gで使用する．最初の口腔内装置は，4前歯の被蓋改善の目的で舌側弧線装置を装着し，被蓋改善後は上顎骨の成長促進の目的で，レジンボタン部分の広いNanceのホールディングアーチに変更した．その後上下顎第二大臼歯萌出後，マルチブラケット装置を用いて歯列の排列を行った．

◆臨床のヒント◆

骨格型がlong face typeには禁忌である．口腔内装置は，前歯の被蓋改善および上顎第一大臼歯の近心移動には舌側弧線装置，上顎骨の成長促進にはNanceのホールディングアーチといった具合に使用目的に合わせて変更するとよい．

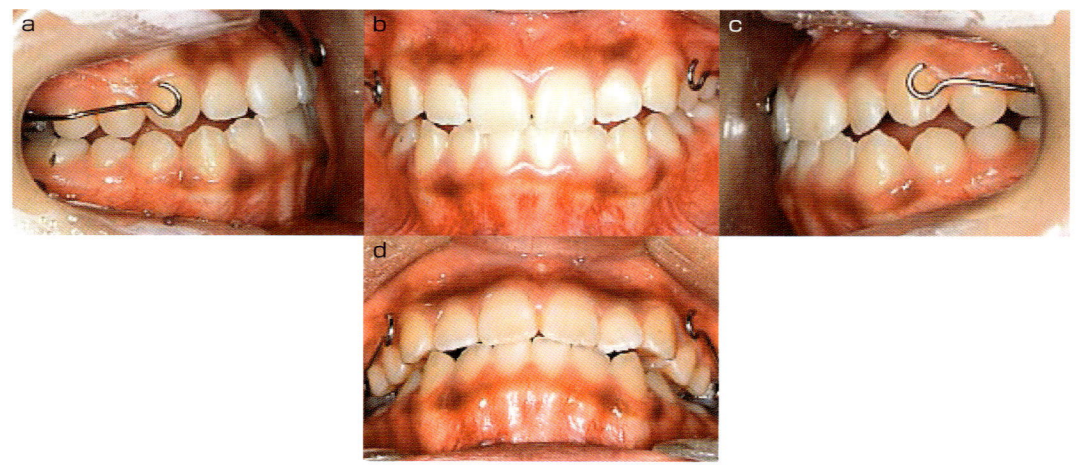

図7-130a〜d

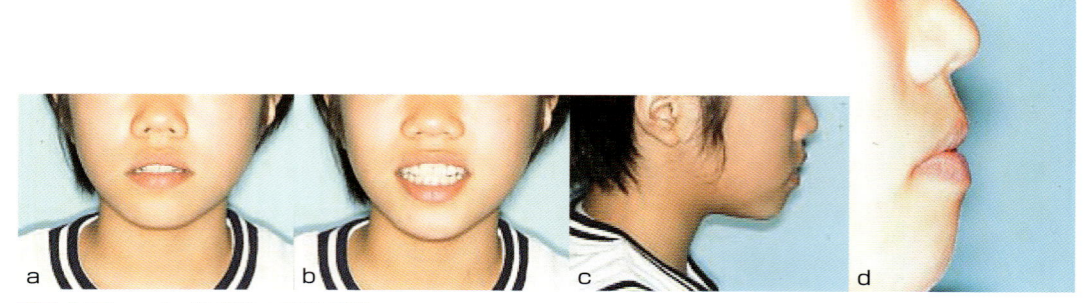

図7-131a〜d　治療後の顔貌写真.

5）治療結果（図131, 132）

〈主な頭部X線規格写真計測値〉

SNA	80.0
SNB	79.0
ANB	1.0
Convexity	2.0
Gonial angle	120.5
FMA	28.0
IMPA	79.0
FMIA	72.5
FH-U1	120.0
Interincisal angle	133.0

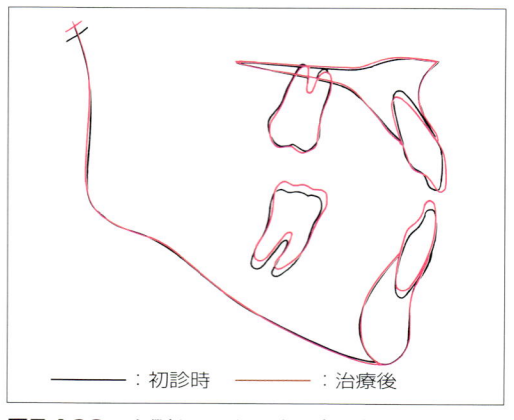

図7-132　上顎および下顎の重ね合わせ.

症例G－3：

◆ 上顎前方牽引装置　臨床のヒント ◆

　混合歯列期前期にある上顎劣成長症例では，固定歯となる小臼歯の未萌出により上顎歯列弓に可撤式顎内装置を使用し，積極的に上顎を前方に牽引することが多い（図7-133）．過蓋咬合を伴う症例ではレジンを咬合面まで延長させ，下顎前歯の干渉除去によりすみやかな被蓋改善が期待できる．この際，下顎臼歯が挺出するため，過度に臼歯部レジンを厚くしないように注意する．エラスティックを装着するフックは，乳犬歯部に設置する．後方部（臼歯部）に設定すると，上顎は反時計方向に回転するとされている．

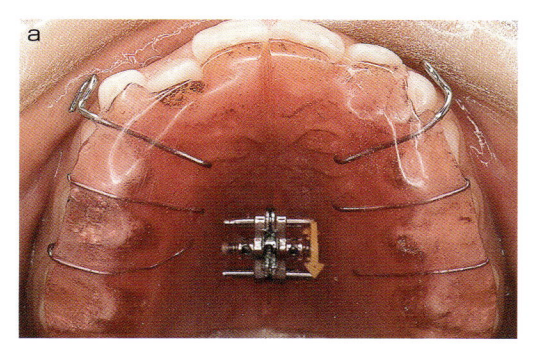

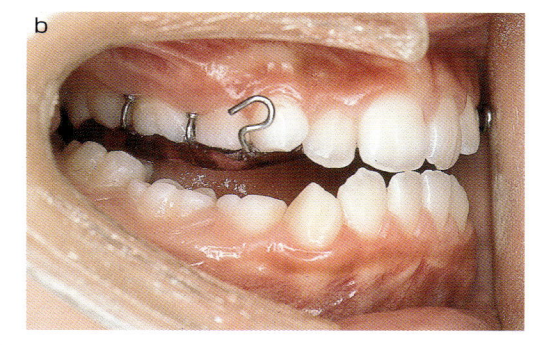

図7-133a，b　上顎前方牽引装置（可撤式顎内装置）．

H. 咬合挙上板（Bite plate）

症例H-1：

1）症例の概要と診断

初診時年齢・性別：9歳7か月　男子

主訴：前歯が反対に咬んでいるのが気になる．

顔貌（初診時）：正貌はほぼ対称的で，メゾフェイシャルタイプである．側貌はコンベックスタイプで，下顎位はプログナシックである（図7-134a，b）．

口腔内所見（初診時）：歯齢はⅢA期で，前歯部反対咬合が認められる．両側ともにアングルⅠ級である．なお，下顎前歯は切端咬合まで強制後退可能である（図7-135a～c）．

模型分析（初診時）：オーバージェット；－1.85mm，オーバーバイト；＋1.10mmである．上顎右側中切歯の近心捻転が認められる．上下顎の歯列弓長径，歯槽基底長径，歯槽基底幅径が標準値よりも小さい．

パノラマX線写真所見（初診時）：上顎両側側切歯と下顎左側第二小臼歯の先天欠如が認められる．上下左右の第三大臼歯歯胚は確認されていない（図7-136）．

セファロ所見：フェイシャルアングルが大きく，またSNA，SNB，SNP角ともに大きい．上顎中切歯歯軸は唇側傾斜している．

診断と治療方針：上顎両側側切歯と下顎左側第二小臼歯の先天欠如歯を伴う反対咬合．治療はまず前歯部反対咬合の改善のためチンキャップを用い，被蓋改善後永久歯への交換を待つ．下顎右側第二小臼歯抜歯後マルチブラケット装置による再排列を行い，継続して保定を行う．

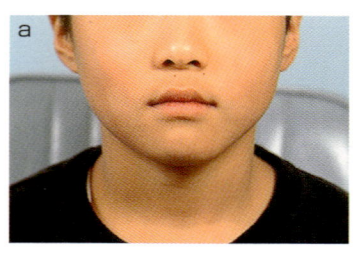

図7-134a，b　初診時顔貌写真．

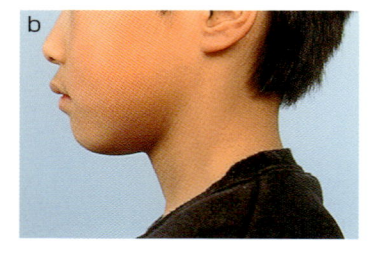

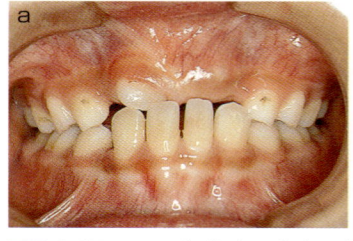

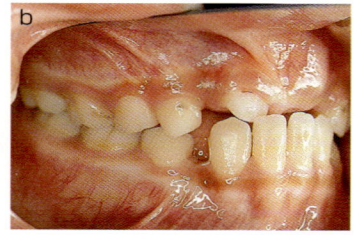

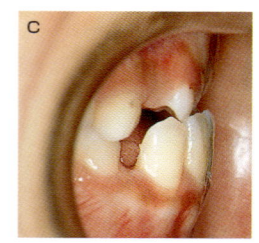

図7-135a～c　初診時口腔内写真．

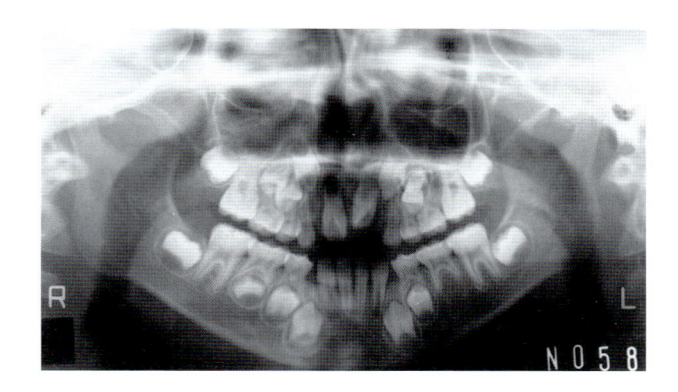

図7-136　初診時パノラマX線写真.

2）被蓋改善後

経過状況：約4か月間のチンキャップ使用で，前歯部の被蓋が改善し徐々にその被蓋が深くなり過蓋咬合を呈した．

顔貌所見（被蓋改善後）：正貌はほぼ対称的で，ブレーキーフェイシャルタイプの傾向を示している．側貌はコンベックスタイプで，下顎位はオルソグナシックである（図7-137a，b）．

口腔内所見（被蓋改善後）：歯齢はⅢB期で，両側ともにアングルⅠ級である．上顎正中離開が認められる（図7-138a〜c）．

模型分析所見（被蓋改善後）：オーバージェット；＋2.95mm，オーバーバイト；＋4.35mmである．

パノラマX線写真所見（被蓋改善後）：上顎両側側切歯と下顎左側第二小臼歯の先天欠如が認められる．上下左右の第三大臼歯歯胚は確認されていない（図7-139）．

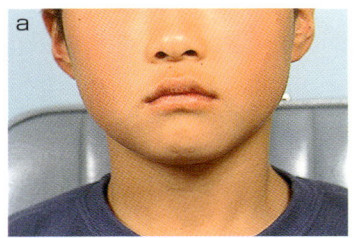

図7-137a，b　被蓋改善後顔貌写真．

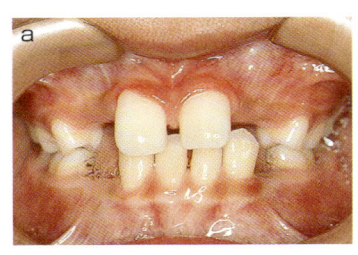

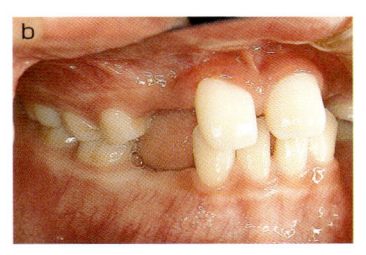

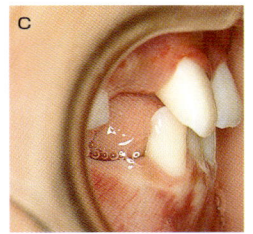

図7-138a〜c　被蓋改善後口腔内写真．

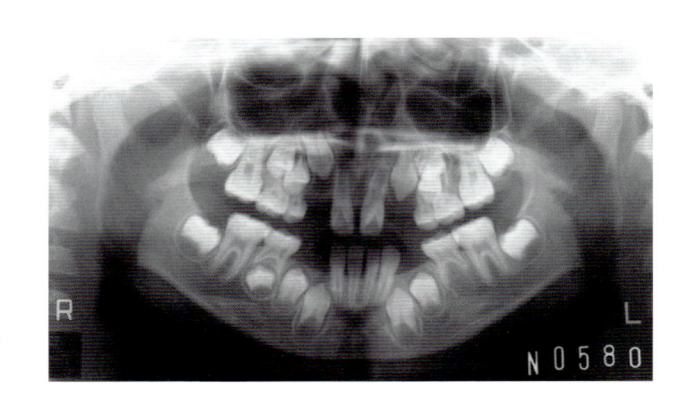

図7-139 被蓋改善後パノラマX線写真.

セファロ所見（被蓋改善後）：フェイシャルアングルが大きくSNA，SNB，SNP角ともに大きい．上顎中切歯歯軸は唇側傾斜し，下顎中切歯歯軸は舌側傾斜している．

3）使用する矯正装置（咬合挙上板：バイトプレート）

臼歯部萌出不足やローアングルでブレーキーフェイシャルタイプの過蓋咬合症例に対し適応となる．この装置は歯の萌出力が旺盛な混合歯列期から永久歯列期にかけて適用されるもので，上顎用の可撤式装置である．装置装着時には上顎前歯舌側にある水平板に下顎前歯のみが接触され，上下の側方歯群は離開する状態になる．この状態を維持することにより上下の側方歯群は萌出し易い環境になり，また若干下顎前歯が圧下あるいは過度の萌出が抑制されることで咬合挙上が可能となる．基本的に終日装着が指示され，噛みしめやタッピングにより下顎前歯の圧下を促す．また後戻り防止のため，咬合が挙上された後も保定装置としてしばらく継続使用する必要がある．

〈作製法〉

口蓋を覆うベースプレートに下顎前歯が接触可能な水平板を付与し，0.8〜0.9mmの上顎唇側線と単純鉤あるいはボールクラスプを組み込む．この際クラスプを掛けた維持歯の萌出を妨げないようなデザインが必要である．上下顎模型を臼歯部の垂直的離開量が2〜3mmとなるように咬合器で調整し，この位置で水平板の高さを決定する．

4）治療経過

治療経過および装置の調整法：（図7-140a〜d）
治療結果：（図7-141a〜e）

◆臨床のヒント◆

治療効果を急ぐあまり挙上量を一気に大きく設定しすぎると，下顎頭への負荷が大きくなる可能性があるため，注意が必要である．また下顎前歯の水平板の突き上げによる上顎前歯の前突を防ぐため，必ず上顎唇側線を組み込んでおく．

第7章 治療の実際

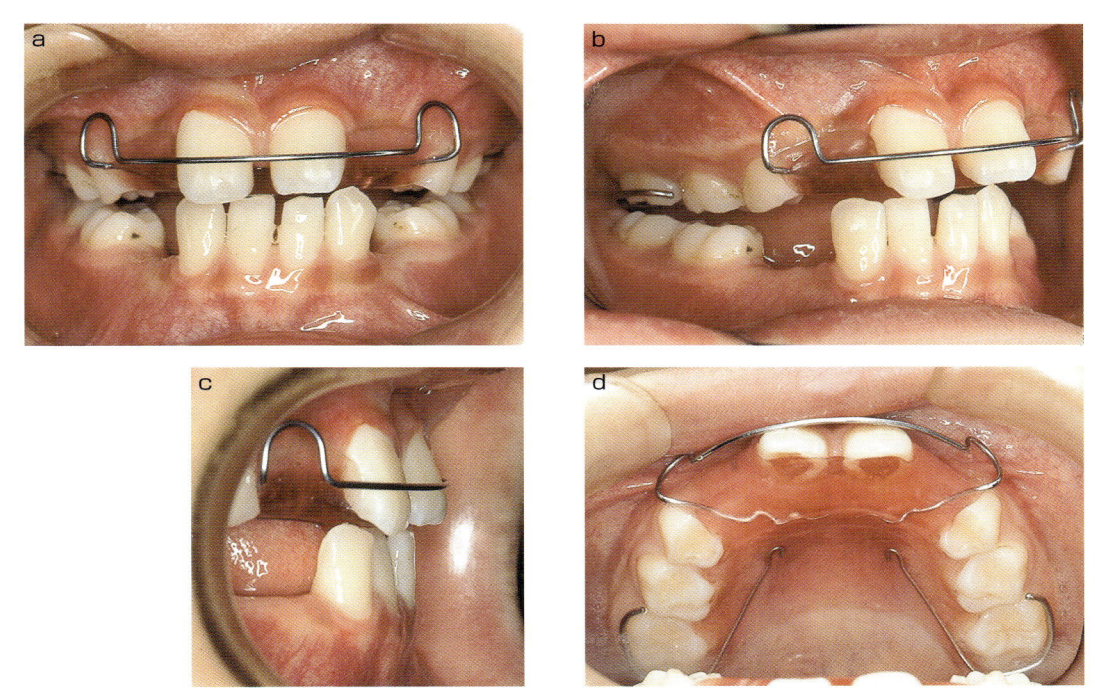

図7-140a〜d 水平板のレジンが咬耗し，溝ができてきたらその部分をレジンで埋めるようにする．また臼歯部の離開量を2〜3mmに保ったまま目標量まで挙上を継続して行う．

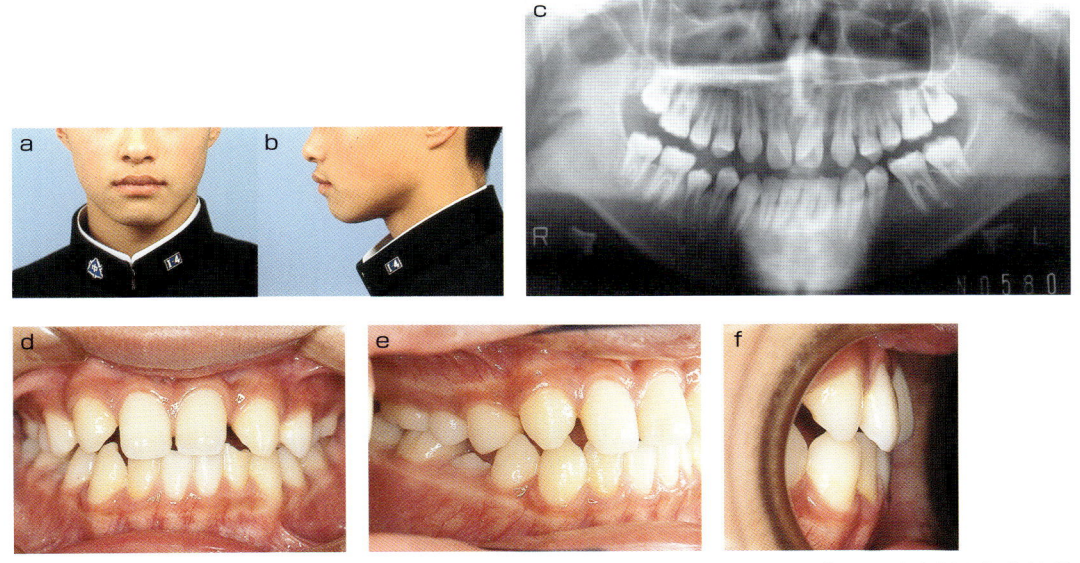

図7-141a〜f マルチブラケット装置による歯のアライメント直前までの約3年間，咬合挙上板を継続使用しオーバージェット；+1.65mm，オーバーバイト；+1.35mmとなるまでオーバーコレクションを行った．

2 各種装置別治療法

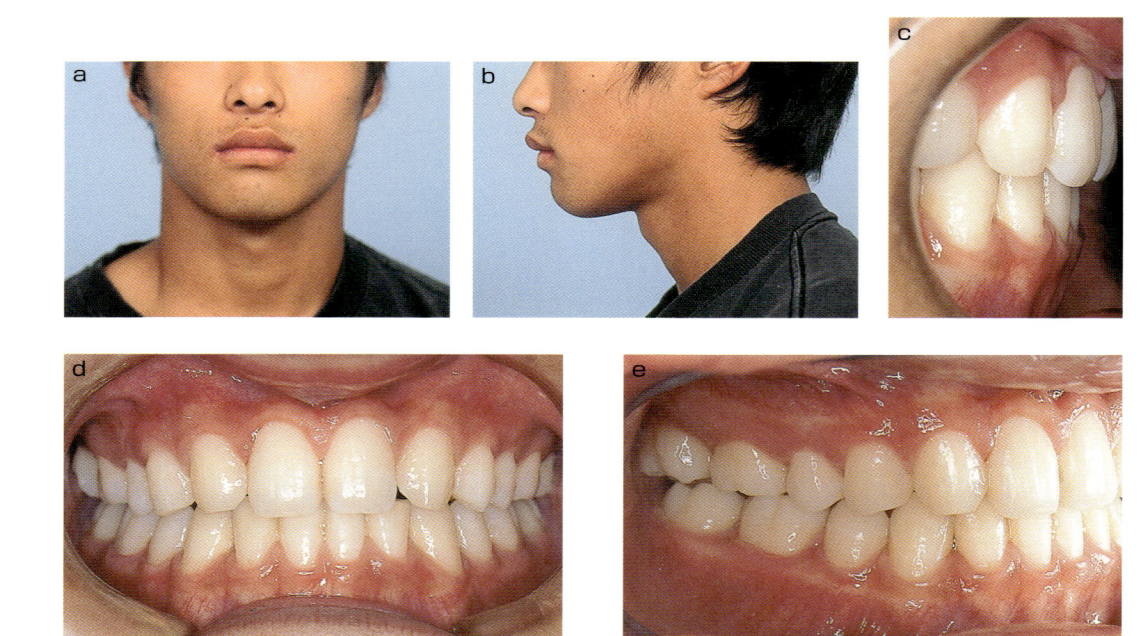

図7-142a～e　下顎右側第二小臼歯抜歯後約2年間のマルチブラケット装置による歯のアライメント終了時.

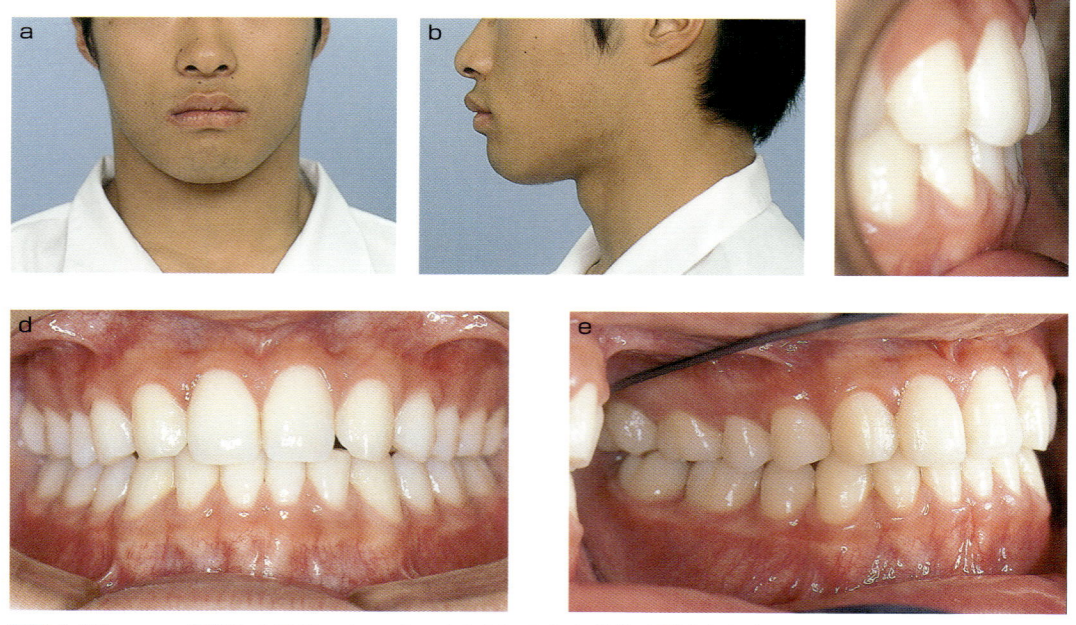

図7-143a～e　保定約2年後，オーバーバイトに大きな変化は認められない.

I. ハーブスト装置（Herbst appliance）

症例 I－1：

1）症例の概要と診断

初診時年齢・性別：9歳6か月　女子
主訴：前歯が出ている
顔貌所見（初診時）：左右対称，convex type
口腔内所見（初診時）：大臼歯の咬合関係は左右側ともAngle II級であった（図7-144a）．
模型分析（初診時）：歯冠幅径は平均的な値を示していた．
パノラマX線写真所見（初診時）：歯数に異常はなく，上下顎第三大臼歯の歯胚が認められた．
頭部X線規格写真所見（初診時）：Skeletal II，SNB 73.0°，ANB 5.6°と下顎骨の後退を認めた．上顎前歯は唇側傾斜を呈していた．

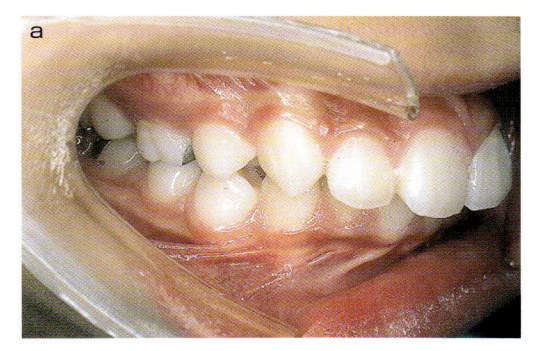

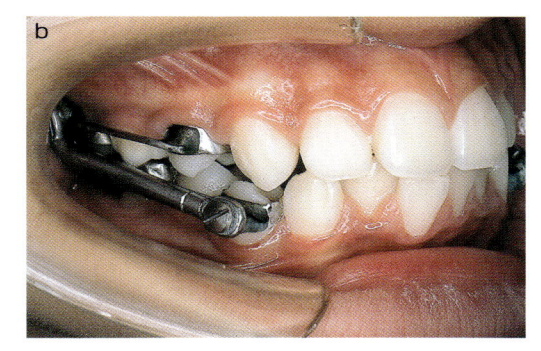

図7-144a, b　ハーブスト装置による治療前後の変化．a：初診時，b：装置装着10か月後．

2）治療方針

暦齢から思春期性成長が期待されるので，ハーブスト装置によって下顎骨の成長促進を計ることにした．

3）使用する矯正装置（ハーブスト装置）

装置の特徴：ハーブスト装置は固定式の機能的矯正装置で，下顎劣成長を伴う上顎前突症の治療に適用する（図7-145a〜c）．Emil Herbstにより1900年代初期に考案され，ベルリンの国際歯科学会でハーブスト装置のデザインが発表された．Kingsleyの概念である"咬合の跳躍"を機械的に生み出す試みの一つであった．装置の効果として，骨格系では下顎骨の前方成長促進，上顎骨の成長抑制が，歯系では上顎歯列弓の遠心移動，下顎歯列弓の近心移動が報告されている．下顎歯列弓の近心移動は，ほとんど下顎前歯の唇側傾斜に起因しており，jumping applianceの共通の欠点である．垂直的

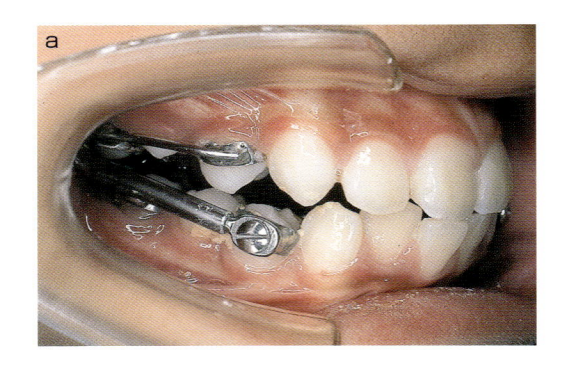

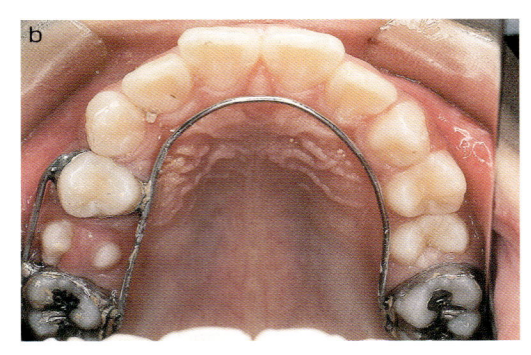

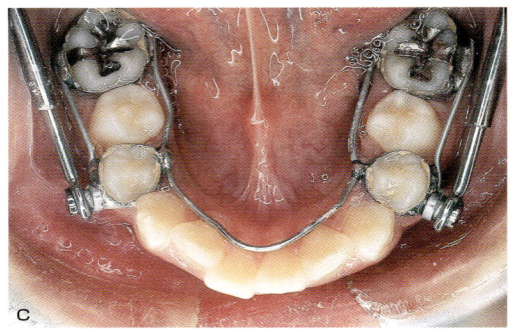

図7-145a〜c　ハーブスト装置装着時.

効果として，骨格系では下顎下縁平面の変化はなく，歯系でオーバーバイトの著しい減少が確認されている．このオーバーバイトの変化は，下顎前歯と上顎大臼歯の圧下，それに伴う下顎大臼歯の挺出が原因しているとされている．

4）治療経過
装置装着時に犬歯および第一大臼歯がⅠ級関係となるまで下顎を前進させた（図7-144a，b）．その後，10か月間装着した．

矯正治療に使用する器材，材料：ハーブスト装置

治療結果：骨格系では下顎骨体部（Go-Me間距離）が2.5mm，下顎枝部（Co-Go間距離）は4.8mm増加していた．装置装着前と10か月経過時の顎関節部断層X線規格写真トレース図を重ね合わせると，下顎枝部，とくに関節突起の成長が大きかった．歯系ではオーバーバイトの減少と下顎前歯の唇側傾斜，下顎大臼歯の挺出が確認された（図7-146）．

5）装置を使用するタイミング
適用時期は思春期性成長スパートをむかえる時期が最もよい．ハーブスト装置は，バンドによって装置を固定するために混合歯列であると維持歯の確保がむずかしい．混合歯列期よりも側方歯の萌出を待ってからの適用が推奨される．

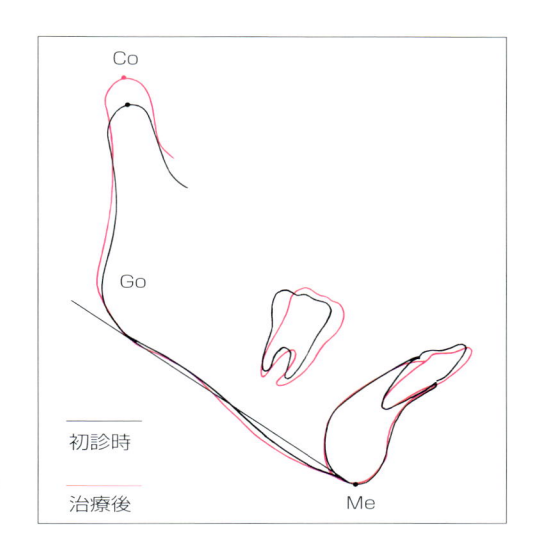

図7-146 下顎の重ね合わせ（Me, Mand. P.）.

◆**臨床のヒント**◆

本装置で下顎前歯の唇側傾斜と上顎大臼歯の圧下，それに伴う下顎大臼歯の挺出によるオーバーバイトの著しい減少が生じる．オーバーバイトが浅い症例への適用は控えるべきである．

参考文献
1) McNamara JA Jr.：混合歯列期の矯正治療（黒田敬之監訳，宮島邦彰訳），第1刷，259-281，東京臨床出版，東京，1997.
2) Graber, TM, et al.：機能的矯正装置による顎顔面整形治療－機能的矯正装置：その理論的背景と実践－（柴崎好伸監訳），第1刷，336-366，東京臨床出版，東京，1999.
3) Pancherz, H：The mechanism of Class Ⅱ correction and Herbst appliance treatment：a cephalometric investigation. Am J Orthod 83（8）：104-113，1982.

J．スライディングプレート（Sliding plate）

症例J−1：

1）症例の概要
初診時年齢・性別：11歳9か月　男子（反対咬合）

2）装置の特徴
適用症例：過蓋咬合を伴う反対咬合および鋏状咬合

効果：オトガイ帽装置（チンキャップ）や舌側弧線装置などと併用して用い，対合歯の干渉を排除し，逆被蓋をより早く改善する．また，下顎前歯の過度の舌側傾斜や外傷性咬合を防ぐことができる．

取り扱い：オトガイ帽装置の場合はその装着時，舌側弧線装置の場合はできるだけ終日使用が望ましい．スライディングプレートの清掃は毎日よく行う．

管理：1か月ごとに装置の使用時間，装置の適合状態を確認し，プレートの咬耗が著しい場合などに即時重合レジンで補修を行う．長期の使用は臼歯の圧下などが発現するので，1から2か月程度のできるだけ短期間に使用を終了するのが望ましい．

よくある誤解：
①下顎の歯列全体を覆うようにスライディングプレートを作製しなくてもよい：

ヒント☞臼歯が挺出しやすくなるので，意図的に挺出させる場合を除いて下顎の歯列全体を覆うように作製したほうがよい．

②就寝時のみ使用すればよい：

ヒント☞対合歯の干渉による咬合性外傷をできるだけ短期間にするため，就寝時以外でも使用することが望ましい．

〈作製法〉
①咬合器に作業模型を中心咬合位で咬合させて付着する．
②下顎の作業模型に外形線を描記する．外形線は，唇・頰側ではわずかに切縁咬頭を覆うようにし，舌側では歯肉辺縁から5mm程度下方に床縁を設定する．

ヒント☞切縁咬頭を覆い過ぎると装置の着脱が困難となるので注意．通常クラスプは不要だが，維持が不十分の場合は適宜ボールクラスプなどを追加する．

③模型の著しいアンダーカット部はリリーフしておき，石膏分離剤を十分に塗布する．
④対合歯を咬合させたときに前歯部の干渉を排除できる最小限の程度に咬合器を調節した後，即時重合レジンを下顎の作業模型に盛り上げる．
⑤盛り上げた即時重合レジンの硬化前に，上顎の模型を咬合させて咬合面の印記をしておく．
⑥レジン硬化後，上顎歯列の切縁，咬頭がおおむね接し，同時に円滑な面になるようにプレートの咬合面を削合研磨する．

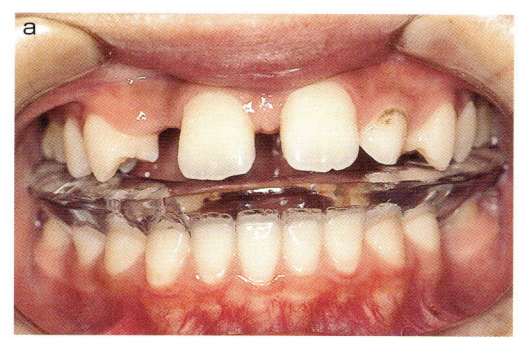

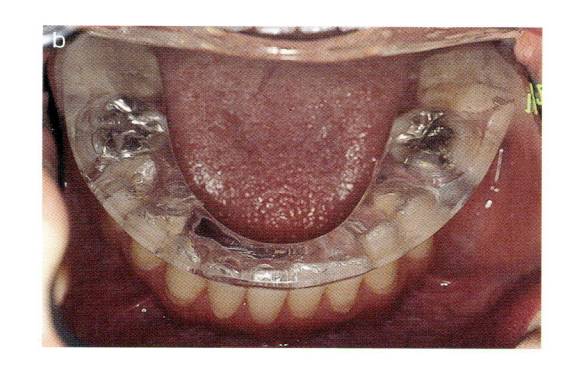

図7-147a,b　スライディングプレート．

ヒント☞プレートの咬合面が円滑でないと歯の移動に支障をきたすことがあるので注意する．

参考文献
1）全国歯科技工士教育協議会編：矯正歯科技工学，医歯薬出版，東京，2003．

K．バイオネーター（Bionater）

症例K−1：

1）症例の概要と診断

初診時年齢・性別：9歳5か月　女子

主訴：前歯が出ている．

顔貌所見（初診時）：正貌はほぼ左右対称，convex type．口唇閉鎖時にオトガイの緊張を認める（図7-148a〜c）．

口腔内所見（初診時）：上顎左側側切歯矮小歯．上顎左右側中切歯の著しい唇側傾斜（図7-149a〜e）．

模型分析（初診時）：アーチレングスディスクレパンシーは下顎；＋1.0mm．オーバージェット；＋14.0mm，オーバーバイト；＋5.0mm，左右大臼歯咬合関係は，Ⅱ級関係を示す．

デンタルＸ線写真所見（初診時）：歯冠，歯根ともに異常はみられない．歯槽骨の状態にも異常はみられない（図7-150）．

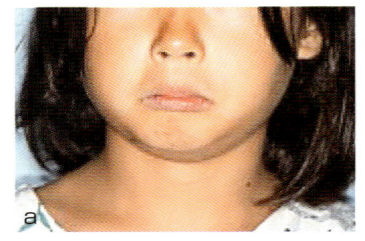

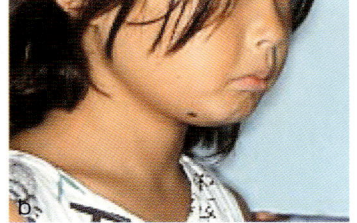

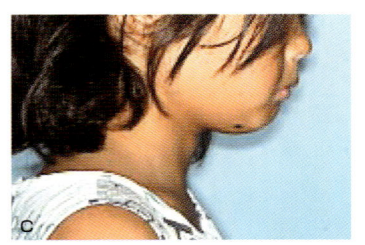

図7-148a〜c　初診時顔貌写真．

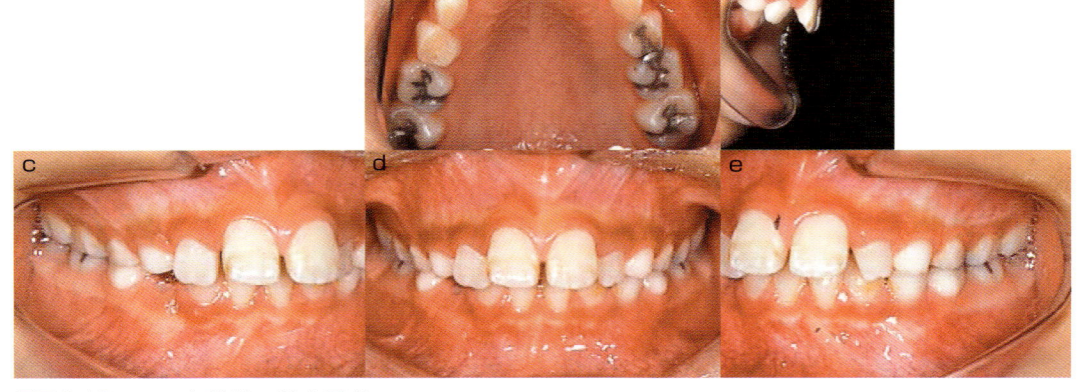

図7-149a〜e　初診時口腔内写真．

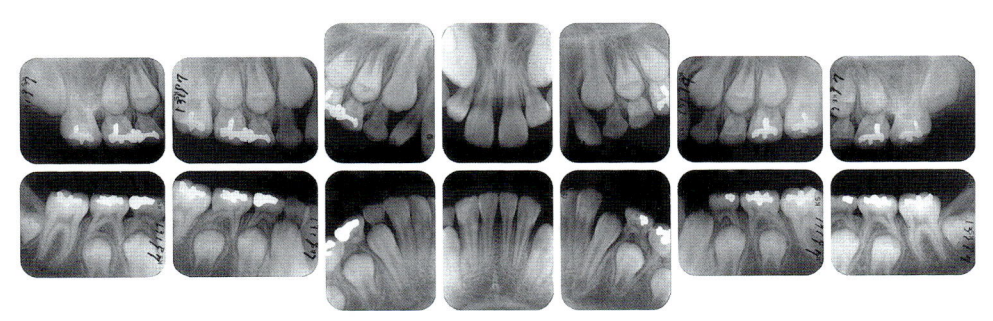

図7-150　初診時X線写真.

〈主な頭部X線規格写真計測値〉

SNA	85.0
SNB	77.0
ANB	8.0
Convexity	12.5
Gonial angle	124.0
FMA	21.0
IMPA	98.0
FMIA	61.0
FH-U1	126.0
Interincisal angle	114.0

診断：Angle ClassⅡ division 1（Skeletal 2）

2）治療方針

　今後の成長発育が見込まれる年齢のため，下顎骨の積極的な成長促進を行う．患者さんの骨格はshort face typeであるため臼歯部を積極的に挺出させるタイプのバイオネーターを選択した．バイオネーターは成長発育のピークが過ぎるまで使用し，上下顎第二大臼歯萌出後，マルチブラケット装置を用いて歯列の排列を行う．

3）使用装置（バイオネーター）

　装置の特徴：口腔周囲筋の機能力を矯正力として利用した装置．下顎の後方位を伴う成長期のAngle ClassⅡ division 1症例に対して使用される．装置の作製にあたっては，筋の機能力を発揮させるために，構成咬合と呼ばれる特殊な咬合位の採取が必要となる．

　使用時期：混合歯列期

　使用時間：1日12〜14時間位使用するのが望ましい．

　使用期間：成長スパートのピークを超えるまで．

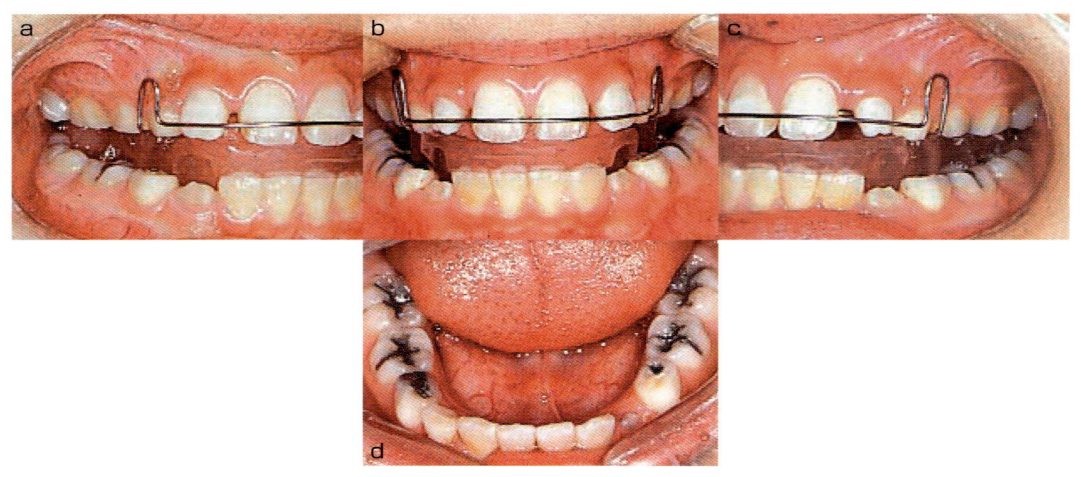

図7-151a〜d

4）治療経過（図7-151a〜d）

9歳8か月から13歳9か月までバイオネーターを使用した．14歳0か月にマルチブラケット装置を用いた治療を開始した．主にMEAW（マルチループエッジワイズアーチワイヤー）を用い，Ⅱ級顎間ゴムを併用した治療を行った．18歳0か月に動的治療を終了し，上顎はBegg type retainer，下顎は$\overline{4+4}$ Fixed retainerによる保定を行った．

◆臨床のヒント◆

本装置は，筋の機能力により歯槽性の歯の移動，下顎頭および下顎窩における成長促進が生じるといわれている．下顎の前下方への誘導および成長を助けるために側方歯の挺出を促し，下顎骨の垂直成長を期待する．よってshort face type症例には有効であるが，long face type症例ではFMAの開大を引き起こすため禁忌である．

5）治療結果（図7-152〜154）

〈主な頭部Ｘ線規格写真計測値〉

SNA	86.0
SNB	80.0
ANB	6.0
Convexity	10.0
Gonial angle	119.0
FMA	20.0
IMPA	104.0
FMIA	56.0
FH-U1	108.0
Interincisal angle	127.0

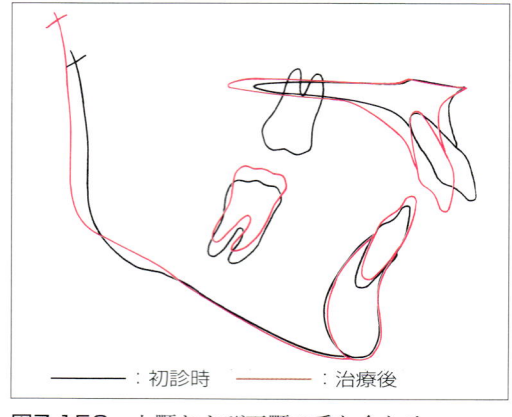

図7-152　上顎および下顎の重ね合わせ．
——：初診時　　——：治療後

第7章 治療の実際

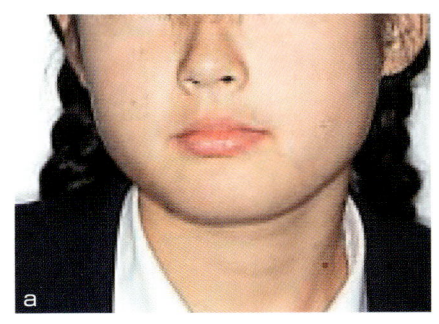

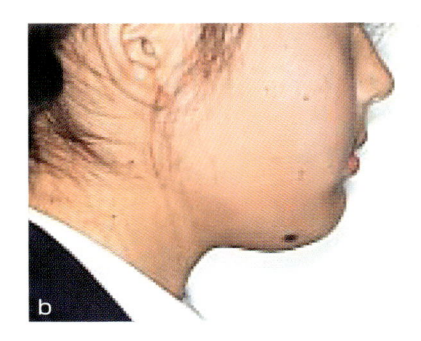

図7-153a, b　治療後の顔貌写真.

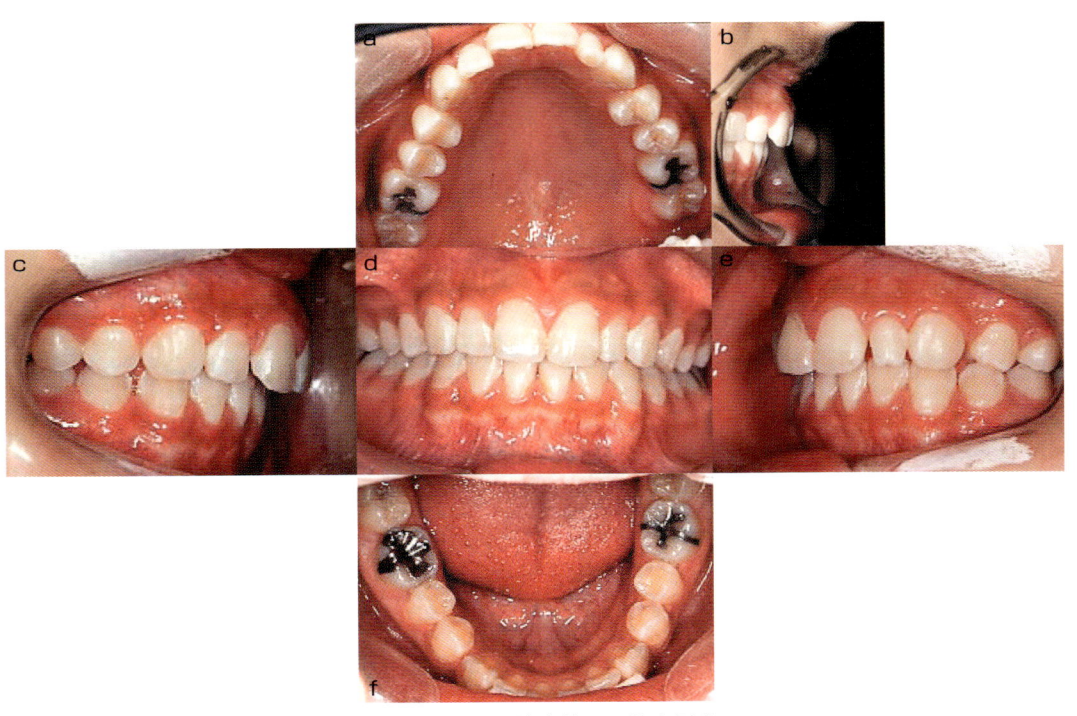

図7-154a〜f　治療後の口腔内写真.

症例K-2：拡大ネジ付カリフォルニアバイオネーター（Orthopedic corrector I 型）

1）症例の概要
初診時年齢・性別：8歳6か月　女子（上顎前突）

2）治療の概要
　下顎の後退を伴うAngle II級1類上顎前突症例．著明な特徴として，オーバーバイト；+3.2mm，オーバージェット；+6.7mmで上下歯列弓幅径の狭窄が認められた．治療方針として，下顎の前下方への成長誘導と咬合挙上を目的として，バイオネーターを適用することとした（図7-155a～g）．

　切端位まで下顎を前下方に誘導し，臼歯部の離開量が約5mmとなるところで構成咬合を採得した．装置装着3か月後から歯列弓の拡大を開始した．拡大前に舌側のワイヤーを切断し，1週間に1度拡大ネジを回転するように指示した．装置が不適合になった場合には，拡大ネジの回転を戻して下顎の再印記を口腔内で行った．この操作を何度か繰り返しながら，歯列弓の拡大を継続した（図7-156a～c）．

　装置装着後10か月でオーバーバイト；+2.8mm，オーバージェット；+2.9mmへと変化し，I級の臼歯関係まで下顎が誘導された．この状態でさらに咬合を安定させるために，咬合面間のレジンを削合して，下顎第一大臼歯の挺出をはかった．装置の適用は，臼歯の咬合が確立されるまで使用していく（図7-157a～f）．

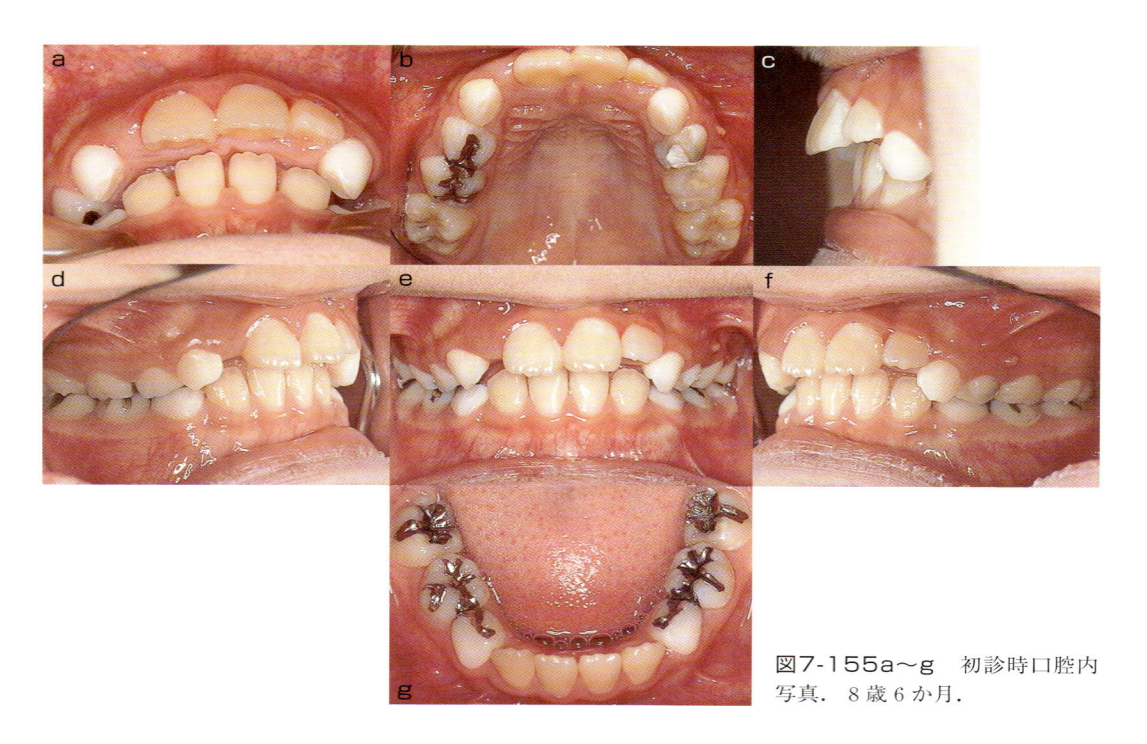

図7-155a～g　初診時口腔内写真．8歳6か月．

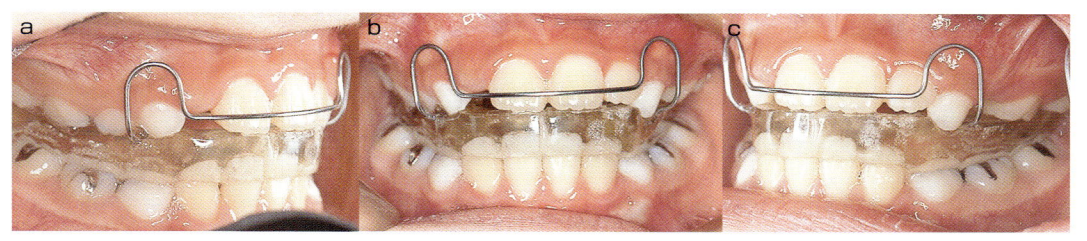

第7章 治療の実際

図7-156a〜c バイオネーター装着時口腔内写真．8歳9か月．

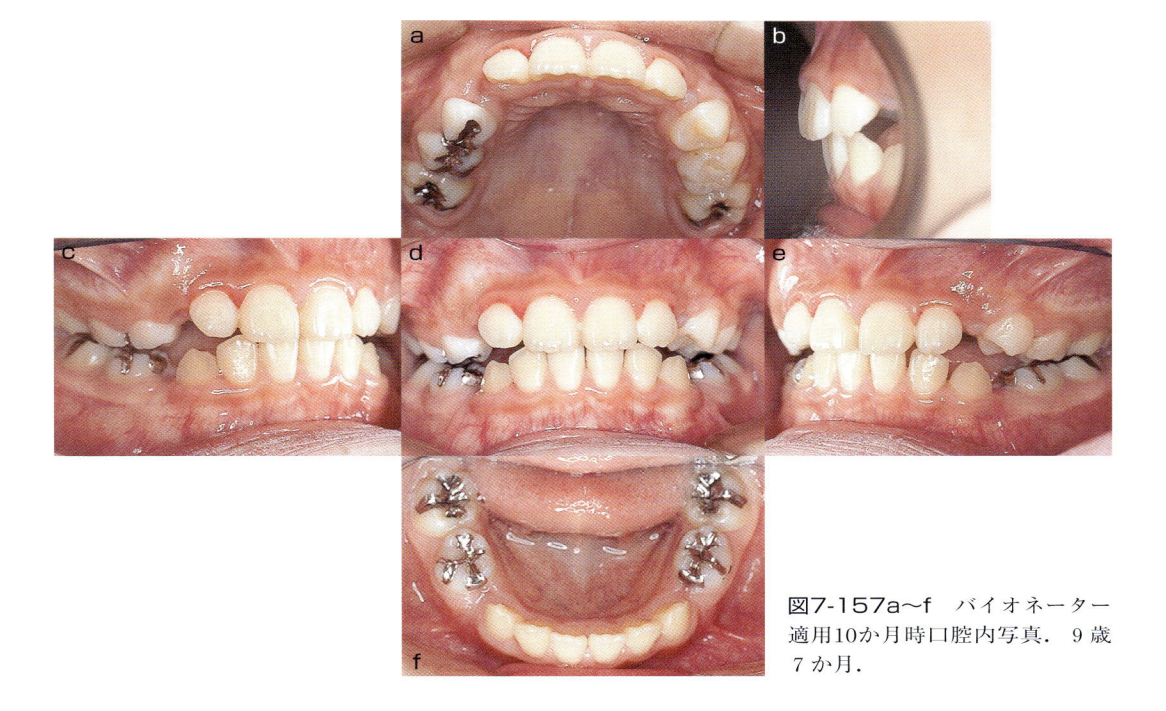

図7-157a〜f バイオネーター適用10か月時口腔内写真．9歳7か月．

　装置適用前の準備としては，咬頭干渉などがあり，下顎骨が前方に誘導できない場合は前もって干渉部を解消する必要があること，また上顎歯列弓の狭窄を伴い，上下歯列弓幅径の不調和が大きい場合には，装置適用前に上顎のみの拡大を行うことが必要となる．

　製作時の注意点では，誘導線を咬合面間レジン部の中央に位置するように屈曲する．これは臼歯部の垂直的萌出をコントロールする際，オクルーザルテーブルの形成に邪魔にならないようにするためである．理想的な歯列弓形態に屈曲した舌側のワイヤーは，装置の維持を良好なものにし，上顎前歯の過度の萌出を防止するものであるが，拡大前にはワイヤー中央でカットすることが必要である．このカットしたワイヤーは舌癖を有する患者さんのトレーニングに利用することもできる．また臼歯部の垂直的萌出を促進させるためには，レジンを削合し，歯と床の接触を緩くしておくことが必要である．

133

L．ファンクションレギュレーター（Function regulator）

症例L−1：

1）症例の概要と診断
初診時年齢・性別：9歳1か月　女子
主訴：前歯の咬み合わせが逆
口腔内所見（初診時）：上下顎前歯部の逆被蓋を呈していたが，切端位は採得可能であった．下顎右側側切歯の先天性欠如により正中線の不一致が認められた．Angle分類はClass I 関係を呈していた．
模型分析（初診時）：上顎歯槽基底部の前方幅径，前方長径，上下顎歯列弓の後方幅径が狭かった．萌出している永久歯の歯冠幅径は標準範囲内であった．
パノラマX線写真所見（初診時）：下顎右側側切歯の先天性欠如が認められた．
頭部X線規格写真所見（初診時）：SNA，SNBともほぼ標準範囲内を示していた．オーバーバイトは+3.9mm，オーバージェットは−2.3mmであった．

2）治療方針
本症例の反対咬合の原因として，上顎歯槽基底部の前方幅径，前方長径が短かったため，外側からの機能圧が強いと考えられた．上顎歯列における側方拡大，前歯部の成長誘導を期待し，ファンクションレギュレーターを適用した．

3）使用する矯正装置（ファンクションレギュレーター）
装置の特徴：発育段階における異常な口腔周囲筋の機能圧は，歯列弓の外側への成長発育を抑制する．バッカルシールド，リップパッドを口腔前庭に設定し，口腔周囲筋の不正な機能圧を排除することによって骨の新生や側方拡大を促す（図7-158）．

〈作製法〉
FR-IIIの場合，切端位を採得し構成咬合器上にマウントする．前歯の垂直的な距離は2〜3mmとする．上顎を拡大する必要があるため，パラフィンワックスで上顎前歯部および上顎第一乳臼歯から上顎第一大臼歯までリリーフし，側方拡大できるように2〜3mmのスペースを確保する．その後ワイヤーを屈曲後レジンを築盛し研磨する．

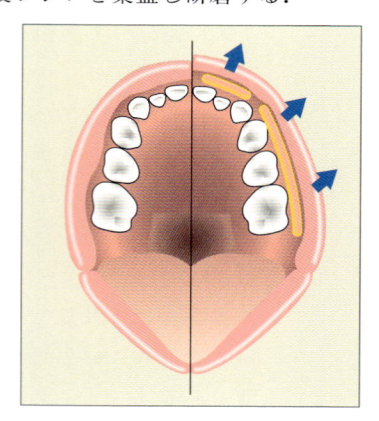

図7-158　FRによる外側軟組織包の拡大．バッカルシールドやリップパッドで外側軟組織包soft tissue capsuleを拡大し，異常な筋圧を排除する．

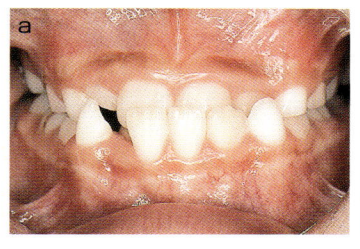

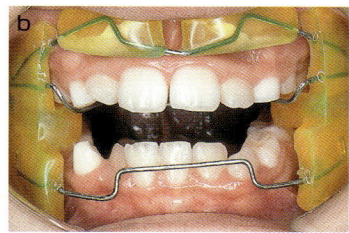

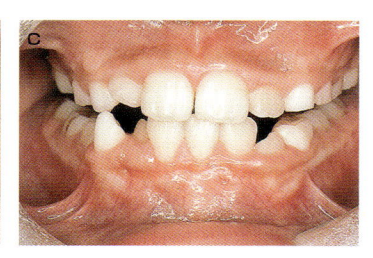

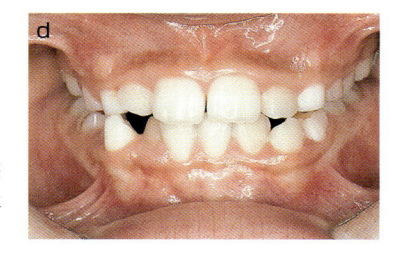

図7-159a〜d 治療経過（口腔内写真）．a：初診時，b：FR-Ⅲ装着時，c：被蓋改善時（FR-Ⅲ装着後3か月経過時），d：8か月経過時．

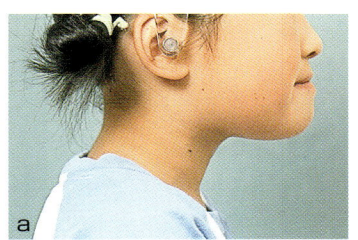

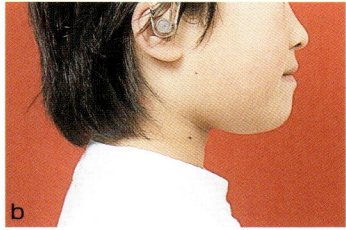

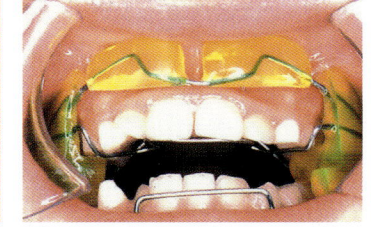

図7-160a，b 治療開始1年後の変化．a：初診時，b：1年経過時．

図7-161 リップパッドの位置確認．

4）治療経過

装置装着後1か月は1〜2時間の使用を指示した．その後，徐々に使用時間を延長し1日10時間装着した．装着して3か月後に被蓋が改善し，その後も使用している（図7-159，160）．

◆臨床のヒント◆

FR-Ⅲでは，上顎骨前方部に作用するリップパッドがとくに重要である．粘膜を過度に圧迫していないか，上下的な高さ，前後的な位置が適切であるかを確認する（図7-161）．

参考文献
1）Graber, TM, et al：機能的矯正装置による顎顔面整形治療，－機能的矯正装置：その理論的背景と実践－，第1刷，223-267，東京臨床出版，東京，1999．
2）Miethke, RR et al.：The effect of Fränkel's function regulator type III on the apical base, Eur J Orthod 25：311-318, 2003.

M．急速拡大装置（Rapid expansion appliance）

症例M－1：

1）症例の概要
初診時年齢・性別：12歳9か月　男子（狭窄歯列弓）

2）装置の特徴
　下顎歯列弓幅径に対し相対的に狭窄している上顎骨に適応となる．代表例としては，臼歯部片側性・両側性交叉咬合がある．上顎正中口蓋縫合癒合完了前までの症例に用いられ，短期間に上顎骨を骨格的に側方拡大できる．通常1日朝夕の2回（1回量0.20〜0.25mm）拡大ねじを回し，目標拡大量まで連続して毎日拡大し続ける．拡大初期に上顎正中口蓋縫合部に軽度の疼痛を生じることもあるため，鎮痛剤の処方を考慮したほうがよい場合もある．また拡大操作は患者さん自身で行うことは困難であるため，保護者や家族の協力が必要となり，そのための指導・教育を行うことが大切である．装置は比較的丈夫な構造をしているが，固定式装置のため粘着性のある食べ物は避けてもらう必要がある．目標拡大量まで拡大が済んだら，広がった上顎正中口蓋縫合部への骨の新生添加が完了するとされている約3か月間はそのままの状態で保定を行う．この際，拡大ねじの逆回転が起こらないようにするためスティールワイヤーや即時重合レジンで同部位を固定する必要がある．まれに年齢に比べて早く上顎正中口蓋縫合が癒合する症例もあるので，骨格性の拡大が行われているか判断するために拡大前後にオクルーザル型X線写真や正面頭部X線規格写真撮影が有効である．

〈作製法〉
　作業模型製作のため，上顎両側第一小臼歯と第一大臼歯の4歯にバンドを試適し，印象採得を行う．バンドは4本ともなるべく平行になるように試適を行ったほうが口腔内で装着・撤去しやすくなる．拡大装置をバンドと鑞接する際に第一小臼歯から第一大臼歯まで頰舌側ともに補強用ワイヤー（0.8〜0.9mm線）も同時に鑞接したほうが，歯の維持を高めたり歯の傾斜を防ぐことが可能となる（図7-162〜164）．

第7章 治療の実際

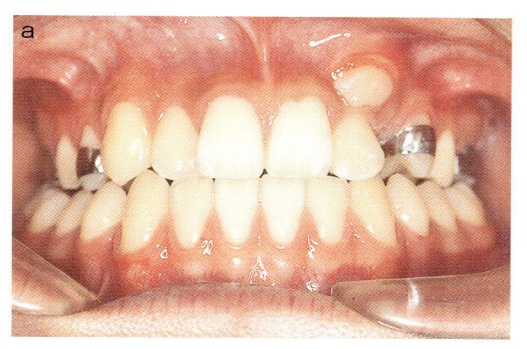

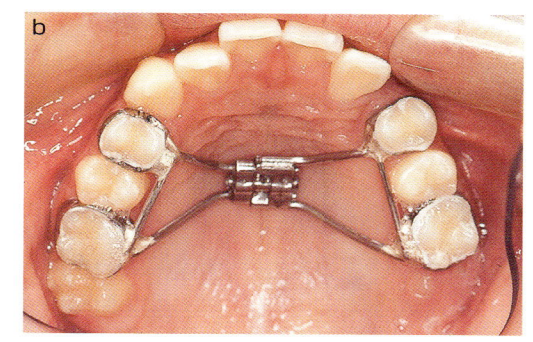

図7-162a, b　急速拡大装置装着時．両側臼歯部の交叉咬合が認められる．また上顎左側犬歯の萌出スペースの不足と前歯部に軽度の叢生が認められる．

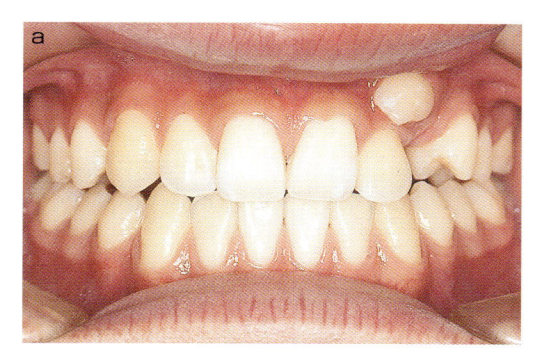

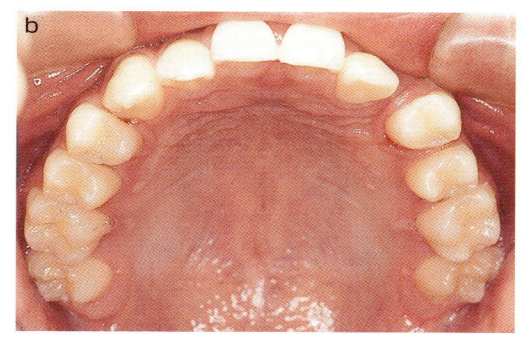

図7-163a, b　急速拡大終了時．両側臼歯部の交叉咬合の改善が認められる．

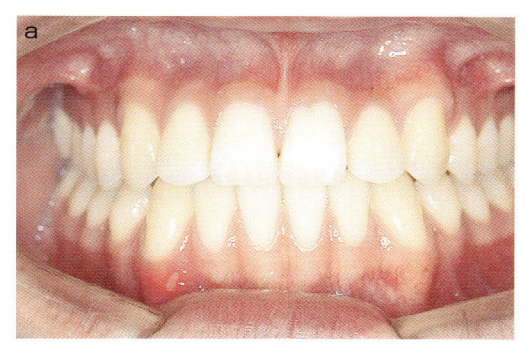

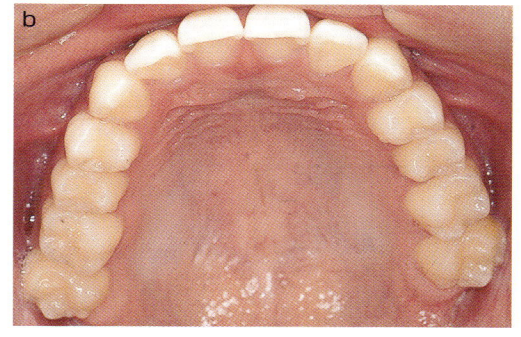

図7-164a, b　マルチブラケット装置による個々の歯の再排列終了時．

症例M－2：

1）症例の概要
初診時年齢・性別：10歳0か月　女子（骨格性下顎前突）

2）装置の特徴
　バンドタイプの急速拡大装置には，HyraxタイプとHaasタイプがあり，どちらの装置も上顎歯列弓の狭窄を整形的に拡大するために使用され，上顎骨の正中口蓋縫合を拡大する．通常混合歯列期から永久歯列期初期に使われ，ほかに第一小臼歯の萌出前であれば接着性の急速拡大装置もある．また最近では，口腔内の清掃性と機能性を考慮した，スクリューの小さいコンパクトRPE®も市販されている．

　1回に90°スクリューを回転することにより，0.2～0.25mm程度拡大される．それを1日2回（約12時間ごと）の回転を行う．拡大終了後，スクリューをレジンなどで固定し，正中口蓋縫合部に新生骨ができる約2～3か月間の保定を行う．

　また，上顎第一小臼歯のバンドの頬面にフックを鑞接することにより前方牽引装置としても使用できる．

　注意として実際には患者さん本人，もしくは保護者に口腔内でスクリューを回転してもらうため，拡大装置を口腔内に合着する前に，口腔外で練習の後さらに口腔内でも練習してもらい，問題なく使用できることを確認してからスクリューを戻して口腔内に合着する．

　口腔内の清掃性と舌機能を考慮し，スクリューを2～4mm程度口蓋の粘膜部から離した位置に設定する．

〈作製法〉
①上顎第一小臼歯，第一大臼歯にバンド試適する．
②印象採得．このとき装置装着までは上顎第一小臼歯，第一大臼歯にセパレーティングを行っておく．
③上顎第一小臼歯，第一大臼歯のバンドにスクリューの脚と上顎第一小臼歯，第一大臼歯までの舌側を支える0.9mmのワイヤーを鑞接する．このときスクリューを2～4mm程度口蓋の粘膜部から離す．また，上顎前方牽引も考える場合は上顎第一小臼歯のバンドにフックも鑞接しておく．
④セメント合着

第7章 治療の実際

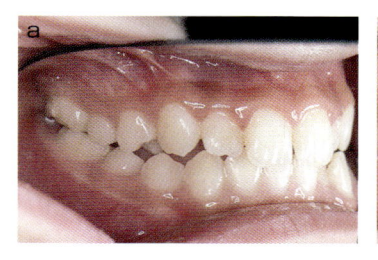

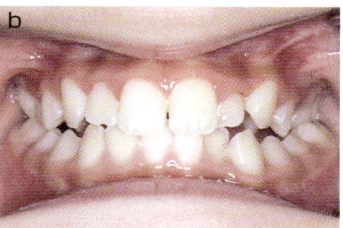

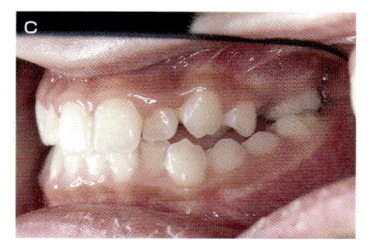

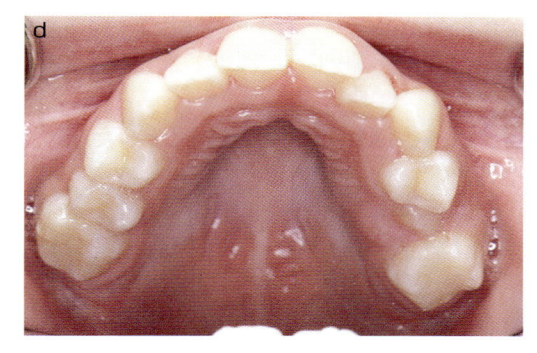

図7-165a〜d 初診時口腔内写真.

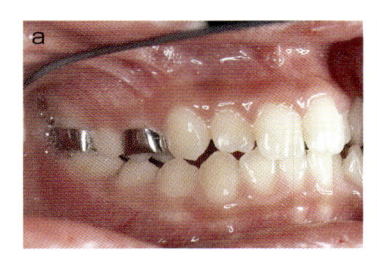

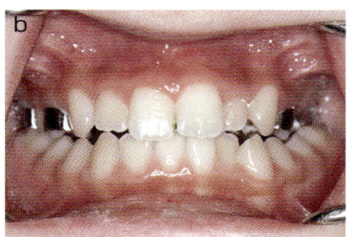

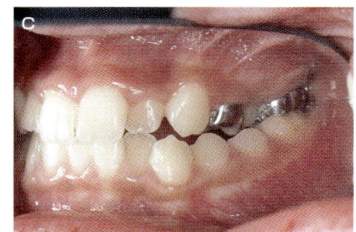

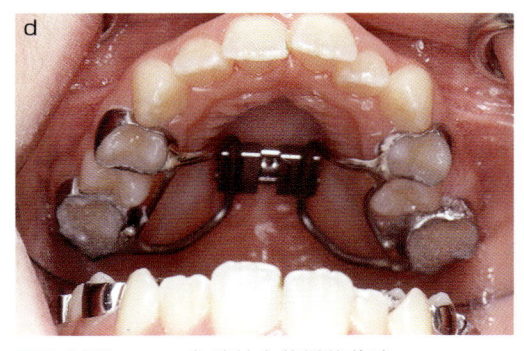

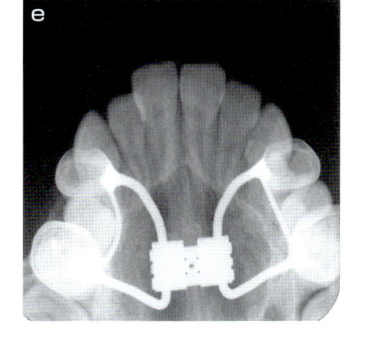

図7-166a〜e 急速拡大装置装着時.

2　各種装置別治療法

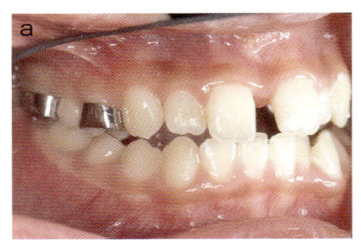

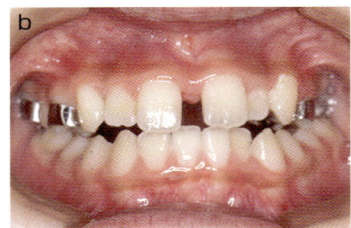

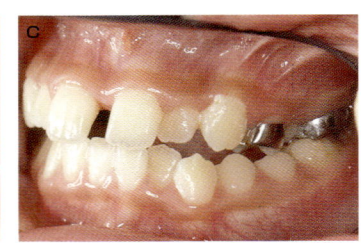

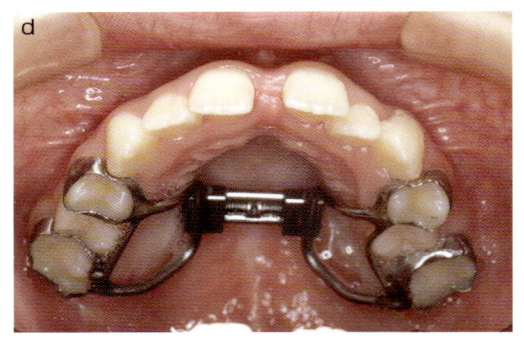

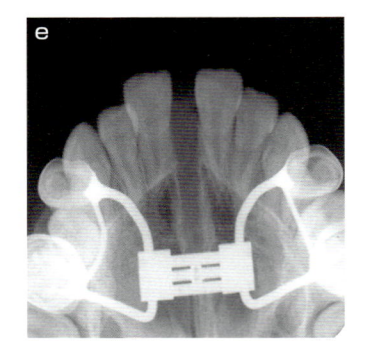

図7-167a〜e　拡大終了時.

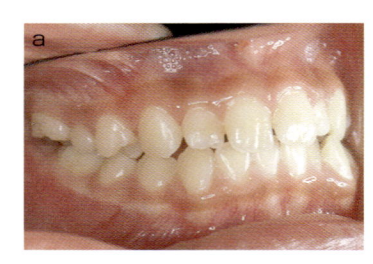

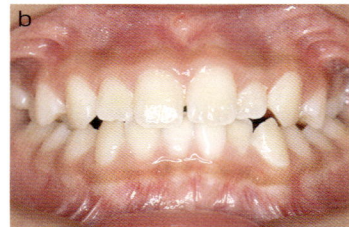

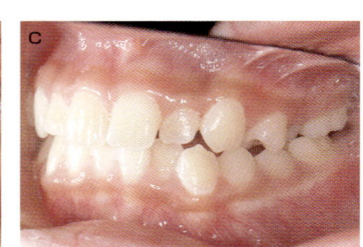

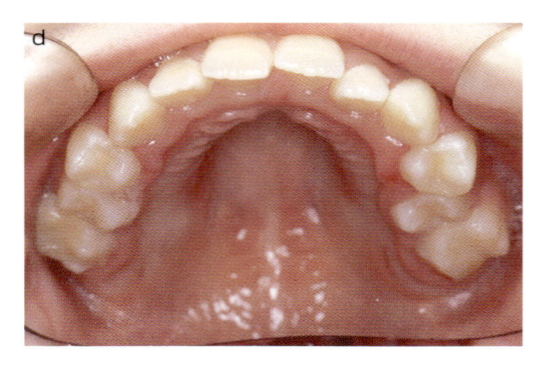

図7-168a〜d　装置撤去後.

140

N．咬合面付き緩徐拡大装置（Slow expansion appliance）

症例N−1：左側交叉咬合症例

1）症例の概要
初診時年齢・性別：8歳11か月　女子（交叉咬合）

2）装置の特徴
　上顎の拡大装置は単に狭窄歯列に用いられるだけではなく，交叉咬合症例などにも適用する場合がある．このとき，正常被蓋の側は被蓋関係を変えずに，逆被蓋の側のみを拡大したいと考える．このような場合，正常被蓋側の拡大床に下顎の咬合面を付け，正常被蓋側の咬合関係を変えないようにする．拡大は通法に従い，3〜7日に1回転とする（図7-169〜172）．

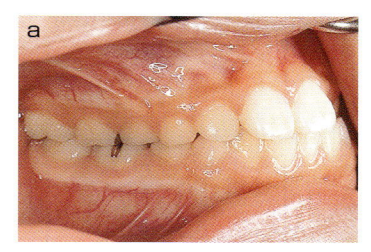

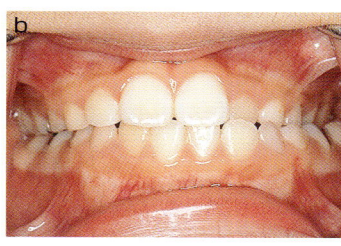

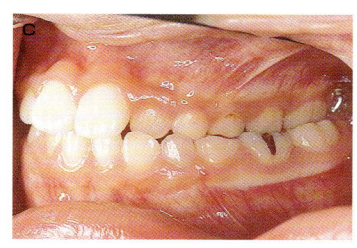

図7-169a〜c　交叉咬合症例．初診時口腔内写真（口腔内正面，側方左右）．

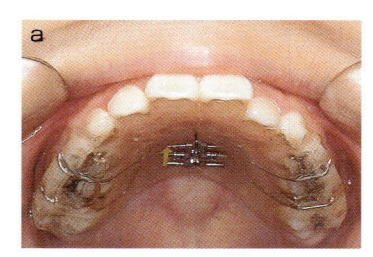

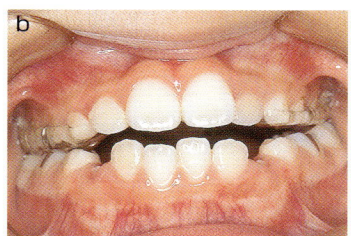

図7-170a，b　咬合面付き緩徐拡大装置装着（口腔内正面，上顎咬合面）．

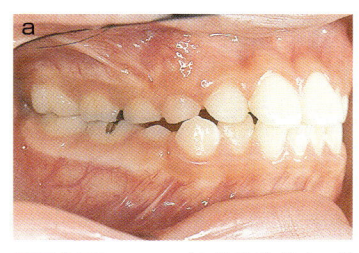

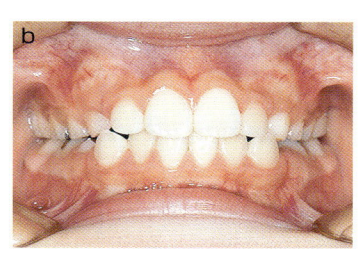

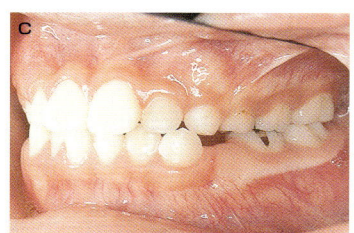

図7-171a〜c　被蓋改善後（口腔内正面，側方左右）．

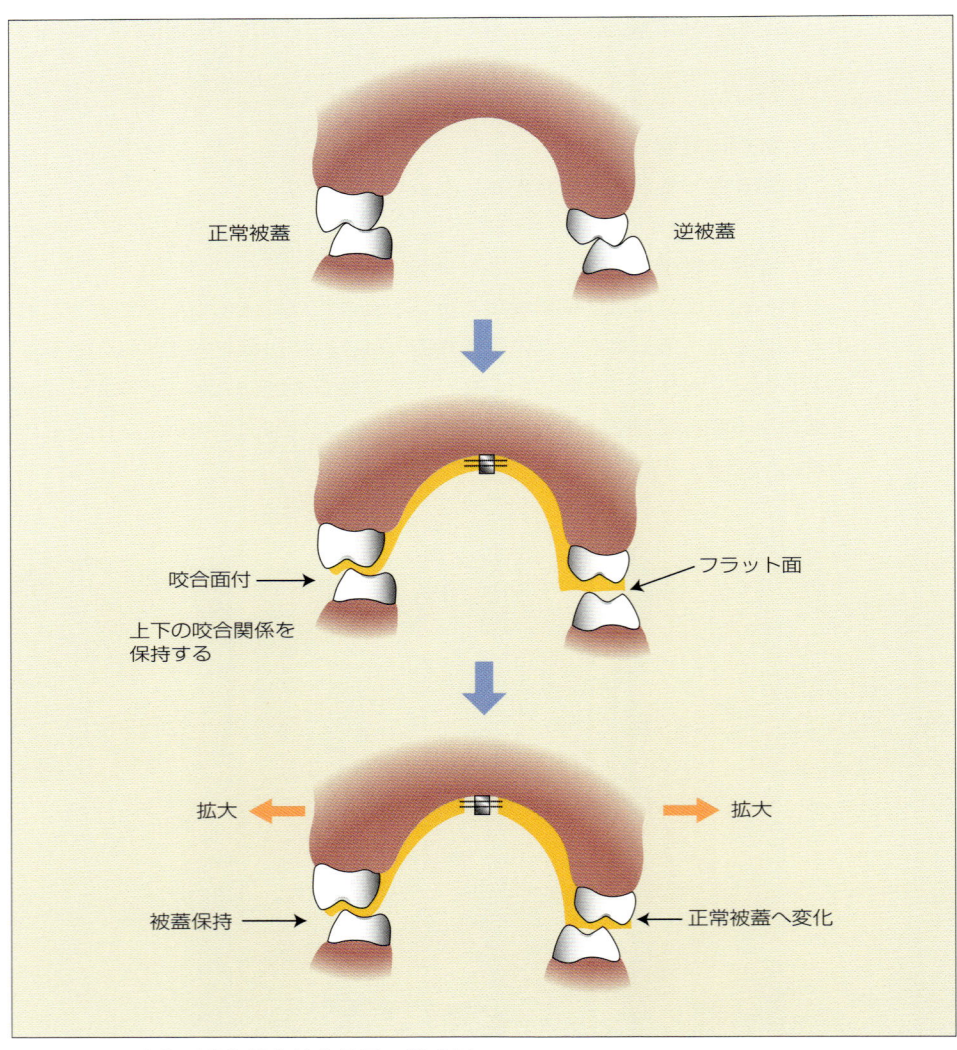

図7-172 咬合面付き緩徐拡大装置の模式図.

O．ポータータイプの拡大装置（Porter's type expansion appliance）

症例O－1：

1）症例の概要
初診時年齢・性別：5歳0か月　男子（唇顎口蓋裂）

2）装置の特徴
〈乳歯列期の片側性交叉咬合に対する固定式拡大装置の一例〉

症例は唇顎口蓋裂を伴う，片側性交叉咬合である（図7-173）．裂部よりも遠心の上顎歯列が，いわゆるコラプスを起こして口蓋側に傾斜している．こうした症例に対しては，上顎歯列の拡大装置を用いるが，可撤式拡大床ではさまざまな問題を生じる．

この症例では「片側性ポーター・タイプ・エクスパンジョン」というべき装置が使われた．正常咬合の臼歯部を固定源にして，患側のみ拡大する．この装置の特徴は，臨床歯冠の少ない第二乳臼歯にも設計できること，通常のポータータイプより屈曲部が少ないので製作も楽で，違和感も少なく，清掃も容易なことである（図7-174）．

拡大は2～3週間に1度，帯環ごと外して患側のワイヤーのみ拡げる．帯環の位置も頬側へ移動する．再装着に際しては過剰にセメントを盛らないことが必要である．乳臼歯はすでに矯正力を受けているから，帯環撤去の際に余計な負担をかけないようにするためである．光重合型のセメントを用いる場合も同様である（図7-175）．

主線の調整を容易にし，帯環の着脱を避けるためにＳＴロックなどを使うことも考えられるが，歯冠高径が少ないために困難な場合が多く，また可能であったとしても設計は複雑になる．

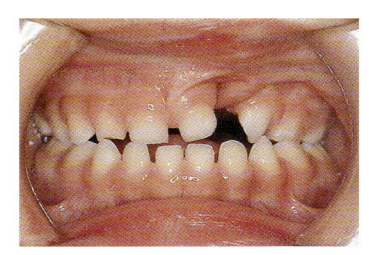

図7-173　拡大装置装着前． 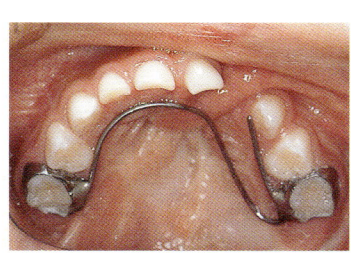　図7-174　装置装着時． 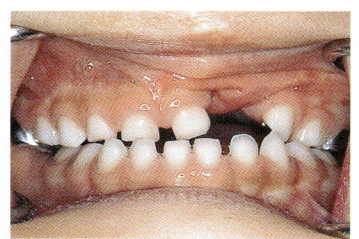　図7-175　側方拡大後（片側性交叉咬合改善後）．

P．クワドヘリックス（Quad helix）

症例P－1：

1）症例の概要と診断
初診時年齢・性別：11歳2か月　女子
主訴：上顎前歯の前突
口腔内所見（初診時）：上顎前歯の前突，V字型歯列弓（図7-176）
模型分析（初診時）：上顎中切歯の歯冠幅径が大きかった．歯列弓の前方幅径が狭かった．上顎左右側第一大臼歯の近心捻転が認められた．

2）治療方針
マルチブラケット装置を装着する前に上顎前方歯列弓の狭窄と上顎左右側第一大臼歯の近心捻転を改善するためにクワドヘリックスを適用することにした．

3）使用する矯正装置（クワドヘリックス）
装置の特徴：上顎歯列弓の側方拡大，第一大臼歯の近心捻転の改善を目的に急速，緩徐拡大の中間的作用を期待して用いられる固定式拡大装置である．
〈作製法〉
直径.038インチコバルトクロムワイヤーに4つのヘリカルループを付与する．側方のアームは，歯列に沿うように屈曲する．大臼歯のバンドに鑞着で固定する．

4）治療経過
治療経過：装置装着1か月後，さらに側方拡大する目的で，ワイヤー前方部の屈曲とその屈曲で生じる大臼歯の捻転補正のためにワイヤー側方部を屈曲した．上顎歯列前方幅経の拡大と大臼歯捻転の改善が達成されたことから（図7-177），5か月後に側方アームを残し，クワドヘリックスを撤去した．

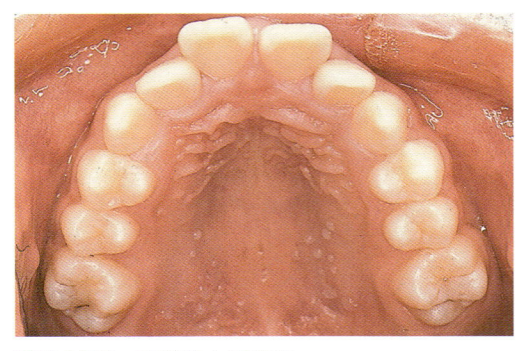

図7-176　初診時上顎歯列．

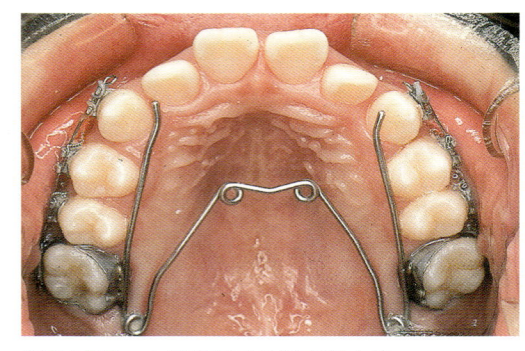

図7-177　上顎歯列弓の側方拡大後．

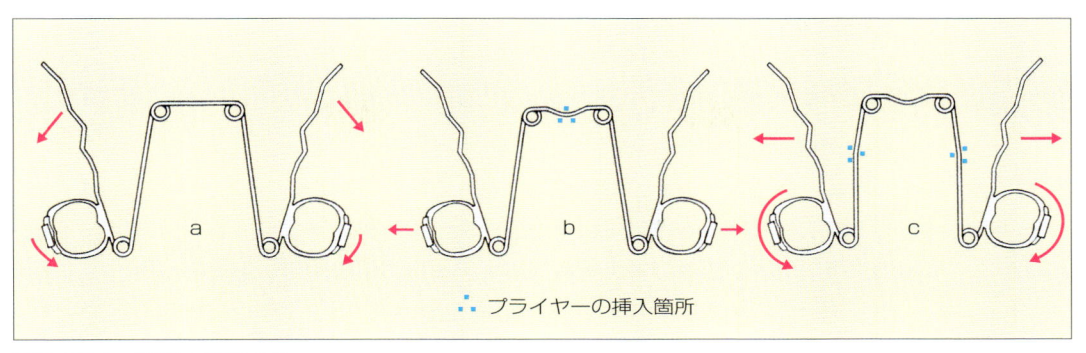

図7-178 装置の調整方法．

プライヤーの挿入箇所

　矯正治療に使用する器具，材料：口腔内での装置の調整には，スリージョープライヤーを使用する．

　調整法：あらかじめ装置を拡大した状態に調整し（図7-178のa），第一大臼歯にセメント合着する．拡大量の大きさにより，急速拡大，緩徐拡大の効果を調整することができる．はじめに付与した拡大効果が消失してからは，口腔内でスリージョープライヤーを用いて前方部，側方部のワイヤーに屈曲を加えることにより（図7-178のb，c），装着したまま歯列の拡大コントロールが可能である．第一大臼歯遠心のヘリカルループによって，同時に大臼歯の近心捻転を改善することができる．前歯部まで側方のアームを延長すると，上顎前歯の前方拡大も可能である．

　本装置は，患者さんの協力に依存することなく拡大効果を得られる利点がある．口腔内での調整にはコツがいるので，口腔外に取り外し調整を行うことも必要である．マルチブラケット装置と併用して，上顎歯列弓の側方拡大を必要とする場合に最適な装置である．

　治療結果：側方歯列の拡大および上顎左右側第一大臼歯の近心捻転の改善が達成できた．

参考文献
1 ）Ricketts, RM, et al. : Book 1 Bioprogressive Therapy, 255-258, Rocky Mountain／Orthodontics, Denver, 1979.
2 ）Proffit, WR, et al. : Treatment of orthodontic problems in preadolescent children, Contemporary Orthodontics, 3rd ed., 435-439. Mosby, St. Louis, 2000.

Q．拡大床（Expansion plate）

症例Q－1：

1）症例の概要と診断
初診時年齢・性別：8歳4か月　男子
主訴：上顎両側中切歯，上顎両側第一大臼歯の未萌出
顔貌所見（初診時）：正面は左右対称でオトガイ部の緊張が認められる．
口腔内所見（初診時）：上顎両側中切歯，上顎両側第一大臼歯の未萌出．下顎両側中切歯，下顎両側第一大臼歯は萌出していた（図7-179）．
模型分析（初診時）：歯冠近遠心的幅径は標準範囲であった．上下顎歯列弓の幅径が小さかった．
パノラマX線写真所見（初診時）：永久歯の萌出遅延が認められた（図7-180）．
頭部X線規格写真所見（初診時）：SNA，SNBともに小さく上下顎骨の後方位を示していた．

2）治療方針
上顎では永久歯の萌出がなく，歯列弓幅径の前方および後方が狭かった．パノラマX線写真で側方歯歯胚の重なりが認められたことから，上顎を側方拡大することにした．

3）使用する矯正装置（拡大床）
装置の特徴：スクリューの回転によって床が左右に離れ，歯列弓を側方に拡げることができる．拡大床は患者自らが取り外しすることができ，口腔内を清掃しやすい利点がある．拡大効果の主体は歯の傾斜移動であり，後戻りを防止するために長期の装着が必要となる．

〈作製法〉
本症例では第一大臼歯が未萌出であったことから，左右第一乳臼歯の近遠心にボールクラスプを設置した．拡大ネジは歯列弓の中央部となるように位置づけた．

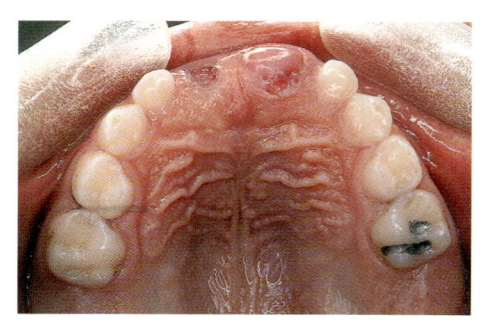

図7-179　初診時口腔内写真．

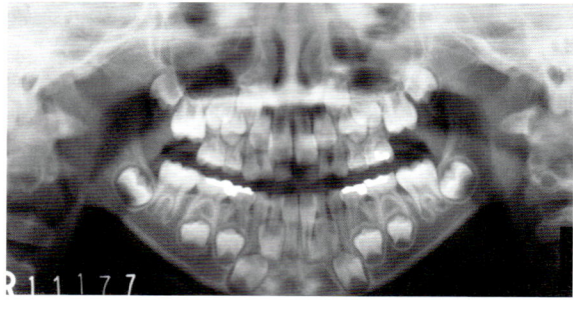

図7-180　初診時パノラマX線写真．

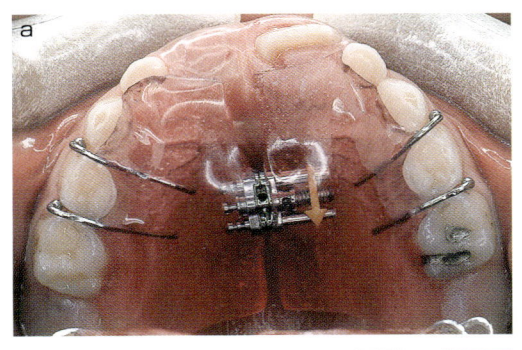

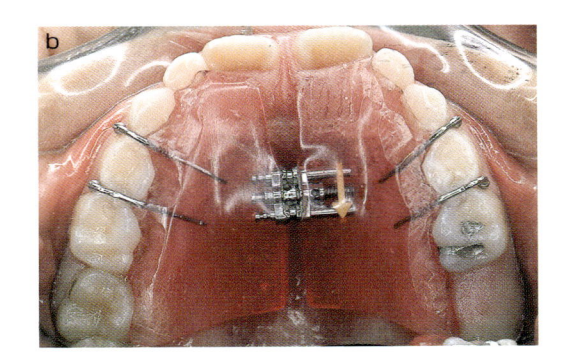

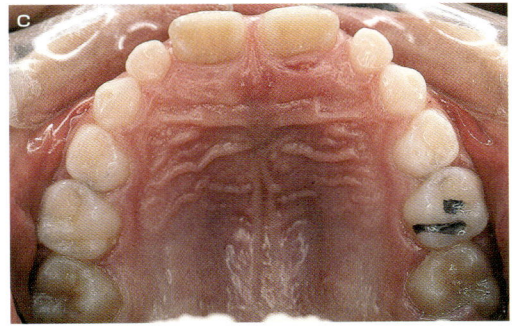

図7-181a〜c　治療経過．a：拡大床装着時，b：上顎両側中切歯および上顎右側第一大臼歯の萌出．c：側方拡大終了時．

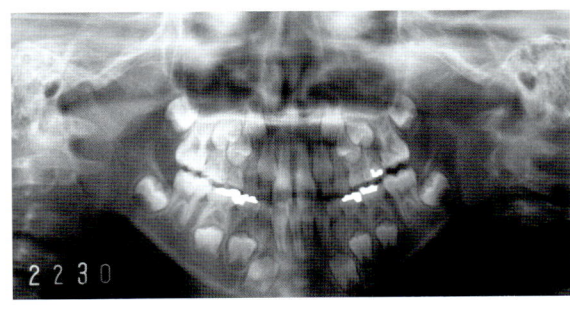

図7-182　拡大終了時パノラマX線写真．

4）治療経過

　拡大を開始してから2か月後に両側中切歯および右側第一大臼歯の萌出がみられたので，4か月後に第一大臼歯もとらえる目的で再製作した．その後4か月間，1週おきに1/4回転させ拡大を続けた（図7-181a〜c）．

　矯正治療に使用する器具，材料：拡大用ネジ，ボールクラスプ，即時重合レジン．治療中の調整にはカーバイドバー（レジン床の調整），ヤングプライヤー（維持鉤の調整）．

　調整法：拡大床の口腔内での不適合がないかを確認する．ネジの回転は3日おきに1/4回転するように指示する．拡大終了時には，保定するためにスクリューをレジンで固定する．

　治療結果：拡大床を用い側方拡大を開始することで，萌出遅延していた前歯の萌出が認められた．パノラマX線写真からも，拡大効果があったことが分る（図7-182）．

R．ツインブロック装置（Twin block appliance）

症例R－1：

1）症例の概要と診断

初診時年齢・性別：11歳2か月　女子

主訴：下顎が後ろに下がっていて，出っ歯に見える．

顔貌所見（初診時）：正貌は左右対称で，下顎劣成長によるconvex typeの側貌を呈していた．口唇閉鎖が困難でオトガイ部の緊張を認めた（図7-183a〜c）．

口腔内所見（初診時）：臼歯部咬合関係はAngle II級でオーバージェット；＋10.0mm，オーバーバイト；＋8.0mmと過蓋咬合を呈していた．上下顎歯列に軽度な叢生を認めた（図7-184a〜c）．

模型分析（初診時）：歯冠幅径は標準範囲内であった．上下顎ともに歯列弓幅径は小さく，歯列弓長径が大きかった．

パノラマX線写真所見（初診時）：上下顎左右側第三大臼歯の歯胚を認めた．

頭部X線規格写真所見（初診時）：SNA 78.9°，SNB 68.1°，ANB 10.8°と下顎劣成長によるSkeletal IIであった．Mandibular plane angle 32.8°，Ramus plane angle 83.3°，Gonial angle 129.6°と標準範囲内を示していた．上下顎前歯の歯軸傾斜に問題はなかった．

2）治療方針

上顎にエキスパンションスクリューを付加したツインブロック装置によって下顎の前方成長を誘導する．

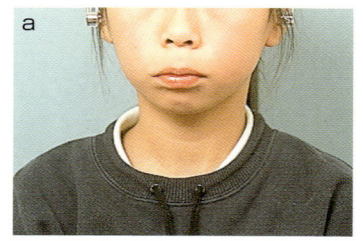

図7-183a〜c　初診時顔貌写真．

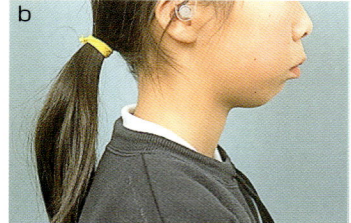

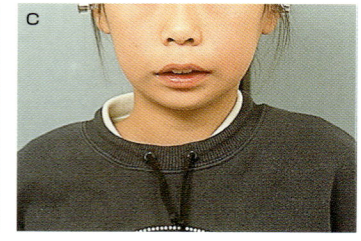

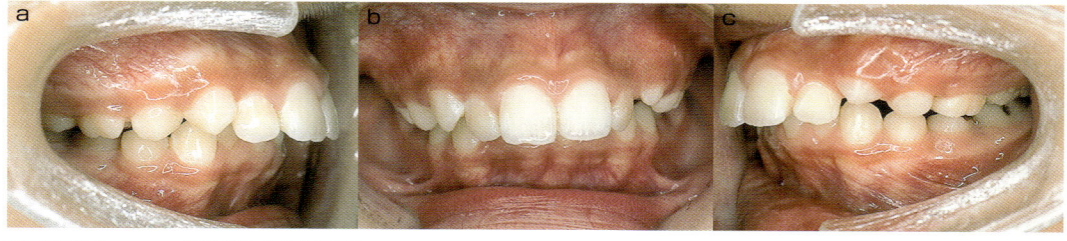

図7-184a〜c　初診時口腔内写真．

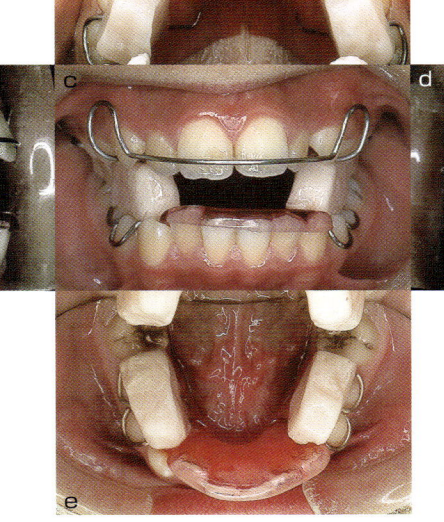

図7-185a〜e　ツインブロック装置装着時の口腔内写真.

側方歯の萌出を待ちマルチブラケット装置によって永久歯列を排列することにした．

3）使用する矯正装置（ツインブロック装置）

装置の特徴：Clarkが考案したツインブロック装置は，上下顎歯列に装着されたプレートの臼歯部バイトブロックの斜面によって，咬合時に下顎の前方成長を誘導する機能的矯正装置である．下顎臼歯部に接するバイトブロックを削合し下顎臼歯の萌出を図り，オーバーバイトコントロールが可能となる．プレートにエキスパンションスクリューを組み込むことによって，側方拡大を同時に行える利点もある（**図7-185a〜e**）．

〈作製法〉

構成咬合は，切歯部で2.0〜4.0mm，第一小臼歯で5.0〜6.0mmのクリアランスを保持して採得する．印象採得で得られた上下顎石膏模型を構成咬合位で咬合器に付着する．上下顎それぞれプレートを作製し，必要に応じエキスパンションスクリューを組み込む．次にプレートの臼歯部咬合面にレジンでバイトブロックを形成する．斜面は咬合平面に対して70°付与する．

4）治療経過

治療経過：ツインブロック装置を適用し，アクティブフェイズに12か月，同時に4か月間上顎側方拡大を行った．サポートフェイズに11か月を要し，永久歯列完成まで経過観察を行った結果，下顎の前方成長とともに良好なオーバージェット，オーバーバイトが得られた（**図7-186〜188**）．

調整法：基本的には斜面にレジン添加を行いながら，ステップ・バイ・ステップ方式

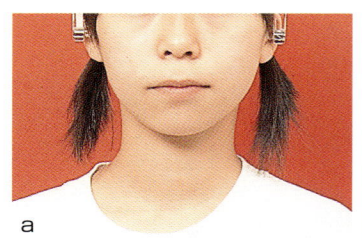

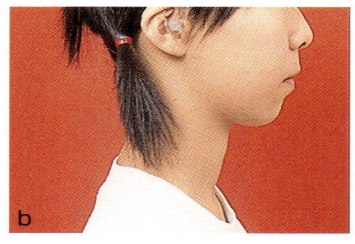

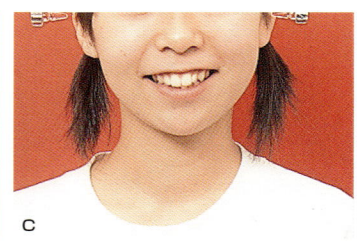

図7-186a〜c　3年7か月経過時の顔貌写真.

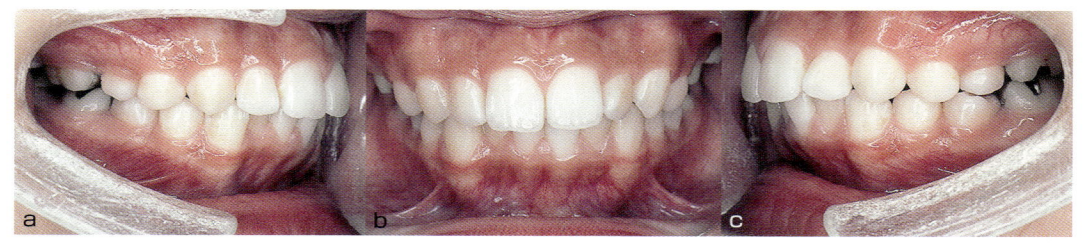

図7-187a〜c　3年7か月経過時の口腔内写真.

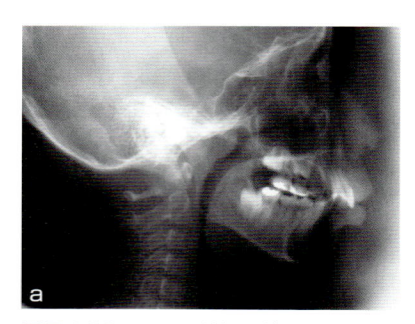

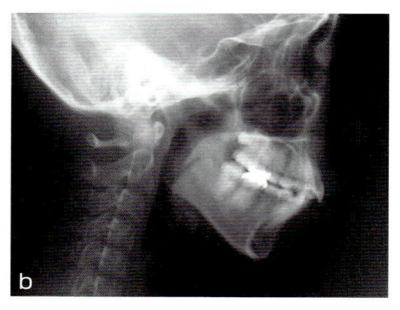

図7-188a, b　頭部X線規格写真. a：初診時, b：3年7か月経過時.

で下顎の前方成長を誘導する．臼歯部ブロックの垂直的削合量は1.0〜1.5mm以内とし，1か月ごとに調整する．

◆臨床のヒント◆

　成長期にツインブロック装置によって下顎の前方および垂直的成長を誘導することは，マルチブラケット装置による治療を容易にし，下顎劣成長，過蓋咬合症例における抜歯治療を回避するうえで有効である．

参考文献

1）Clark, WJ：Twin block functional therapy：Applications in dentofacial orthopaedics, 2nd ed, London Mosby-Wolfe, 5-15, 2002.
2）Graber, TM, et al.：機能的矯正装置による顎顔面整形治療−機能的矯正装置：その理論的背景と実践−, 第1刷, 268-298, 東京臨床出版, 東京, 1999.
3）小川秀樹, 福井和徳, 氷室利彦：ツインブロック装置を適用した混合歯列期のAngle Class Ⅱ div.1の1症例, 東北矯歯誌, 10：31-37, 2002.

S．ペンデュラム（Pendulum）

症例S－1：

1）症例の概要と診断

初診時年齢・性別：10歳3か月　男性

主訴：上顎左右側第二小臼歯の萌出遅延（図7-189a〜d）

顔貌（初診時）：straight type

模型分析（初診時）：上顎左右側第一大臼歯の近心傾斜．上顎左右側第二小臼歯の萌出スペース不足

パノラマX線写真所見（初診時）：上顎左右側第二乳臼歯の早期脱落．上顎左右側第一大臼歯の近心傾斜（図7-190）．

頭部X線規格写真所見（初診時）：左右側大臼歯関係はAngle Ⅱ級，Hellman's dental age：ⅢB期，$\frac{7|7}{7|7}$未萌出（図7-191）．

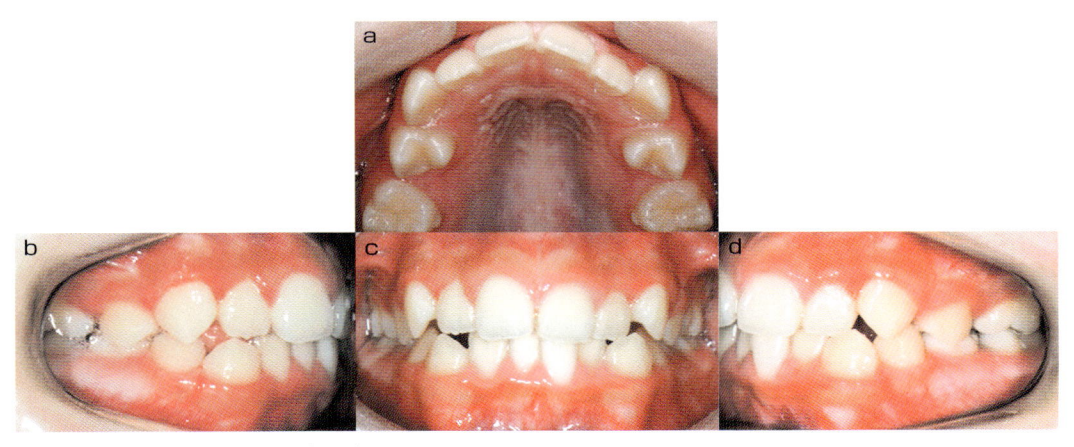

図7-189a〜d　初診時口腔内写真．

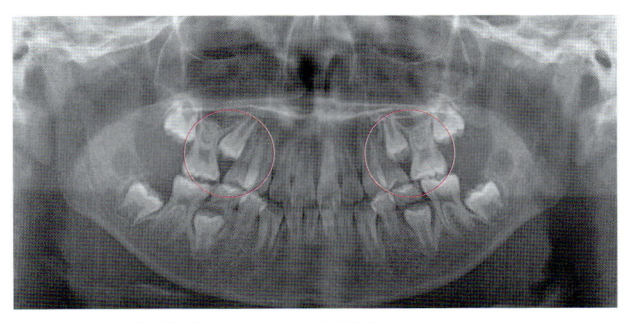

図7-190　初診時パノラマX線写真．

〈トレースと主な計測値：術前〉

SNA	80.5°
FH to NA	92.0°
SNB	75.0°
FH to NPog	86.0°
ANB	5.5°
Mandibular pl.	31.0°
FH to Up 1	109.0°
FH to Lo 1	60.0°
※Up 6 - PTV	15.0 mm
(Mean：12.0 mm, S.D.：±2.0)	

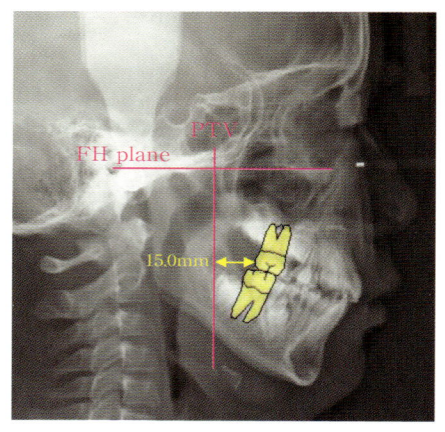

図7-191　初診時側面セファログラム．

2）治療方針

上顎左右側第一大臼歯の遠心移動による上顎左右側第二小臼歯の萌出スペース確保．

3）使用する矯正装置（ペンデュラム）

本装置はTMAワイヤーを用いて作製されたスプリングを第一大臼歯のリンガルシースに挿入することで，上顎のNanceボタンを介し口蓋部と第一小臼歯を固定源にして上顎大臼歯を遠心移動させる（図7-192）．

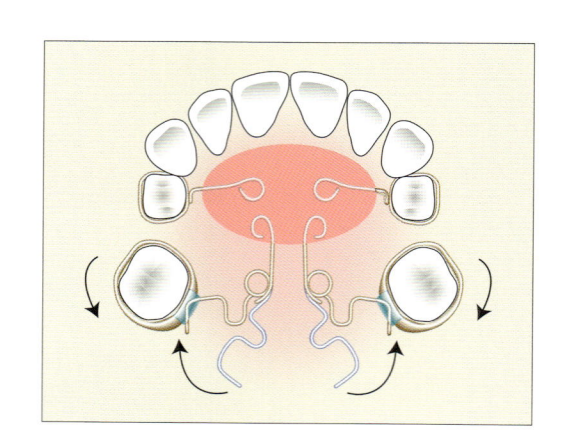

図7-192　装置模式図．

4）治療経過

治療経過の写真（図7-193，194）：

矯正治療に使用する器具，材料：Nanceボタン（即時重合レジン），.032インチのTMAワイヤー，第一小臼歯の脚部のワイヤー（0.9mmコバルトクロムワイヤー），第一小臼歯と第一大臼歯のバンド，リンガルシース

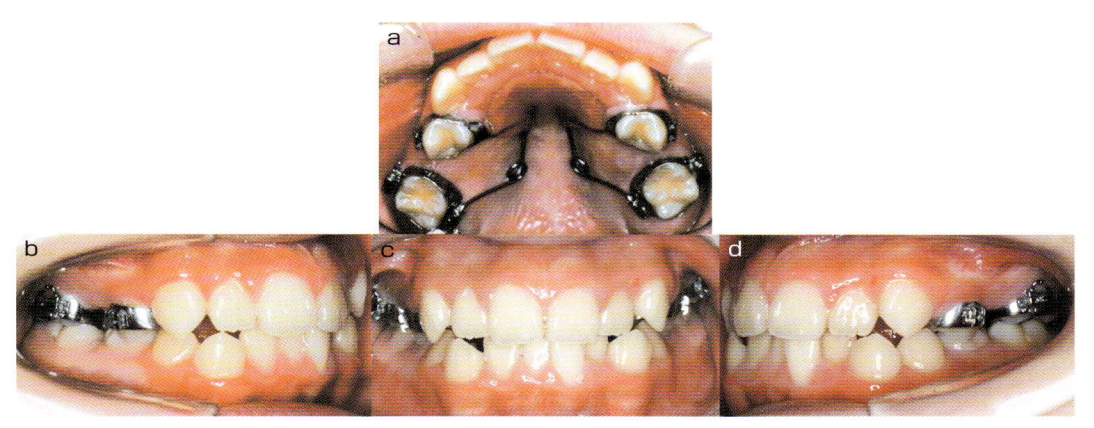

図7-193a～d　ペンデュラム装着時の口腔内写真.

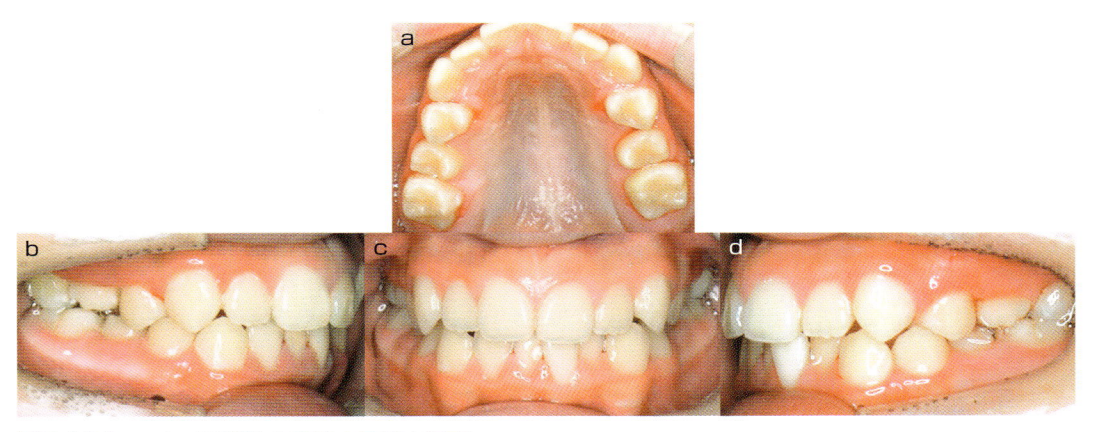

図7-194a～d　装置除去直後の口腔内写真.

調製法：ヘリカルループから正中矢状面の方向に脚部を活性化し，口腔内に装着する．月1回程度，定期的に歯の動きと破損の有無を確認する．必要量移動を行ったら，Nanceのホールディングアーチにて上顎左右側第一大臼歯を固定する．

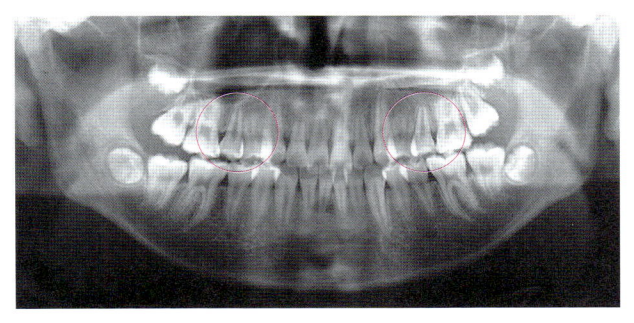

図7-195　装置除去3年後のパノラマX線写真.

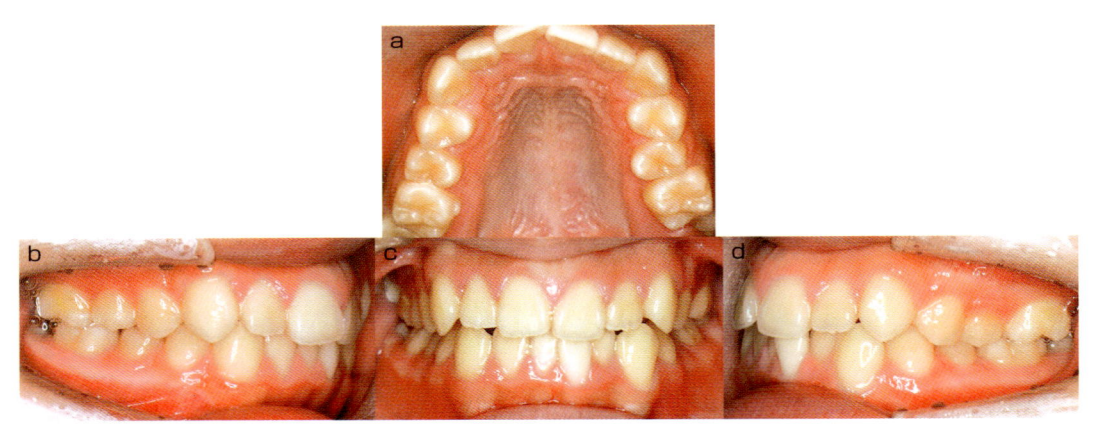

図7-196a～d　装置除去3年後の口腔内写真．

5）治療結果

上顎第一大臼歯の遠心移動の結果，第一小臼歯のスペースが獲得され，萌出を認めた（図7-195，196）．

頭部X線規格写真所見（図7-197）：左右側大臼歯関係はAngle I 級，Hellmans dental age：ⅢC期，$\frac{7|7}{7|7}$ 萌出開始　年齢：13歳3か月

〈トレースと主な計測値：術後（3年後）〉

SNA	82.0°
FH to NA	93.5°
SNB	78.0°
FH to Npog	89.0°
ANB	40.0°
Mandibular pl.	29.0°
FH to Up 1	113.0°
FH to Lo 1	62.0°
※ Up 6 - PTV	17.0 mm

（Mean：15.0mm, S.D.：±2.0）

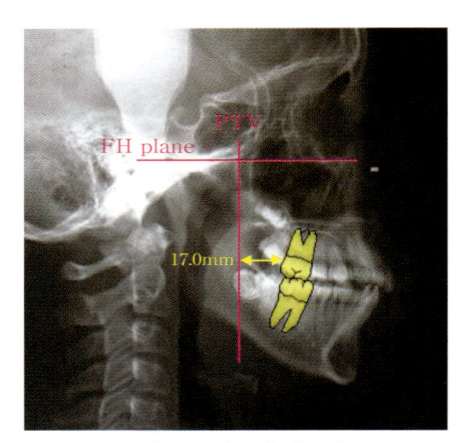

図7-197　装置除去3年後の側面セファログラム．

◆臨床のヒント◆

乳臼歯の早期脱落などで第一大臼歯が近心に傾斜し，後継永久歯の萌出スペースがない場合，上顎大臼歯の遠心移動は有効である．遠心移動によりⅡ級臼歯対咬関係を改善することができる．ただし，遠心移動はくさび効果で上下大臼歯に早期接触を生じさせ，前歯部の開咬を引き起こす可能性があるので注意を要する．また，過度の遠心移動は上顎第二大臼歯の萌出の妨げになるのでRicketts分析によりUpper molar positionを計測するなどして，後方の移動限界に配慮が必要である．

T．ペンデュラム/ペンデックス（Pendulum/Pendex）

症例T−1：

1）症例の概要
初診時年齢・性別：6歳9か月　女子（上顎前突）

2）装置の特徴
　上顎第一大臼歯の遠心移動を目的として使用され，患者の協力を必要としない上顎のみの固定式装置である．ただし，この遠心移動とともに遠心傾斜や前歯部アンカレッジロスによるオーバージェットの増大が生ずることを考慮に入れておく必要がある．この装置は上顎第一，第二小臼歯と口蓋に固定源を求め，上顎第一大臼歯に200から250gにアクチベートされたTMA（チタン・モリブデン・アロイ）ワイヤーのヘリカルスプリングを付ける．Nanceの口蓋床から上顎第一，第二小臼歯までワイヤーを伸ばし，咬合面にボンディングすることでオクルーザルレストとして上顎に固定する．またボンディングを行わずにバンドと鑞接することも可能である．ペンデックスの場合は口蓋床に側方拡大スクリューを組み込んだものである．これにより上顎大臼歯の遠心移動と上顎の側方拡大が同時に行える．TMAワイヤーのヘリカルスプリングは構造上円弧を描くような回転力が生ずるためその方向を予測したうえでワイヤーの調節が必要である．上顎第二大臼歯の萌出状態を考慮してこの装置を用いないと，第一大臼歯の遠心移動や遠心傾斜による萌出障害を来す可能性がある．

〈作製法〉
　口腔内で上顎第一大臼歯にバンドを試適し，この舌側面にリンガルシースを電気溶接した後，作業用模型のために印象採得を行う．上顎第一，第二小臼歯へのオクルーザルレスト用ワイヤーを0.036inch線で屈曲する．0.032inchのTMAワイヤーはヘリックスを屈曲した後，リンガルシースに挿入できるように調節する．これらのワイヤーはNanceの口蓋床を作製する際，同時にレジン内に埋入する．ペンデックスの場合はこの口蓋床に側方拡大スクリューを組み込む．TMAワイヤーを固定する場合，回転運動方向を考慮してヘリックスの前後的位置決めを行う必要がある．
　口腔内装着時には，エッチングする予定の小臼歯咬合面はシーラント処理されているのが望ましい．あるいは裂溝部にはエッチング剤が入り込まない配慮が必要である（図7-198～200）．

2　各種装置別治療法

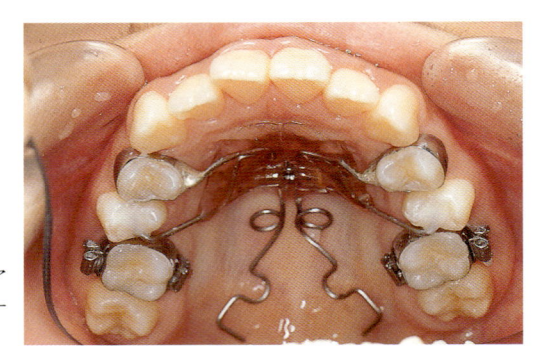

図7-198　ペンデックスの装着．TMAワイヤーはアクチベートされた後，上顎第一大臼歯のリンガルシースに挿入する．

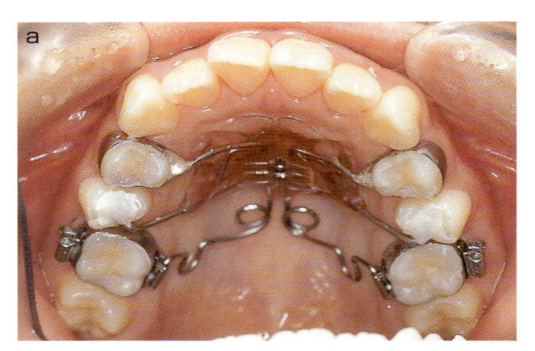

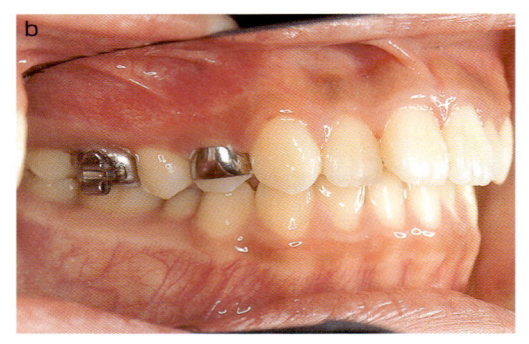

図7-199a，b　ペンデックス装着時．大臼歯関係は，Angle Ⅱ級である．

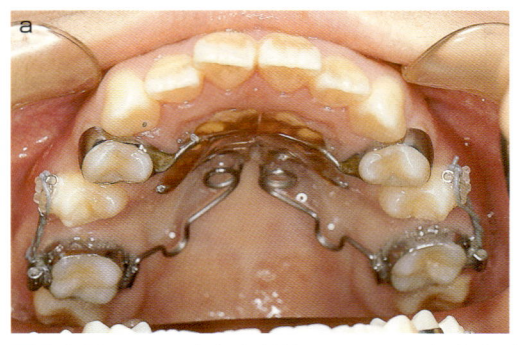

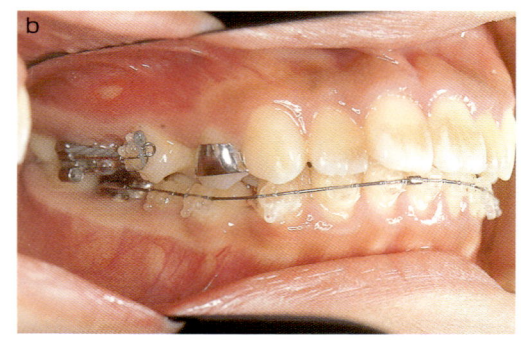

図7-200a，b　大臼歯関係は，Angle Ⅰ級を若干オーバーコレクションした状態となり，ペンデックスによる上顎第一大臼歯の遠心移動が終了した．上顎第二小臼歯の維持用ワイヤーを切断した後，同歯の遠心移動を開始した．

U．ディスタルジェット装置（Distal jet appliance）

症例U−1：

1) 症例の概要と診断

患者：9歳5か月　男子

主訴：前歯の歯並びが悪い．

顔貌所見（初診時）：左右対称，straight typeの側貌（図7-201a，b）

口腔内所見（初診時）：上顎左側中・側切歯が逆被蓋を呈していた（図7-201c）．

模型分析（初診時）：歯冠幅径は平均的な値を示していた．

パノラマX線写真所見（初診時）：歯数に異常はなく，上顎第二大臼歯が歯槽骨頂まで萌出していた（図7-202a）．

頭部X線規格写真所見：SNAが80.5°，ANB 3.9°と骨格系に異常は認められなかった．

2) 治療方針

上顎左側中切歯を被蓋改善した後，側切歯の唇側誘導スペースを確保するために　上顎第一大臼歯を遠心移動することにした．

3) 使用する矯正装置（ディスタルジェット装置）

装置の特徴：Caranoらによって1996年に考案された．初診時の下顎下縁平面角の大きさに左右されることなく適用でき，短期間で目標とする大臼歯の遠心移動量が得られ，大臼歯の遠心傾斜や固定歯の近心移動等の副作用は少ないとされている．

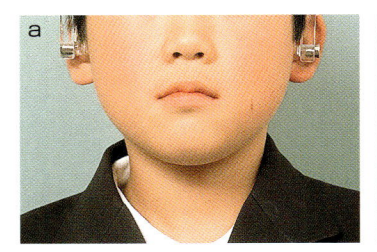

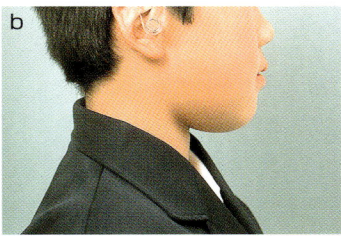

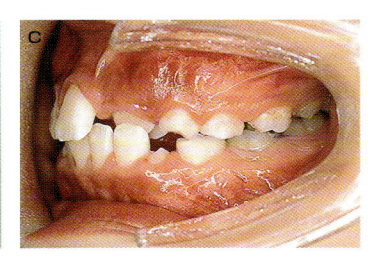

図7-201a〜c　初診時顔貌規格写真および口腔内写真．

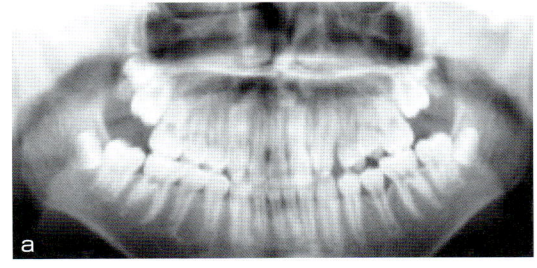

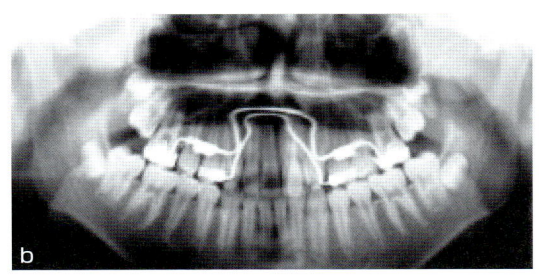

図7-202a，b　パノラマX線写真．a：ディスタルジェット装置装着時，b：遠心移動終了時．

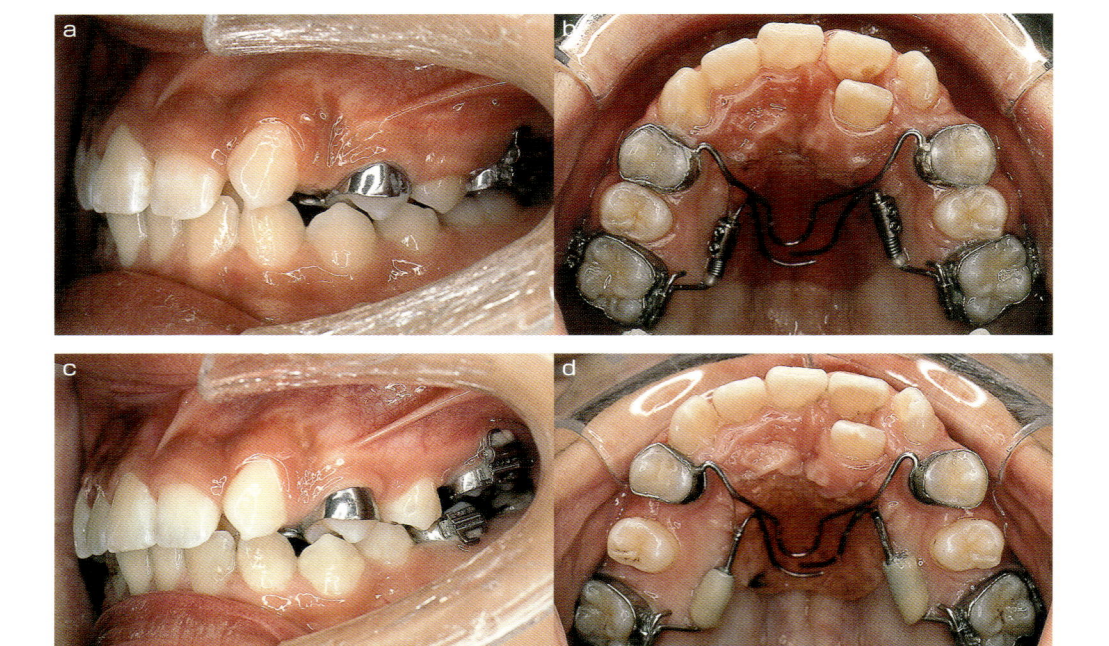

図7-203a〜d 口腔内写真．a, b：ディスタルジェット装置装着時，c, d：遠心移動終了時．

固定源はバンド固定歯とパラタルボタンに求める．矯正力は，ニッケルチタン製コイルスプリングにより発揮される．遠心移動後，即座にNanceのホールディングアーチに変換できる．

4）治療経過

前歯の被蓋改善後，側方歯群の萌出を待って，ディスタルジェット装置を装着した．遠心移動期間は3か月間であった（図7-202, 203）．

矯正治療に使用する器材，材料：ディスタルジェット装置

調整法：本装置の調節は2回で終了する（図7-204）．

1回目の活性化：クランプを遠心にスライドさせて，ベイヨネットワイヤー外周のコイルスプリングを圧縮する．クランプ内の遠心部スクリューを締めてチューブとクランプの引っかかりを作る．

2回目の活性化：1回目と同様に，クランプを遠心に移動させて，近心部スクリューを締める．

治療結果：骨格系の垂直的変化は認められなかった．上顎大臼歯の遠心移動量は，4.4mmであった（図7-205）．遠心傾斜量は口蓋平面に対する歯軸傾斜角が2.5°の減少で抑えられていた．副作用についてみると，中切歯および固定歯の変化は抑えられていた．本症例では，上顎第二大臼歯の萌出段階が未萌出であったことから，第一大臼歯の

図7-204 ディスタルジェット装置の調整．スクリューはベイヨネットディレクターの遠心端でクランプをストップさせるために用いる．スクリューの締めすぎで，ベイヨネットワイヤーを固定してしまうとsliding mechanicsが発揮されなくなるので注意する．

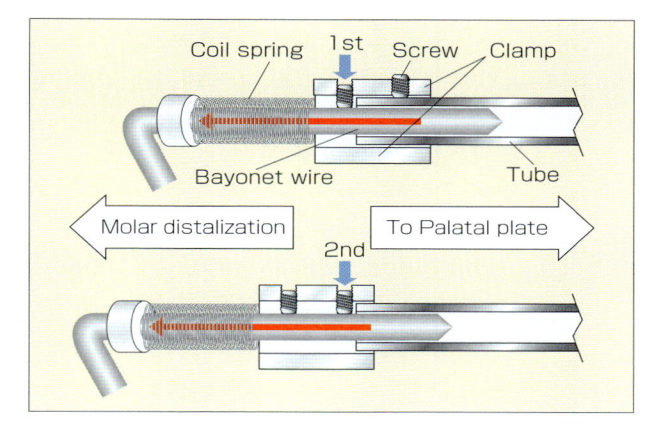

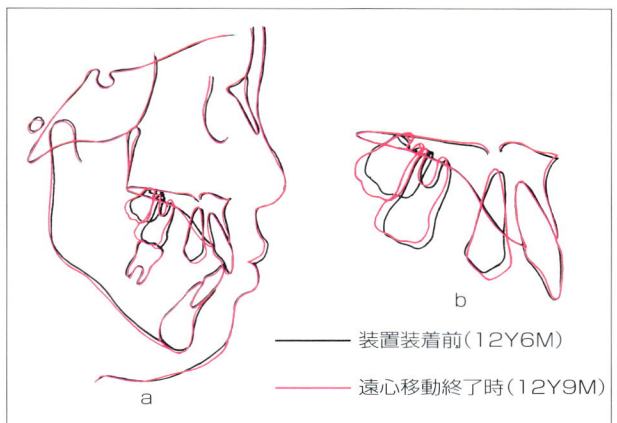

図7-205a，b 側面頭部X線規格写真透写図の遠心移動前後の重ね合わせ．a：S-N，S，b：Nasal floor．

遠心移動量が得やすく前方固定部への影響が少なかったものと思われる．

◆**臨床のヒント**◆

上顎第一大臼歯を遠心移動する場合，上顎第二大臼歯の萌出完了前が最も適した時期と思われる．

参考文献

1) Carano, A and Testa, M: The distal jet for upper molar distalization，J Clin Orthod 30（7）：374-380，1996．
2) 伊谷野秀幸，田中 久，氷室利彦：ディスタルジェット装置による上顎大臼歯の遠心移動を行った混合歯列期の3症例，東北矯歯誌，10(1)：17-26，2002．
3) Ngantung, V Nanda, RS and Bowman, SJ： Posttreatment evaluation of the distal jet appliance， Am J Orthod Dentofac Orthop 120(8)：178-186, 2001．
4) Bolla, E, Muratore, F, Carano, A and Bowman, S J: Evaliation of maxillary molar distalization with the distal jet : a comparison with other contemporary methods, Angle Orthod 72(5):481-494, 2002．

Ⅴ．ハビットガード（Habbit gard）

症例Ⅴ－1：

1）症例の概要と診断

初診時年齢・性別：9歳8か月　女子
主訴：前歯部開咬
顔貌所見（初診時）：convex type（図7-206a，b）
口腔内所見（初診時）：（図7-207a〜e）
パノラマX線写真所見（初診時）：歯冠，歯根ともに異常はみられない．歯槽骨の状態にも異常はみられない（図7-208a〜c）．

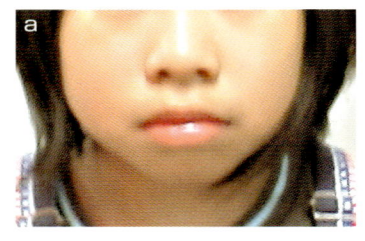

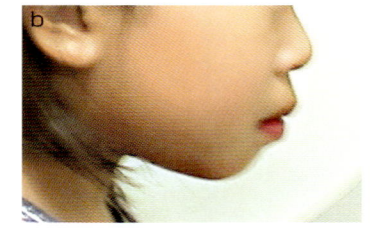

図7-206a，b　初診時顔貌写真．

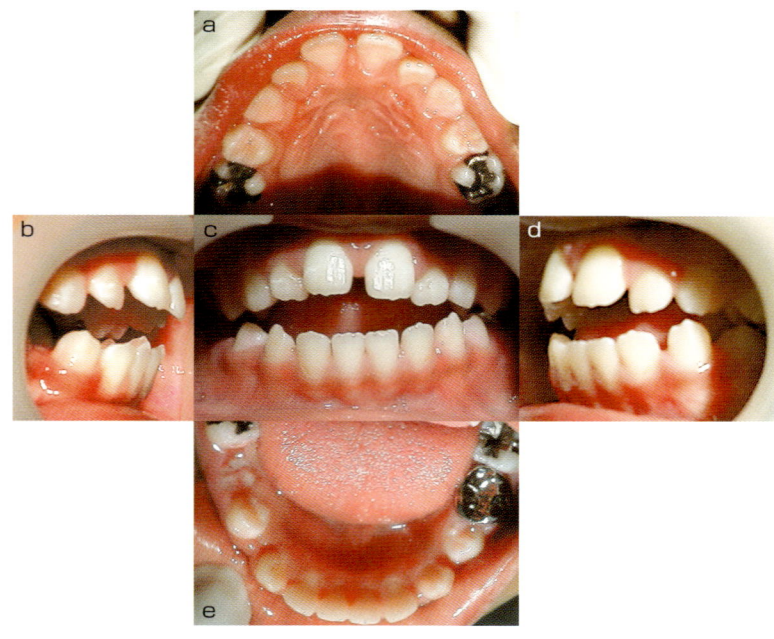

図7-207a〜e　初診時口腔内写真．

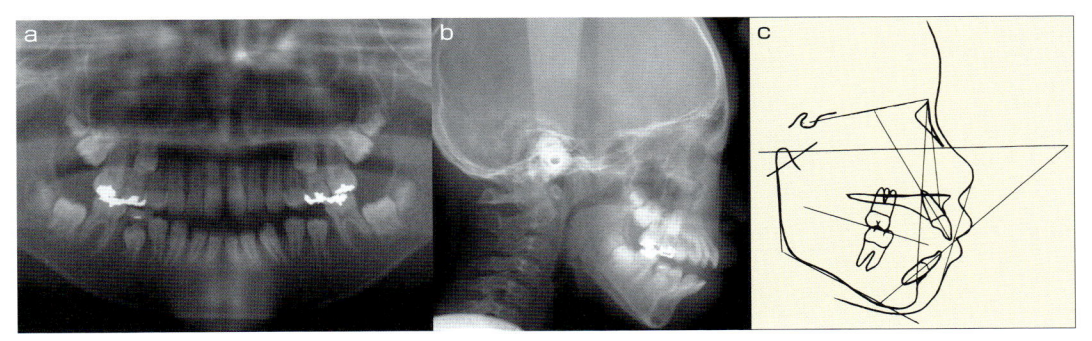

図7-208a〜c　初診時X線写真ならびにセファロ所見.

〈主な頭部X線規格写真計測値〉

SNA	84.2
SNB	75.1
ANB	9.1
Convexity	23.0
Gonial angle	122.3
FMA	29.7
IMPA	110.3
FMIA	40.0
FH-U1	117.8
Interincisal Angle	102.2

診断：Angle Class Ⅱ（Skeletal 2）

2）治療方針

　ハビットガードにて舌前突癖を改善し，前歯部の舌側傾斜により開咬を治療する．

3）使用装置（ハビットガード）

　ハビットガードは，弄舌癖，とくに舌前突癖を伴う混合歯列期の開咬症例の治療に用いられる．基本構造は第一大臼歯を固定源とし，前歯部を避けて舌側弧線を製作し，咬合状態を考えて舌の突出を妨げるような柵（クリブ）や鋭利なトゲ状のワイヤーを鑞接した固定性のものが一般的である．本装置使用中はほとんど完全に舌圧が排除されるので，唇，頬圧により前歯部は舌側移動する．

◆臨床のヒント◆

　本装置の使用期間は半年〜1年間で，この間に異常嚥下運動や指しゃぶりに改善の兆しがみられないときは他の治療法を考慮すべきである．

4）治療経過（図7-209）

5）治療結果（図7-210, 211）

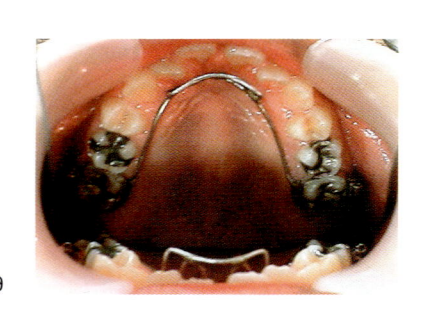

図7-209

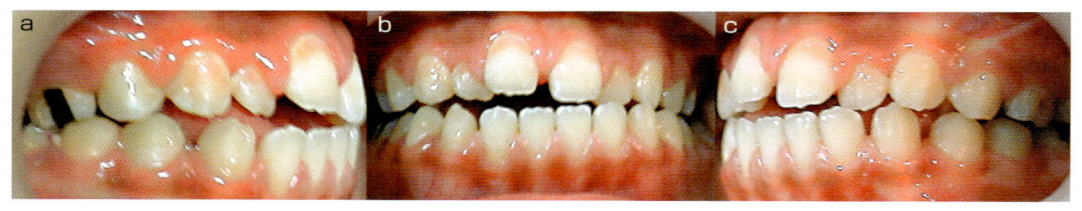

図7-210a〜c　治療後の口腔内写真.

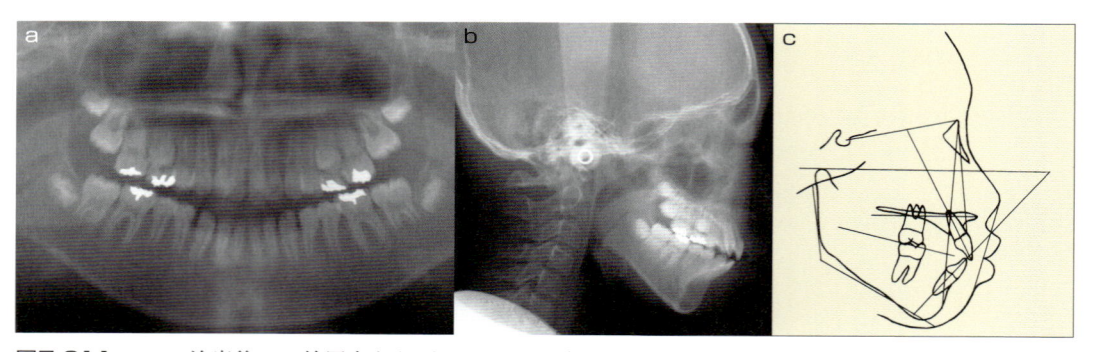

図7-211a〜c　治療後のX線写真ならびにセファロ所見.

〈主な頭部X線規格写真計測値〉

SNA	83.3
SNB	75.8
ANB	7.8
Convexity	20.0
Gonial angle	126.3
FMA	29.4
IMPA	101.9
FMIA	48.7
FH-U1	116.6
Interincisal Angle	112.2

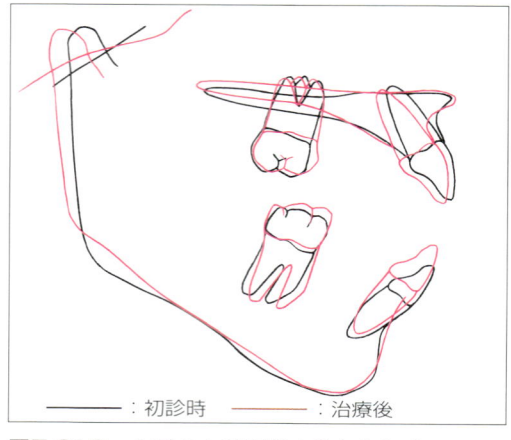

図7-212　上顎および下顎の重ね合わせ.

W．タングリトレーナー（Tongue retrainer）

症例W－1：

1）症例の概要
初診時年齢・性別：8歳1か月　女子（開咬）

2）装置の特徴
　タングリトレーナーは，Leon Kussickにより開発され，アクリル製の既製品として現在販売されている．この装置は，弄舌癖，指しゃぶり，口唇の悪習癖などを抑制，改善する装置で，さらにこのような習癖が要因となる前歯部開咬の治療に用いられる．
　タングリトレーナー各部位の働きとして，装置下面前方部に位置するアンテリア・バイトプレーンにより下口唇の悪習癖を抑制し，装置中央部の舌が収まるタング・チャンネルによって安静時および嚥下時の舌が正しく位置付けられる．
　また装置の調整は，すべてチェアーサイドで行うことが可能で簡便である．調整時には下顎位を中心位にし，両側の下顎臼歯部が均等に装置と接触するように行う必要がある．本装置は，日中3時間以上と睡眠中の使用で効果が期待できるため，より協力が求められやすく，小児に受け入れられやすいと考えられる．

　本症例は，8歳1か月の女児で，前歯部開咬を主訴に来院し指しゃぶりが幼児期より現在まで続いている患児である．まず指しゃぶりの除去と前歯部開咬の改善を目的としてタングリトレーナーを用いた治療を開始した．経時的変化を初診時から装置使用11か月までの状態を写真で示す（図7-213～218）．

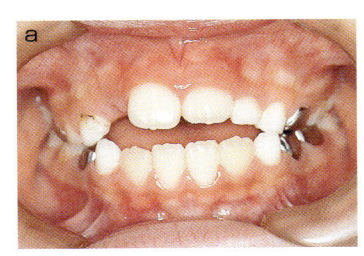

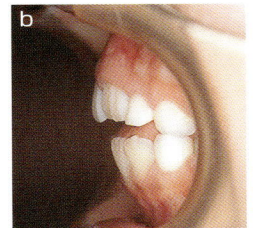

図7-213a，b　初診時．

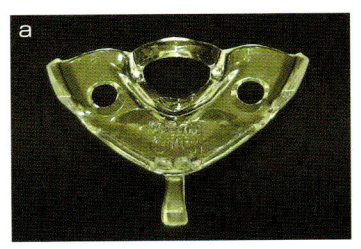

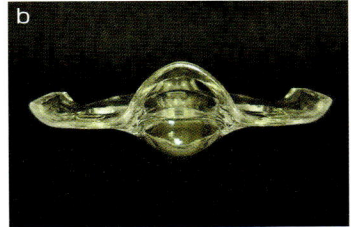

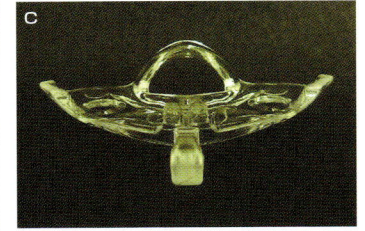

図7-214a～c　タングリトレーナー調整前．

2 各種装置別治療法

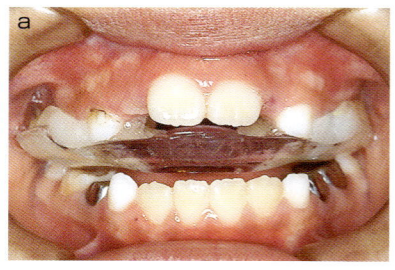

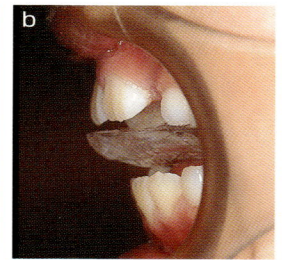

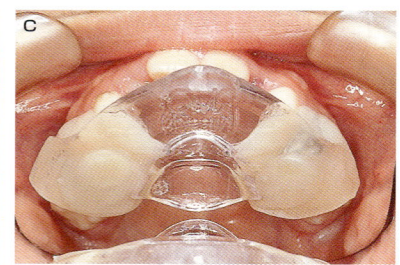

図7-215a〜c　タングリトレーナー装着時．

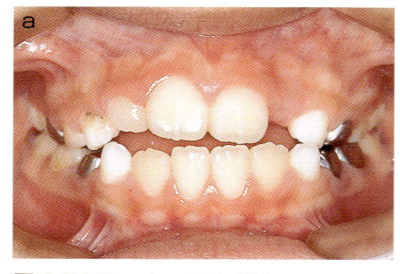

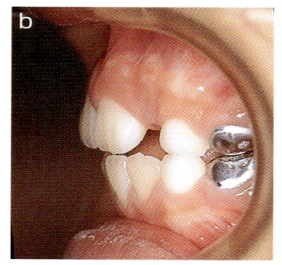

図7-216a，b　2か月後．

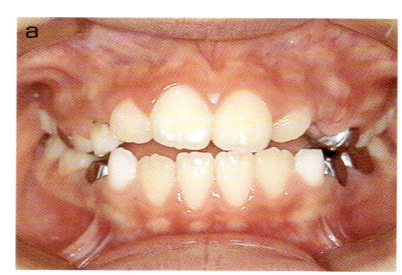

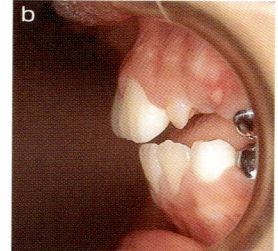

図7-217a，b　6か月後．

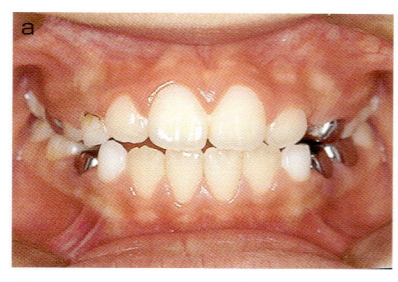

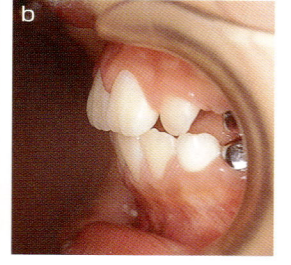

図7-218a，b　11か月後．

X．ジョーンズジグ®（Jones jig®）

症例X－1：

1）症例の概要と診断

主訴：上顎の歯並びが悪いのが気になる．

顔貌所見（初診時）：正貌は左右対称（図7-219a，b）

口腔内所見（初診時）：上顎犬歯低位唇側転位，オーバージェット；＋4.3mm，オーバーバイト；＋2.2mm，AngleⅡ級（図7-220a～e）

模型分析（初診時）：上顎A.L.D.－15.2mm，下顎A.L.D.－1.9mm，歯列弓形態は上顎が鞍状傾向のあるtaper型，下顎ovoid型．

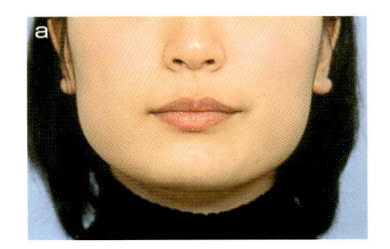

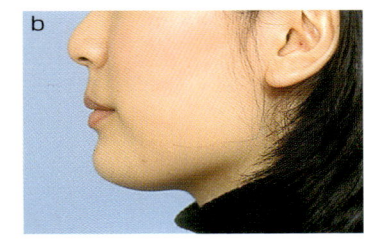

図7-219a，b　初診時顔貌写真．

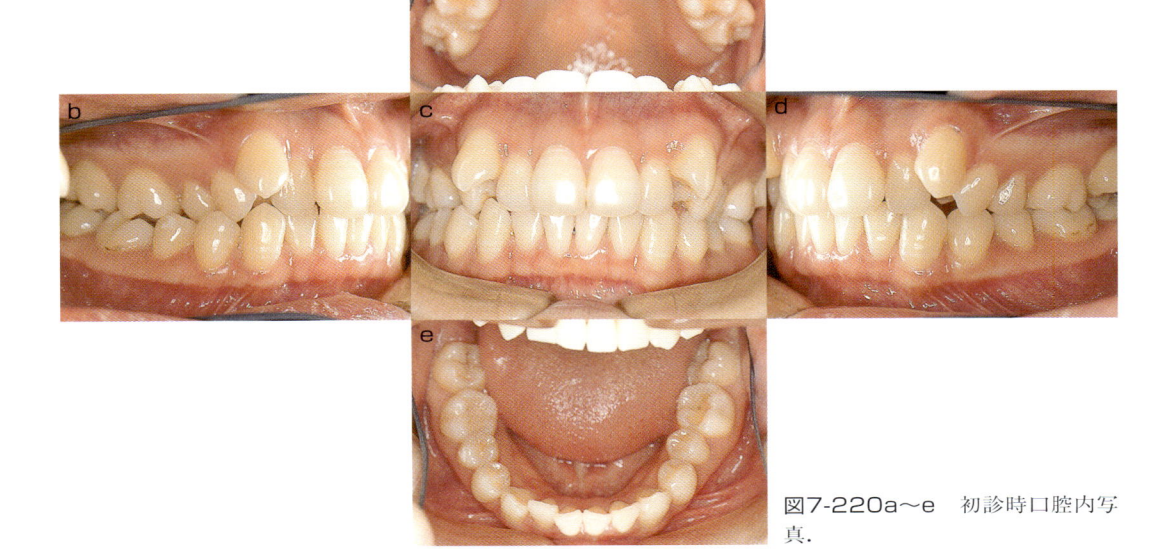

図7-220a～e　初診時口腔内写真．

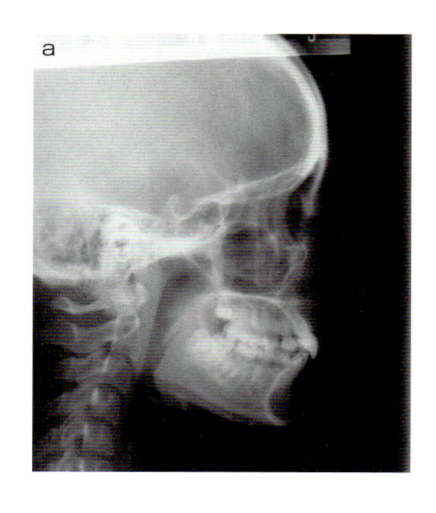

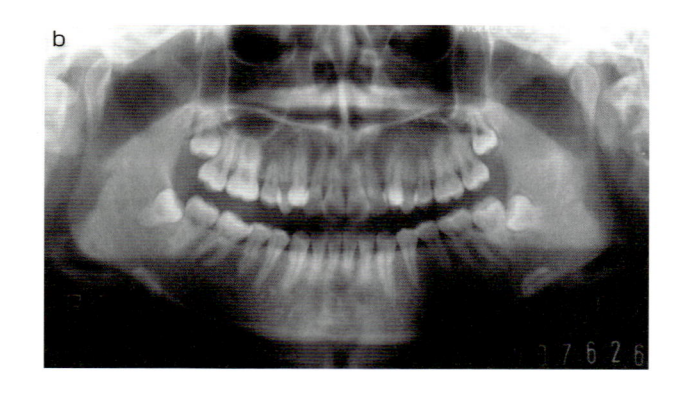

図7-221a, b　初診時X線写真所見.

パノラマ・デンタルその他のX線所見（初診時）：上下顎両側第三大臼歯埋伏，上顎両側第二小臼歯短根歯（**図7-221a, b**）

セファロ所見：上下顎骨に異常は認められない．

診断と治療方針：上顎犬歯低位唇側転位を伴う叢生

2）治療方針
上下顎両側第二大臼歯を抜歯し，上顎両側第一大臼歯遠心移動により叢生を改善する．

3）使用する矯正装置（ジョーンズジグ®）の特徴
可撤式装置と違い，患者さんの協力なしに大臼歯の遠心移動を行える装置で，適用時期は混合歯列期から使用できる．装置は比較的小型で口腔内に異物感が少ない．

この装置はAngle Ⅱ級症例に適用し，大臼歯のⅠ級の獲得には，痛みが少なく比較的容易に短時間で得られる．歯の移動に関しての効果はサービカルタイプのヘッドギアとほぼ同様である．

効果が得られ装置を撤去した後，ただちにアーチワイヤーを装着し，治療を速やかに継続できる．

〈注意事項〉
・大臼歯にかかる矯正力に気を付ける（最適矯正力をかける）．
・装置周囲のブラッシングが比較的困難であるため，ブラッシングに気を付ける．

〈ジョーンズジグ®の製作過程〉
①バンド試適（上顎第二小臼歯，第一大臼歯）
②小臼歯にブラケット，大臼歯にバッカルチューブを溶接
③印象採得

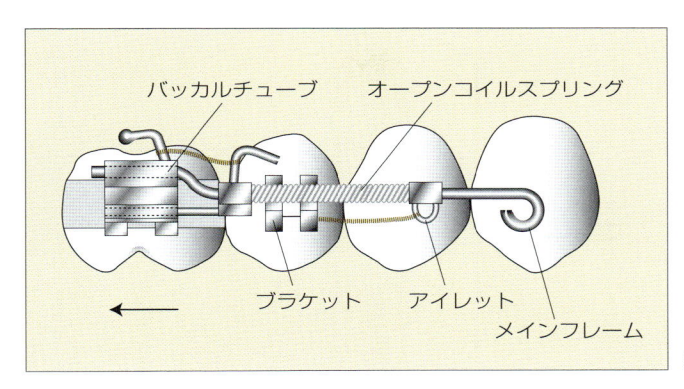

図7-222　ジョーンズジグ®の模式図.

④ホールディングアーチ作製
⑤ジョーンズジグ®の組み立て
⑥口腔内に装着
⑦ジョーンズジグ®の装着（メインフレームのフックとバッカルチューブのフックを結紮線で固定）
⑧ジョーンズジグ®のアクチベート（アイレットに結紮線を通し，第二小臼歯のブラケットの近心にオープンコイルスプリングを圧縮し結紮）(図7-222)

4）治療経過

治療経過：(図7-223～226)

治療に使用する器具，材料：ブラケット，バッカルチューブ，メインフレーム，アイレット，オープンコイルスプリング，結紮線，バンド

装置の調整法：アイレットに結紮線を通し，第二小臼歯のブラケットの近心に1～5mmの範囲でオープンコイルスプリングを圧縮し結紮

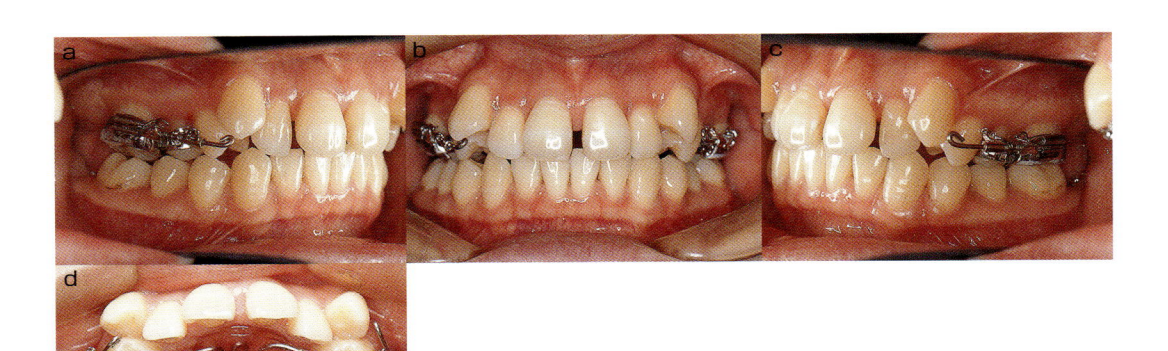

図7-223a～d　上下顎両側第二大臼歯抜後ジョーンズジグ®装着.

2　各種装置別治療法

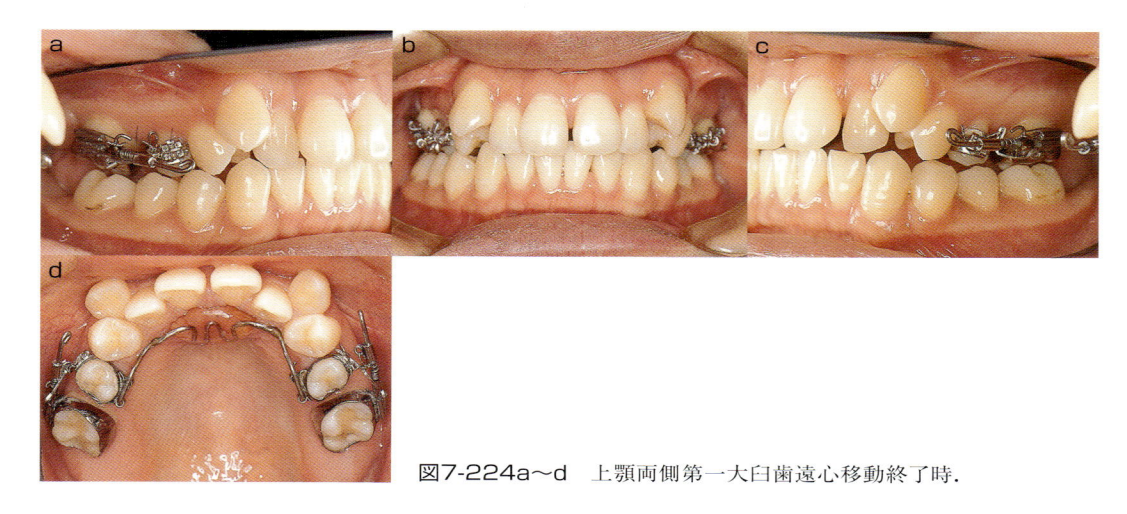

図7-224a～d　上顎両側第一大臼歯遠心移動終了時．

図7-225a～e　保定開始時．

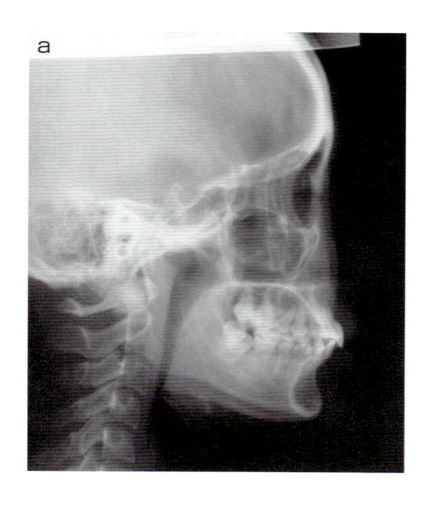

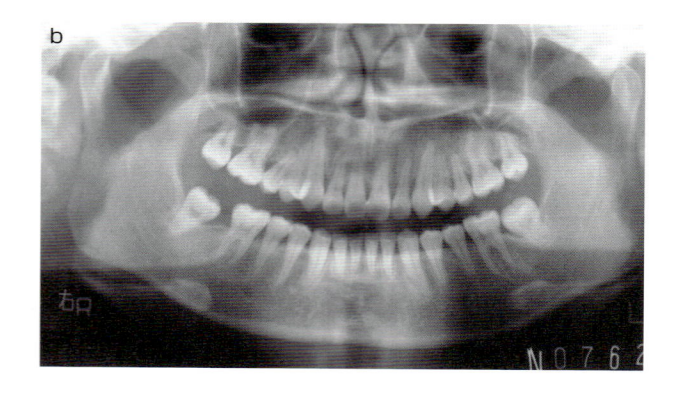

図7-226a，b　保定開始時X線写真所見．

Y．ディスキング（ストリッピング）（Disking；Stripping）

症例Y－1：

1）症例の概要と診断

初診時年齢・性別：13歳0か月 女子

主訴：「前歯の歯並びが気になる」が初診時の主訴であったが，第一小臼歯4本抜歯で，排列後にオーバージェット5mmという状態になった．

口腔内所見（初診時）：（図7-227a～c）

模型分析（初診時）：当初の予測では前歯の捻転改善後，オーバージェットも3mmになるはずだったが第三大臼歯の存在で，上顎第一大臼歯が遠心移動されなかった．またアンテリアレイショが上顎において5mm上回っていた．

セファロ所見：ディスキング開始時の分析．骨格的に問題は認めないが，上顎中切歯の唇側傾斜が強い．

診断と治療方針：アンテリアレイショの過大による上顎前突

2）治療方針

方針：上顎犬歯間の隣接面を削合して6前歯を舌側傾斜し，オーバージェットを減少させる．

3）使用する矯正装置

装置はセクショナルアーチ．コンタクト1箇所につき最大1mmの削合が可能である．つまりひとつの歯の隣接面1箇所で0.5mmと考えてよい．これは歯髄症状を起こさない安全圏である．両隣接面で削合すれば1歯につき1mmの削合となる．

排列にどれだけのスペースが必要か，どこを削合すべきかを検討するためには，ぜひセットアップモデルを製作すべきである（セットアップモデルについては成書参照）．

削合は，移動したい部位の最近接部から開始することもあるが，捻転やブロークンコンタクトが顕著な場合は，どのような器具を用いても隣接面の正確な削合はできないので，正確に削合量を確保できる箇所を求めるべきである．隣接面に充填物などがある，または歯冠補綴されている歯は，選択的に削合すべきである．削合後，歯の移動を行う

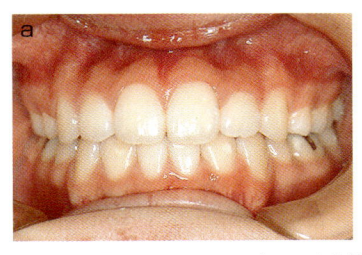

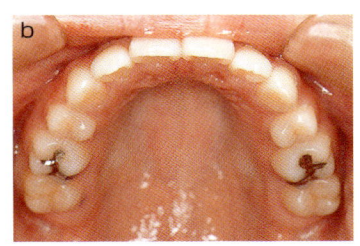

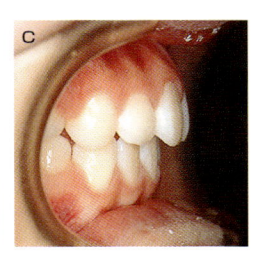

図7-227a～c ディスキング直前．

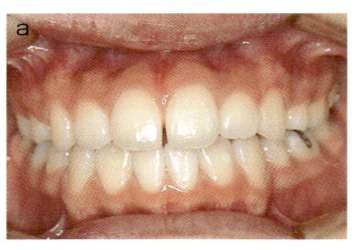

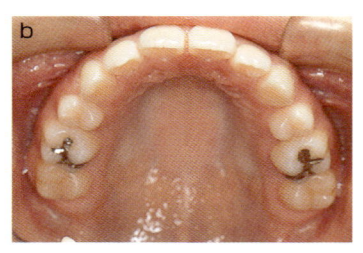

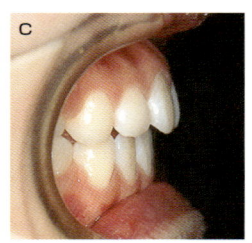

図7-228a〜c　ディスキング直後.

が，その方法は多様である．削合部位が臼歯から前歯に渡るような場合は，フルアーチのマルチブラケット装置を用いる．移動の部位が限局されていればセクショナルアーチでのマルチブラケット装置でもよい．また前歯に限局した移動の場合はホーレータイプリテーナーや，接歯唇側線を有する挙上板，斜面板も使用可能である．また全顎的な移動を考える場合，削合部位を検討した際のセットアップモデルを使用したダイナミックポジショナー，ソフトリテーナーも使用することができる．

4）治療経過

治療経過：（図7-228a〜c）

治療に使用する器具，材料：ディスキングは，その名のとおり，以前はハンドピースにダイアモンドディスクを装着して口腔内で歯間を削合していたが，はなはだ危険な方法であった．近年では，ハンドピースに装着して安全に削合する専用の機器（エアローター®，オーソ・ストリップス・システム®）がある．また手用で削合する用具（M-Dリデューサー®，トゥース・ストリッパー®）もある．

しかし臼歯部隣接面などでインレーやクラウンが存在すればこれらの用具によってもかなり困難がある．そのような場合はタービン用のダイアモンドバー（ISO：222-016, 166-014, 166-016, 166-018, 160-016, 167-011, 167-014, 167-018, 203-018など）などの極細バーでかきあげるように削合するしかない．この場合，隣接面のテーパーが強くなることを極力避ける必要がある．

装置の調整法：移動方向は，症例によりさまざま考えられるが，en massを基本に考え，スペースを集めていくべきである．たとえば叢生で，小臼歯より前方をすべて隣接面の削合をしたならば，犬歯の遠心にスペースを集めながら，犬歯間のすべてのコンタクトを回復するように移動する．

適度な矯正力をかけているのに削合したスペースが閉じない場合，歯肉縁下で隣接歯同士が接触している場合がある．疑わしい場合はデンタルX線写真で確認したほうがよい．

マルチブラケット装置以外の移動では，工夫が必要であり，歯の移動を妨げることのないように床を削合すること，ポジショナー，リテーナーも複数回製作する必要などがある（図7-229a〜c）．

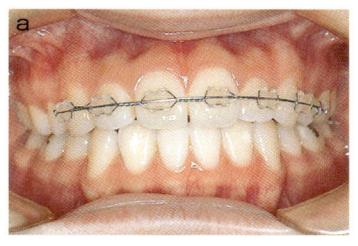

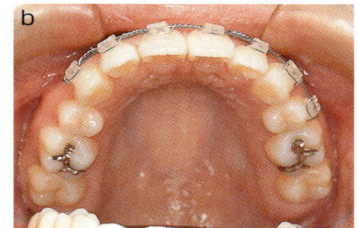

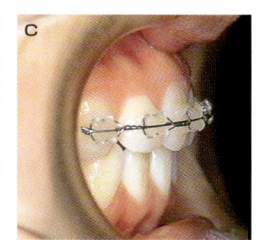

図7-229a〜c

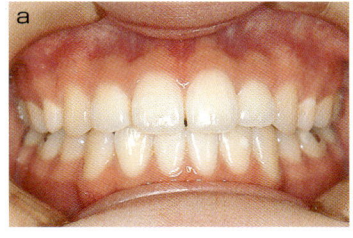

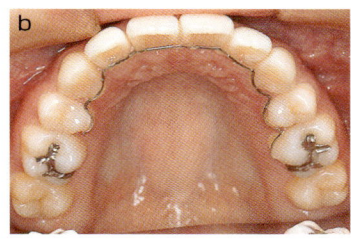

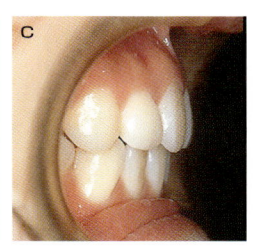

図7-230a〜c　治療後，上顎前歯の歯軸が舌側に傾斜している．また舌側からワイヤーで固定している．

◆**臨床のヒント**◆

　ディスキングはエナメルディスキング，スライシング，ストリッピングとも呼ばれ，前歯，臼歯を問わずコンタクトポイント周囲の歯冠をわずかに削合することで，歯の移動のスペースを作り，望ましい歯列弓形態と咬合状態を獲得する方法である（図7-231，232）．

　この方法は，成長の要素のない，叢生，上顎前突，反対咬合，上下顎前突の比較的軽度な症例に用いられるべきである．オーバージェット，オーバーバイトの値が正負に関わらず大きい値をとっているような骨格性の要因を疑う症例，あるいはアーチレングスディスクレパンシーの絶対値が大きい症例には適応できない．

　逆にアンテリアレイシオ，オーバーオールレイシオに問題があって，どちらかの歯列弓の歯冠幅径を減少しなくてはならないような症例には格好の方法といえる．

　さらに保定後に前歯部のブロークンコンタクトが出現した際（つまり捻転などの再発を認めても，すでに利用できる抜歯空隙がない場合）にも用いることができる．

　日本人の歯冠形態は側面のカントゥアが強く，コンタクトが切縁よりも低いレベルにある．また歯軸の傾斜や捻転の度合い，さらに歯肉の状態によっては歯肉縁下にコンタクトがある場合もある．こうした状況では，エンジン利用の切削器具や手用切削具よりタービンバーが有利である．いかなる器具を用いても，歯肉への損傷が皆無ということはないので，患者さんには事前によく説明する必要がある．

　縁下での接触が疑われる場合は探針で確認することが必要である．

　浸麻はできれば避け，表面麻酔程度にするべきである．なぜなら浸麻では歯肉が膨潤

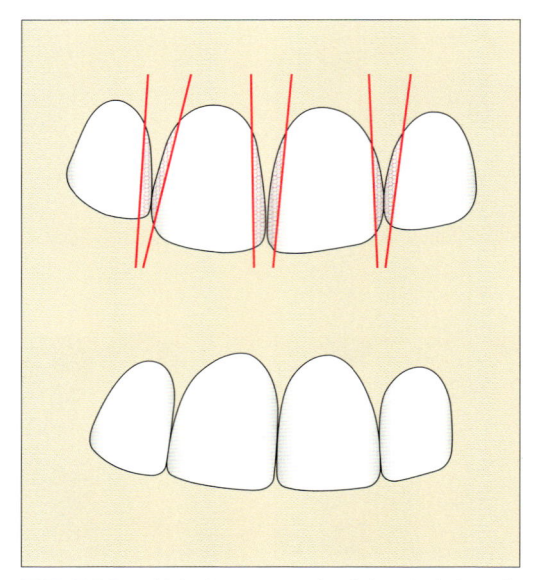

図7-231 削合はコンタクトポイントから，歯の隣接面に沿った面で行う．隣接する削合面同士が平行にならないようにする．

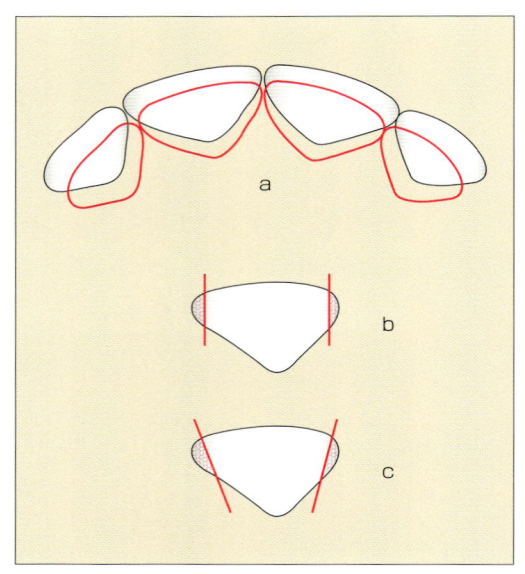

図7-232 aの黒のアーチをディスキングして赤のアーチにするには，bのように平行に削合するのではなく，cのように舌側に開くような削合をする．

してさらに損傷を大きくする可能性があるためである．また歯髄症状が現れるほど，削合することはないので，基本的に歯の知覚鈍麻を目的に麻酔をすべきではない．

削合面は舌側（口蓋側）ほど開くようにテーパーをつけるべきである．その理由は歯列弓が縮小するに従い，歯間が狭まるが，平行に削合していると舌側の辺縁が先に接触し，削合量よりも移動量が少ない結果となるし，歯間に深い不潔域を作ることになる．よい削合を考えるには，理想的には曲面になればよいが，技術的に困難ではある．たとえば石組みによるアーチをイメージすればよい．

天然歯の隣接面削合部には，来院の度にフロスをかけ，フッ素塗布を繰り返し，患者さんには治療後もフロス使用を勧める．

Z．キューシック・オーソペディック・インクライン（Kussick orthopedic incline）

症例Z−1：骨格型上顎前突症例

1）症例の概要と診断

初診時年齢・性別：10歳5か月　女子

主訴：上の前歯の歯並びが気になる．

顔貌所見（初診時）：正貌は左右対称．側貌は凸型，オトガイ部の後退を認める．口唇の緊張はない（図7-233a，b）．

口腔内所見（初診時）：歯齢はⅢB期．臼歯関係は左側がアングルⅠ級，右側がⅡ級である．オーバーバイトは＋4.0mm，オーバージェットは＋6.3mmである．歯列弓形態は上下顎ともにほぼ卵円形で，上下顎前歯部に軽度の叢生が認められる（図7-234a〜g）．

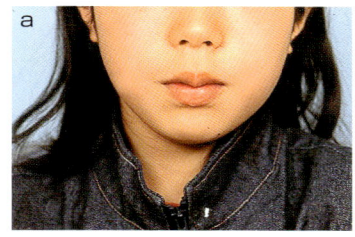

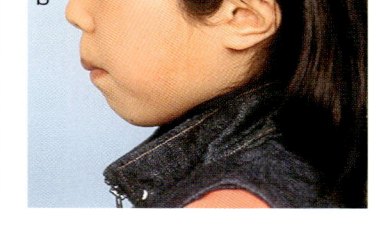

図7-233a，b　初診時顔貌写真．

図7-234a〜g　初診時口腔内写真．10歳5か月．

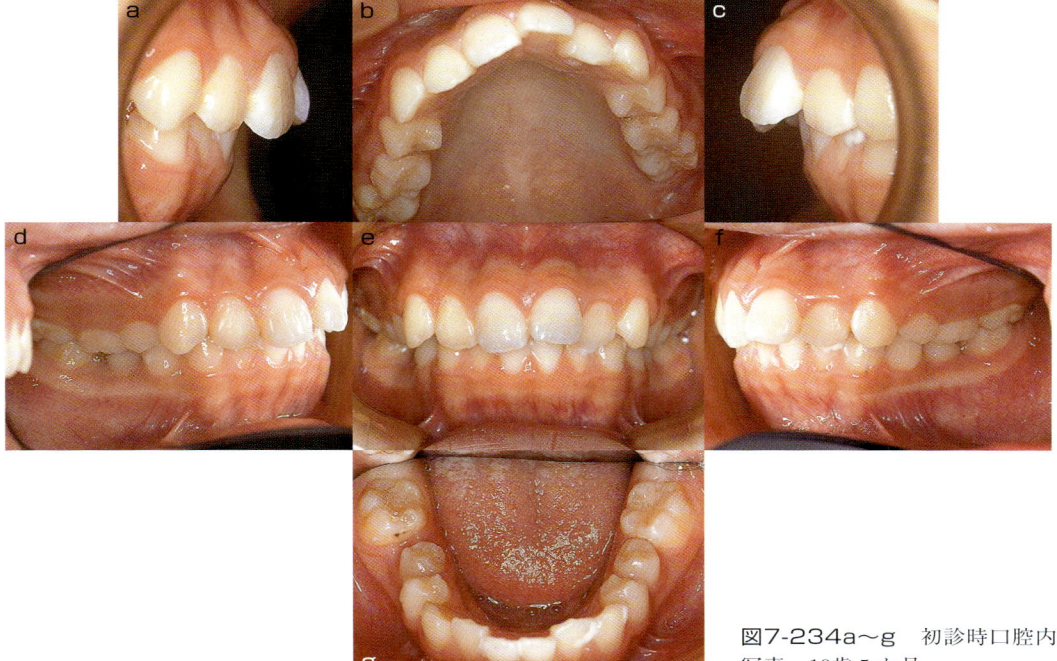

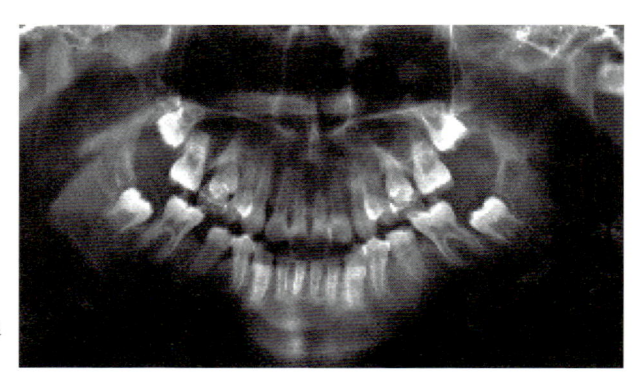

図7-235 初診時パノラマX線写真.

模型分析（初診時）：上顎永久歯の歯冠幅径は若干大きめであり，下顎永久歯は平均的な大きさである．アーチレングスディスクレパンシー量は上顎で－3.6mm，下顎で＋2.7mmであった．上顎歯槽基底幅径，長径はそれぞれ48.4mm，33.0mmとともに大きな値を示し，下顎歯槽基底幅径，長径はそれぞれ37.0mm，31.0mmで幅径はやや小さく，長径はやや大きな値であった．このため上顎と下顎の歯槽基底幅径ならびに歯列弓幅径とに大きさの不調和が認められる．

パノラマ・デンタルその他のX線所見（初診時）：パノラマX線所見では，歯数，形態にとくに異常は認めない（図7-235）．

セファロ所見：Skeletal patternではSNAが81.3°，SNBが74.4°とともに1S.D.内であるが，ANBが6.9°で，上下顎骨の前後的な位置関係の不正を認める．さらに，Facial angleは76.6°，A-B plane angleは－9.1°と1S.D.を越えて小さく，Convexityが15.0°と1S.D.を越えて大きな値を示し，相対的に下顎が後方位にある上顎前突の骨格型を示す．またMandibular plane angle to FH は36.4°であり，Ramus plane angle to FHが93.4°と下顎の後方回転を認める．

Denture patternでは，U1 to FH planeが111.4°，L1 to Mandibular planeが99.5°と1S.D.内ではあるが，ともに唇側傾斜傾向を示す．

診断：下顎の後方回転を伴う骨格型上顎前突

2）治療方針

全身成長から下顎骨の成長発育が期待できると判断したため，下顎骨の前方誘導と上顎前歯部の舌側傾斜を目的とした機能的顎矯正装置を適用することとした．

3）使用する矯正装置（キューシック・オーソペディック・インクライン）

Dr. Leon Kussickによって開発された機能的顎矯正装置のひとつである．最大の特徴は，装置が既製であり，印象採得や咬合採得の必要がなく，技工操作もないことが挙げられる．患者さんへの装着は，すべてチェアーサイドで行われる．また，クラスプや誘導線を持たない構造で，レジン単体の装置である（図7-236a〜c）．

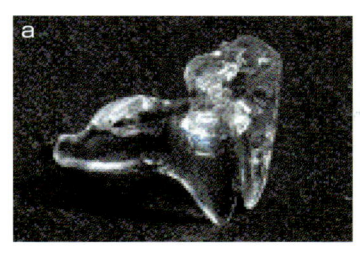

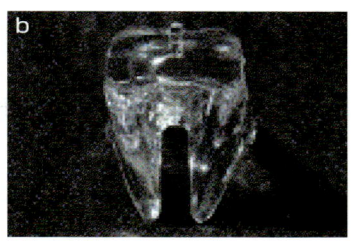

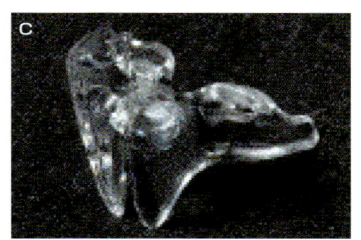

図7-236a〜c　キューシック・オーソペディック・インクライン.

　装置の使用時間は，日中3時間と就寝時の装着を推奨しており，終日使用を義務付けられる装置よりも，患者さんの負担は軽減されるものと考えられる．ただし，装着時には装置を介在させ，嚙み込むように指示する．
　装置の効果としては，咬合斜面板や他の機能的顎矯正装置と同様に下顎の前方誘導または前方成長の促進を期待できる．異なっている点は，装置の維持を上顎中切歯に求めるために，いわゆるプレマキシラに相当する上顎前歯歯槽部の変形と上顎前歯の舌側傾斜を促し，結果的に上顎歯列の拡大効果も期待できることである．

4）治療経過

　治療経過：上顎にキューシック・オーソペディック・インクラインを装着している（図7-237a〜c）．骨格的に下顎の後方回転が認められ，この装置の適用によってさらに下顎の後方回転を助長する恐れが考えられたが，オーバーバイトが大きかったために，本装置の適用を試みた．装置の使用は，最低日中3時間と就寝時を指示し，可能であれば日中の使用をもう少し長くするように指導した．患者さんは協力的であり，こちらからの指示を十分理解して実行してくれた．装置の使用期間は1年6か月であった．
　治療に使用する器具・材料：キューシック・オーソペディック・インクラインのミッドラインインディケーターを上顎正中に合わせ，インサイザルリテンションエリアにレジンを装塡し，上顎中切歯に圧接する．レジンを保持するアンダーカット部があるので，レジンの種類はあまり問わないが，光重合型レジンであるトライアッドプロビジョナルマテリアルを用いると，チェアータイムを短縮できる．装置の位置設定では，パラタルレストが口蓋に接触する状態に角度を付与する．また下顎の前方誘導量は，レッジ部に

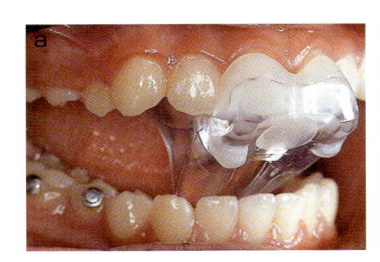

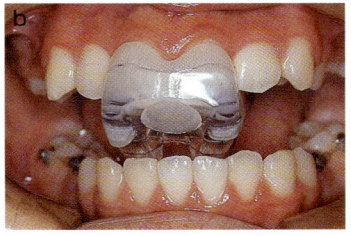

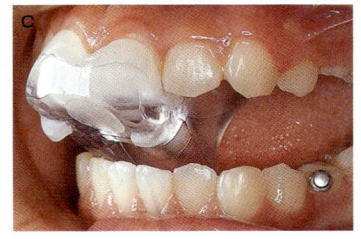

図7-237a〜c　装置装着時口腔内写真．10歳9か月．

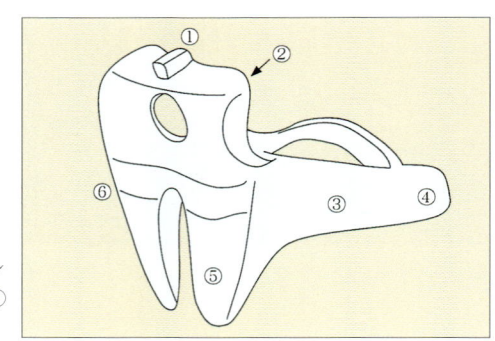

図7-238 ①ミッドラインインディケーター，②インサイザルリテンションエリア，③パラタルウィング，④パラタルレスト，⑤インクライン，⑥レッジ．

ストッパーを付与することによって調節する．装置の設定が終了し，患者さんに装着する前に，ミッドラインインディケーター，パラタルレストは削合する（図7-238）．

装置の調整法：下顎の誘導面であるインクライン部では，下顎中切歯ではなく，下顎側切歯でガイドするように調節する．もちろん，インクライン部の先端が咬合したときに下顎口腔底に当たるようであれば削合する．下顎の前方誘導量をコントロールするレッジ部に付与するレジンストッパーの位置は，オーバーバイト，オーバージェットの量によって変化させることになる．一般的には，オーバーバイトの減少を目的とした場合にはストッパーを低い位置に，オーバージェットの減少を目的とした場合には，ストッパーはできるだけインクライン部上方に付与することになる．

また，装置の使用過程においては，適時インサイザルリテンションエリア，インクライン部，パラタルレストの調節を行っていく（図7-238）．

治療結果：(図7-239a〜g)

歯齢はⅢC期に入り，マルチブラケット装置による最終的治療開始時期を待つ時期まで使用した．オーバーコレクション気味に下顎を誘導し，この時点での臼歯関係は，左右側ともにアングルⅢ級である．また，オーバーバイトは+1.0mm，オーバージェットは+2.0mmへと変化した．

Skeletal patternではMandibular plane angle to FH は37.6°，Ramus plane angle to FHは91.2°と依然として大きな値で，下顎の後方回転を認めるが，SNAが82.2°，SNBが76.8°，ANBは5.5°へと変化し上下顎骨の前後的な位置関係の改善を認めた．

さらにDenture patternでは，U1 to FH planeが111.7°，L1 to Mandibular planeが94.7°とほぼmeanの値へと変化した．

機能的矯正装置による下顎の前方誘導を行った場合，実際に下顎骨の成長が生じているとは限らず，習慣的に下顎が前方位をとっている場合がある．このようなときは，装置の使用を中断すると，やがて下顎が後退し，元来の位置に戻ってしまう．これが二態咬合を生じる一因として考えられる．このような状態を見極めないうちに，最終的なマルチブラケット装置による治療に移行すると，治療中に下顎位が定まらず，結果として良好な咬合が得られないことが考えられる．

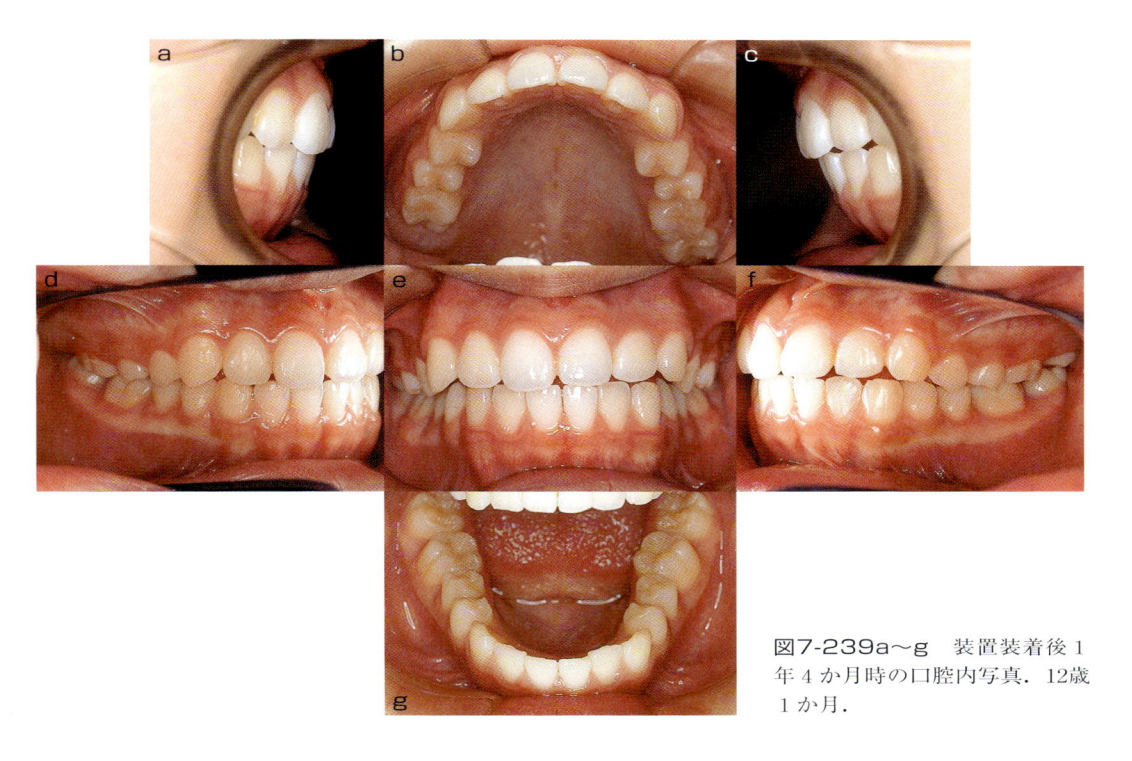

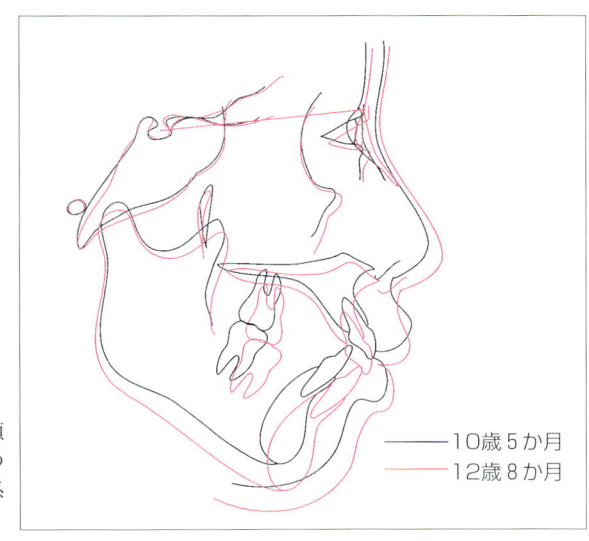

図7-239a〜g　装置装着後1年4か月時の口腔内写真．12歳1か月．

図7-240　セファロの重ね合わせ．上下顎ともに前下方への成長がうかがえる．とくに下顎骨は前方・下方への成長量が大きく，上下顎の前後的位置関係だけではなく，垂直的位置関係の改善に大きく作用している．

—10歳5か月
—12歳8か月

　本症例では，装置の使用を1年6か月でいったん中止し，全身の成長を含めた半年の経過観察を行い，マルチブラケット装置による治療の開始時期を検討した．図7-240に初診時とマルチブラケット装置による治療開始直前のセファロの重ね合わせを示す．半年の経過で下顎が後退することはなく，重ね合わせからも良好な下顎の成長が確認さ

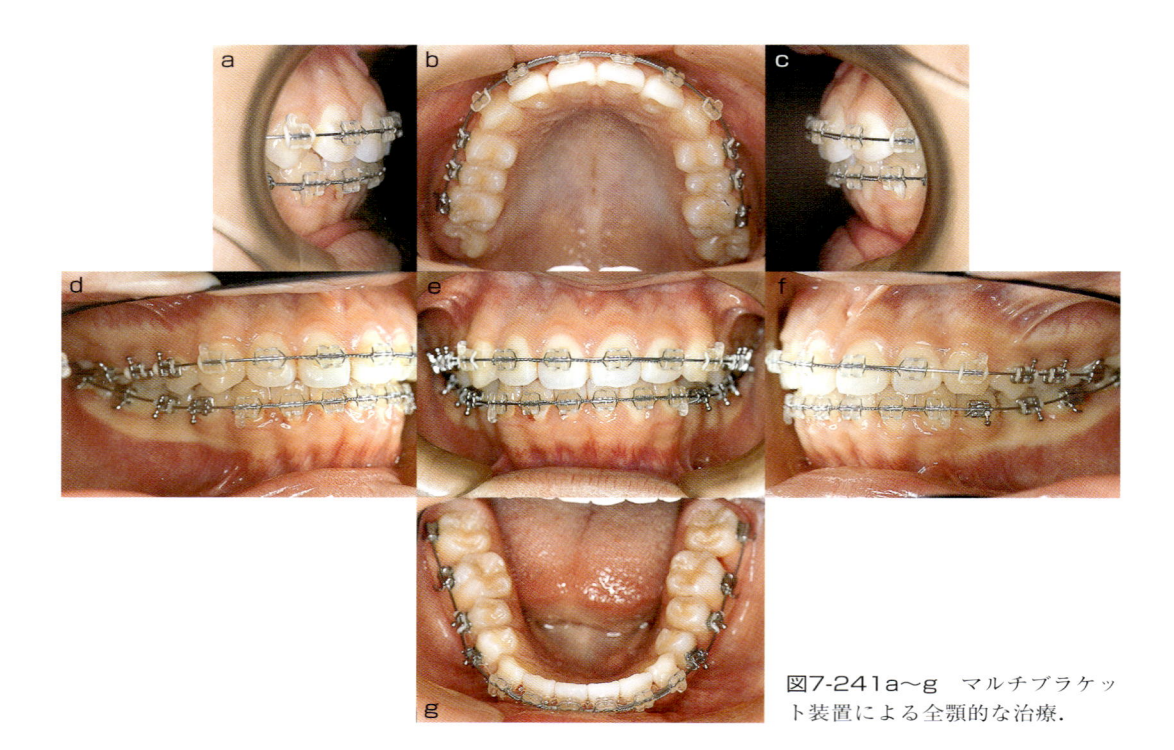

図7-241a〜g　マルチブラケット装置による全顎的な治療.

れた．このように上下顎の前後的・垂直的位置関係が改善されたため，この後の最終的な治療は短期間で終了できるものと考えられる．

◆臨床のヒント◆

Ⅱ級症例すべてに適用できるわけではない．適用症例としては，
　①Ⅱ級ディープオーバーバイト症例
　②Ⅱ級ローアングル症例

であり，逆に適用が困難な症例，逆に症状を悪化させてしまうような症例としては，
　①オープンバイト傾向症例
　②ハイアングル症例
　③ミクロマンディブル傾向症例

が挙げられる．したがって，適用には治療開始前の顎顔面形態を考慮した診断が大切である．

3 アップライト法

A．アップライトジェット装置（Uprighting jet appliance）

症例A−1：

1）症例の概要と診断

初診時年齢・性別：9歳7か月 男子

主訴：奥歯が倒れている．

顔貌所見（初診時）：左右対称，下顎の後退感がある．

口腔内所見（初診時）：下顎右側第一大臼歯の近心傾斜および前歯部叢生を呈していた（図7-242）．

模型分析（初診時）：オーバーバイト；＋2.3mm，オーバージェット；＋7.9mm

パノラマX線写真所見（初診時）：下顎右側第一大臼歯は近心傾斜し，第二乳臼歯遠心歯頸部で萌出障害を起こしていた．

頭部X線規格写真所見（初診時）：Skeletal Ⅰ，ANB＋3.2°であった．

2）治療方針

下顎左右側第一乳臼歯を維持歯としたリンガルアーチを固定源に求め，アップライトジェットによって下顎右側第一大臼歯の直立を行うことにした．

3）使用する矯正装置（アップライトジェット装置）

装置の特徴：近心傾斜した大臼歯を挺出させることなく整直できるとされている．

作製法：口腔内で固定源，移動歯にバンドを装着し，印象採得する．次に石膏模型上で固定源のバンド間をリンガルアーチで連結する．ベイヨネットディレクターを歯頸部方向へU字に屈曲した後，バンドに鑞着する．大臼歯バンドに向かって適度に屈曲したベイヨネットワイヤーに，ディスタルストップ，ニッケルチタン製コイルスプリング，

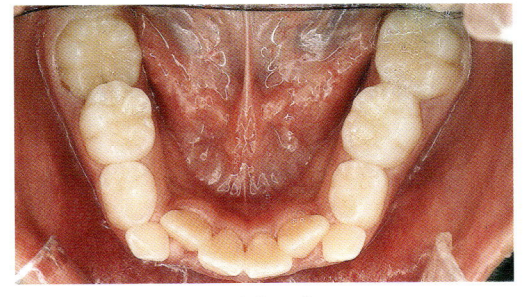

図7-242　初診時口腔内写真．

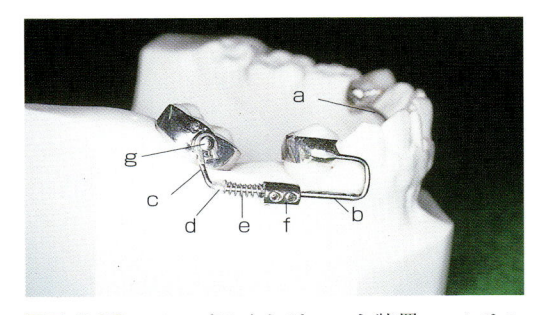

図7-243　アップライトジェット装置．a：リンガルアーチ，b：ベイヨネットディレクター（内径0.037インチ），c：ベイヨネットワイヤー（0.036インチ），d：ディスタルストップ，e：ニッケルチタン製コイルスプリング，f：アクチベイションロック，g：ボタン．

図7-244a，b　口腔内写真．
a：初期ボタン位置（遠心部），
b：変更後ボタン位置（近心部）．

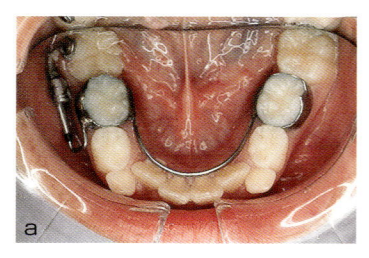

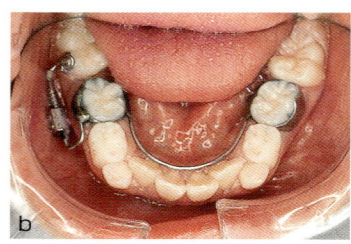

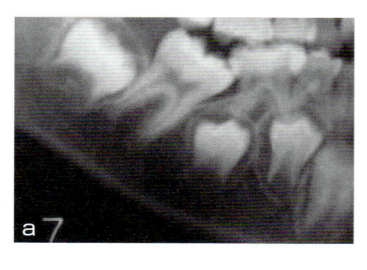

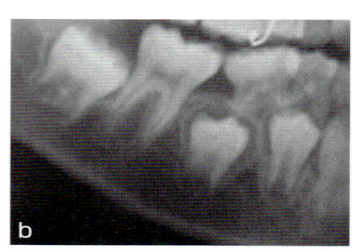

図7-245a，b　パノラマX線写真．a：初診時，b：移動終了後．

アクチベイションロックを通し，ベイヨネットディレクターの内筒に挿入する．次いで大臼歯バンドの頰側面に溶接されたボタンに結紮する（図7-243）．

4）治療経過

治療経過：両側第二乳臼歯間のリンガルアーチを固定源として，本装置を装着した．右側下顎第一大臼歯が半埋伏状態でバンドを装着できなかったことから，大臼歯ボタンを歯冠遠心部にボンディングした（図7-244a）．歯冠全体が萌出した後に，近心部にボタンの位置を修正した（図7-244b）．装置装着後，3か月間で下顎右側第一大臼歯の直立が得られた．

矯正治療に使用する器材，材料：アップライトジェット装置（付属スプリングは180g，240gの2種類）．

調整法：1回目の活性化は，アクチベイションロックを固定している2個のスクリューを付属のレンチで弛め，アクチベイションロックを遠心にスライドさせて，ベイヨネットワイヤー外周のコイルスプリングを遠心部のスクリューの位置まで圧縮する．移動効果を確認しながら，ボタンの位置を適切な位置に調整する．2回目のアクチベイションは近心のスクリューの位置まで圧縮する．荷重はそれぞれ180gである．移動歯の後方歯が萌出している場合は，240gのスプリングを選択する．

治療結果：下顎右側第一大臼歯は下顎下縁平面に対して18.0°整直した．近遠心的には，下顎枝後縁平面に対して歯冠中央部が2.0mm遠心に移動した．また第一大臼歯の高さに変化は認められなかった．固定源である乳臼歯，中切歯の位置に変化はほとんど認められなかった（図7-245a，b）．

参考文献

1) Carano, A, Testa, M and Siciliani, G：The distal jet for uprighting lower molars, J Clin Orthod 30（12）：707-710, 1996.
2) 田中　久，伊谷野秀幸，氷室利彦：アップライトジェット装置による混合歯列期下顎第一大臼歯の直立，東北矯歯誌, 10（1）：16-30, 2002.

B．第一大臼歯のアップライト

症例B－1：

1）症例の概要と診断
初診時年齢・性別：9歳0か月　男子
主訴：下顎左側第一大臼歯の萌出遅延
口腔内所見（初診時）：上顎左右側第一大臼歯および下顎右側第一大臼歯は萌出し咬合に参加しているが，下顎左側第一大臼歯が未萌出である．上顎左側側切歯の先天欠如で，上顎の正中線が左側に偏位している．
パノラマ・デンタルX線写真所見（初診時）：上顎左側側切歯が欠如していた．下顎左側第一大臼歯は近心に傾斜して埋伏し，対合歯が軽度に挺出している（図7-246，247）．

2）使用する矯正装置
リンガルアーチは1歯・2歯の反対咬合の被蓋改善などに使用されるほか，顎間固定の固定源としても利用される．本症例では，第一大臼歯の牽引誘導のために両側第二乳臼歯を固定源としリンガルアーチを用いた．

3）治療経過
埋伏している下顎左側第一大臼歯の歯槽頂付近を開窓し経過観察したが，4か月経っても変化がないため牽引誘導に切り替え，下顎両側第二乳臼歯にバンドしてリンガルアーチを装着した．左側第一大臼歯は再度開窓後，歯冠部にリンガルボタンを装着し，第二乳臼歯のバッカルチューブからセクショナルアーチワイヤーで牽引誘導を開始した（図7-248）．セクショナルアーチは頬粘膜や歯肉に傷を与えないように注意し，.016×.016インチあるいは.016×.022インチのコバルトクロムワイヤーを牽引誘導に従って順次屈曲して使用した（図7-249）．限られたスペースの中で牽引誘導するため，ループの力学や方向を十分考慮して，ワイヤーベンディングすることが大切である．

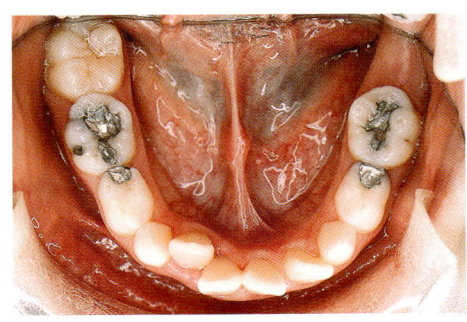

図7-246　初回検査時咬合面写真．

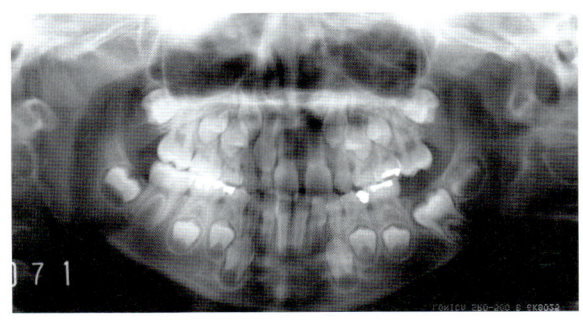

図7-247　初回検査時パノラマX線写真．

3　アップライト法

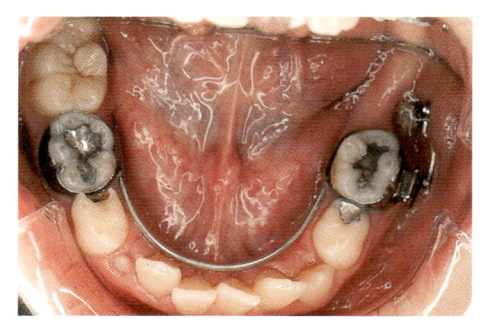

図7-248　第一大臼歯牽引中写真.

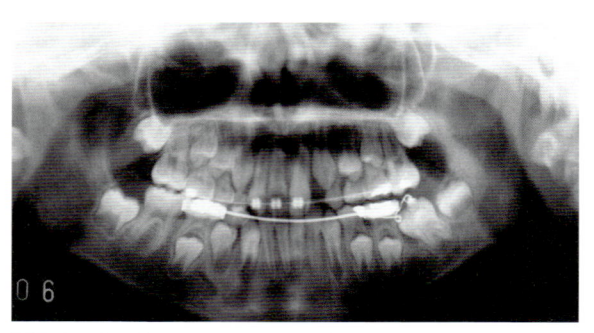

図7-249　牽引中パノラマX線写真.

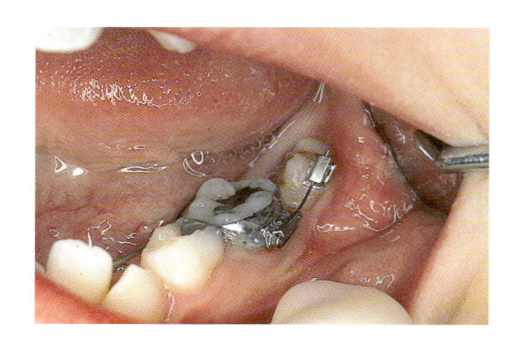

図7-250　経過中写真.

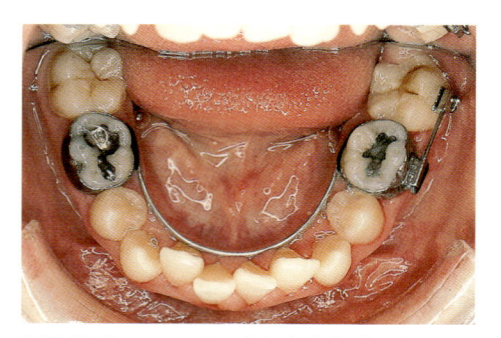

図7-251　アップライト時咬合面写真.

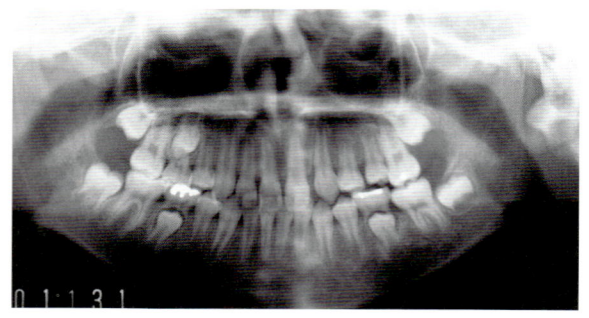

図7-252　アップライト時パノラマX線写真.

　牽引開始から8か月後，第一大臼歯の歯冠部が舌側傾斜しながら萌出してきたので，頰面にバッカルチューブをボンドした．トルクコントロールが必要であったが，ループを付与するスペースがないため，.016×.016，.016×.022インチニッケルチタンワイヤーを利用した（図7-250）．牽引開始から14か月後，ほぼ目的とする位置まで整直した（図7-251）ので，装置を撤去し経過観察とした（図7-252）．

大臼歯直立のヒント

（氷室利彦）

　大臼歯が近心傾斜や舌側傾斜している症例，また下顎第一大臼歯の喪失によって第二，第三大臼歯が近心に傾斜している症例は少なくない．混合歯列期においても，下顎第二乳臼歯の早期脱落によって隣接する第一大臼歯が近心傾斜し，第二小臼歯の萌出を障害したりする．

　下顎臼歯の傾斜は，下顔面高の減少による過蓋咬合や咬合干渉による開咬を引き起こし，傾斜した側の歯周ポケットの増加や対合歯の挺出，隣接歯の萌出障害を生じさせる．大臼歯直立の目的は，付着歯肉や歯槽骨の修整を図り歯周組織の改善を得た後に補綴治療を行って健全な咬合を達成することにある．矯正歯科治療の早い段階で大臼歯を直立させなければならないが，近心傾斜している大臼歯を直立すると上方および後方に移動することから，結果的に挺出することとなる（図A）．対合歯の干渉や周囲軟組織への障害といった問題を生じやすく，装置の設計やコントロールには工夫が必要となる．咬合挙上板を併用し直立させると効果的である．

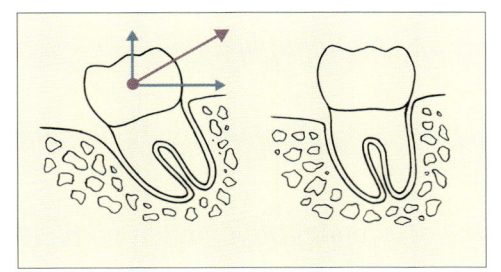

図A

　第一大臼歯を直立した後に近心移動によって，空隙を閉鎖する場合には，以下の点について考慮しなければならない．

①歯周ポケットの有無

　傾斜していた箇所はプラークの付着で歯周ポケットが深くなっている．第一大臼歯の直立が不十分で近心傾斜移動させると歯周ポケットを深くさせてしまう．

②第一大臼歯喪失部の頰舌的な骨形態

　抜歯されて時間が経過していると，喪失部歯槽骨が痩せているので第二大臼歯を近心移動するための骨の厚みが確保されていないことが多い．第二大臼歯を直立させて補綴治療するか，あるいはゆっくり近心移動させて空隙の閉鎖を図ることとなる．

③対合歯の咬合干渉が障害となる場合には，一時的に咬合挙上したうえで近心移動させる．

④咬合力によるアーチワイヤーの変形やループによって周囲軟組織を傷害しないようにマルチブラケット装置を設計する．

⑤上顎臼歯の近心傾斜では，上顎洞と歯根の位置について注意する．

C．水平埋伏している下顎両側第三大臼歯のアップライト

症例C−1：

1）症例の概要と診断
初診時年齢・性別：40歳0か月　女性
主訴：上顎前歯の歯並びが悪い．
口腔内所見（初診時）：下顎両側第一大臼歯の欠損（カリエスのため15年前に抜去）
模型分析（初診時）：ディスクレパンシーは上顎が−9.0mm，下顎は−2.5mmであった．
パノラマＸ線写真所見（初診時）：下顎右側側切歯の先天性欠如および下顎両側第三大臼歯の水平埋伏を認めた（図7-253a）．

2）治療方針
下顎両側第一大臼歯欠損部にあるブリッジのポンティックを除去し，マルチブラケット装置によって第二大臼歯と第三大臼歯をアップライト後，近心移動することとした．

3）使用する矯正装置
装置の特徴：対合歯の干渉や埋伏が原因で，頬側へのブラケットプレースメントができない場合，アップライトさせる大臼歯の咬合面にリンガルボタンを装着しスプリングによってアップライトを行う．固定となる大臼歯にはダブルチューブを選択し，メインアーチとセクショナルのアップライトスプリングを装着する．アップライトスプリングは，.014または.016インチのステンレススチールワイヤーを屈曲して製作する．リンガルアーチの固定で，1歯のアップライトを行うこともできる．

4）治療経過
対合歯の有無はアップライトを妨げる要因の一つである．本症例において，下顎右側

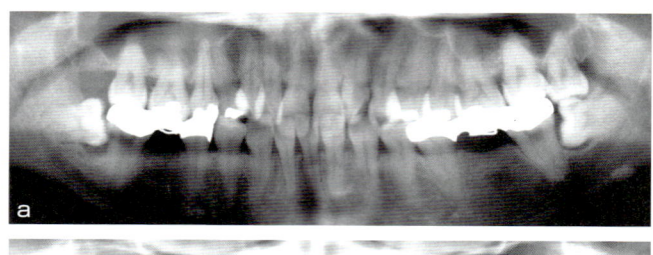

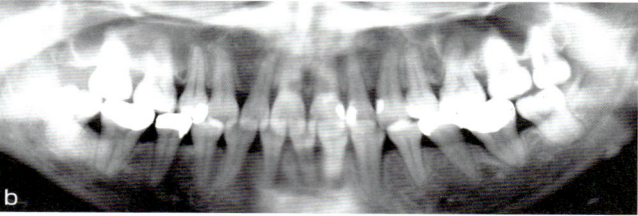

図7-253a，b　パノラマＸ線写真．
a：初診時，b：動的治療終了時．

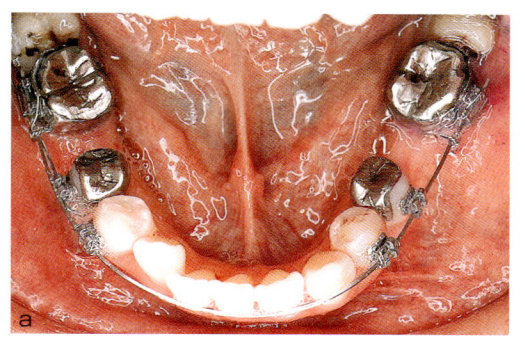

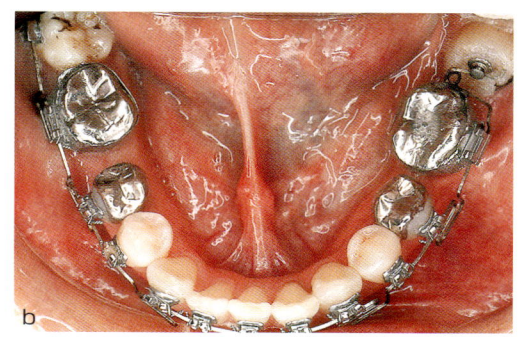

図7-254a，b　口腔内写真．a：下顎右側第三大臼歯のアップライト，b：下顎左側第三大臼歯のアップライト．

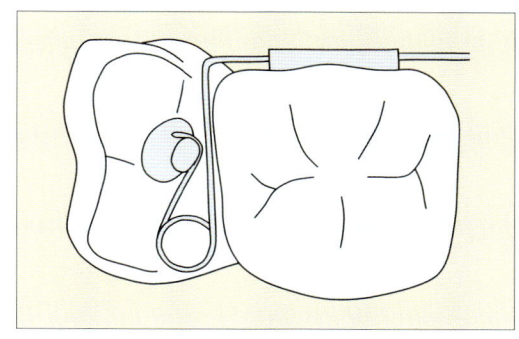

図7-255　アップライトスプリング．

　第三大臼歯は対合歯がなかったため，比較的容易にアップライトできた．下顎左側第三大臼歯は，対合歯との咬合干渉のためアップライトに時間を費やすこととなった．左側では上顎第三大臼歯の抜去について説明したが，患者さんからの承諾を得られなかった．

　下顎第二大臼歯から反対側の第二大臼歯まで.016×.016インチステンレススチールワイヤーを装着した後，下顎右側第三大臼歯のアップライトは.014インチニッケルチタンワイヤーをアンダーレイで右側小臼歯まで延長した（図7-254a）．下顎左側第三大臼歯は頬側面にブラケットのボンディングスペースがなかったことから，咬合面にリンガルボタンを接着した後にアップライトスプリング（.016インチステンレススチールワイヤー）を装着した（図7-254b，255）．咬合干渉を避けるために上顎左側第三大臼歯の咬合調整を行った．下顎第三大臼歯のアップライトが終了した後，両側の下顎第二大臼歯と下顎第三大臼歯を近心移動して，第一大臼歯欠損部の空隙閉鎖を施行した（図7-253b）．下顎第一大臼歯欠損部の歯槽骨の狭窄があったため，空隙閉鎖はゆっくりと時間をかけた．

参考文献

1 ）Park, D-K：Australian uprighting spring for partially impacted second molars, J Clin Orthod 7：404-405，1999．

D. リップバンパー（Lip bumper）

症例D-1：

1）症例の概要と診断

初診時年齢・性別：25歳6か月　女性

主訴：前歯が出ていて，ものが咬めない．

顔貌所見（初診時）：正貌は左右対称で，口唇閉鎖時にオトガイの緊張が認められる（図7-256a, b）．

口腔内所見（初診時）：大臼歯関係はAngle Ⅱ級1類，オーバージェット；＋8.5mm，オーバーバイト；－3.0mmと前歯部開咬を呈していた．下顎前歯部に軽度な叢生を認めた．下顎側方歯が近心傾斜している（図7-257a〜c）．

模型分析（初診時）：歯冠幅径は上下顎ともに大きかった．上顎歯列弓幅径は小さく，歯列弓長径は大きかった．犬歯から大臼歯にかけてブラキシズムによる歯冠の咬耗が認められた．

パノラマX線写真所見（初診時）：上下顎左右側第三大臼歯の歯胚を認めた．

頭部X線規格写真所見（初診時）：SNA 80.9°，SNB 77.2°，ANB 3.7°と前後的に問題はなかった．垂直的にMandibular plane angle 31.3°，Ramus plane angle 82.6°，Gonial angle 128.7°と下顎角は大きく，下顎下縁平面は急傾斜していた．上顎前歯はU-1 to FH planeが131.3°と唇側傾斜を呈していた．舌突出癖を伴っていた．

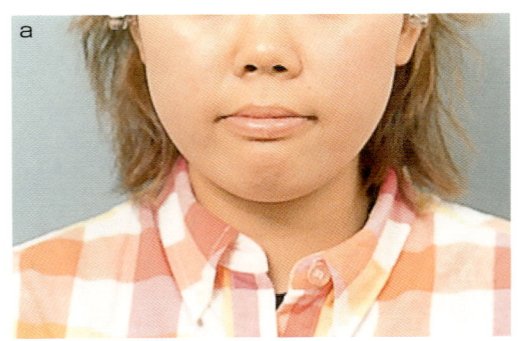

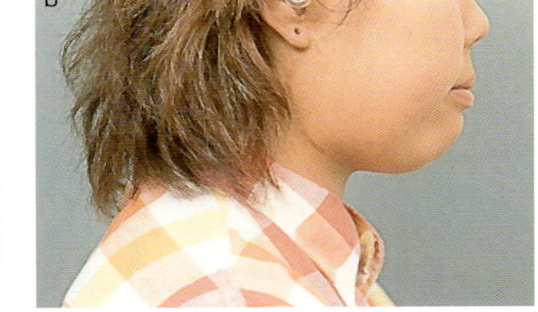

図7-256a, b　初診時顔貌写真．

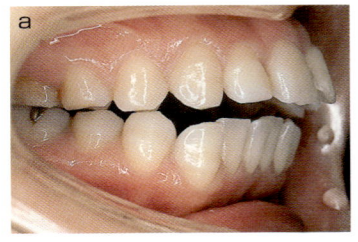

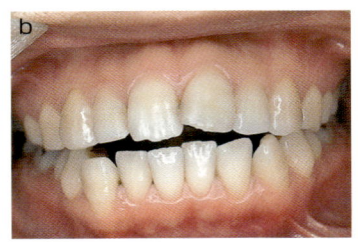

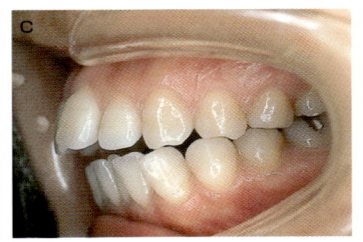

図7-257a〜c　初診時口腔内写真．

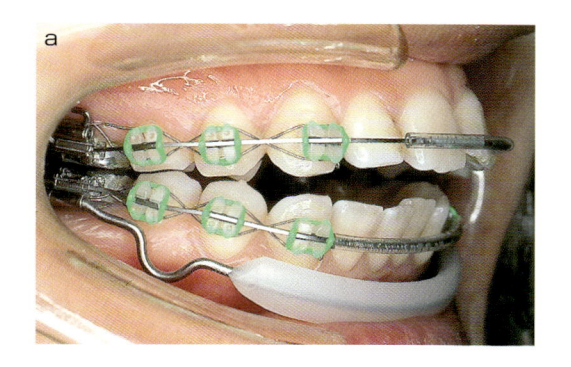

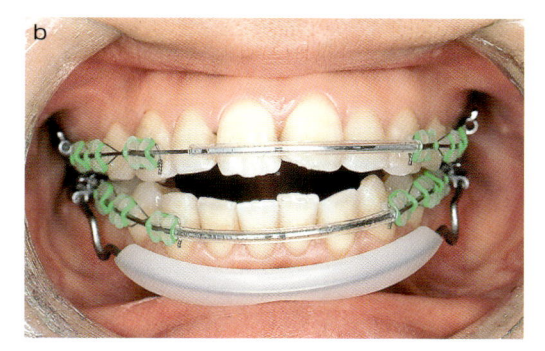

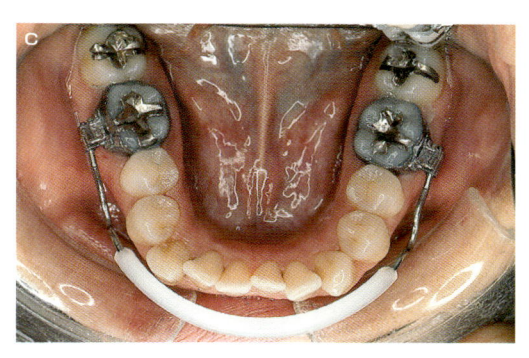

図7-258a〜c　リップバンパー装着時の口腔内写真．

2）治療方針

大臼歯のアップライトに先立ち上下顎左右側第三大臼歯を抜去し，後方部の空隙を確保する．その後，上顎大臼歯にハイプルヘッドギア，下顎大臼歯にリップバンパーを適用して，大臼歯を垂直的にコントロールしながら，下顎大臼歯のアップライトを計ることにした．また適切な舌位の獲得のためにMFTを行う．

3）使用する矯正装置（リップバンパー）

装置の特徴：リップバンパーは，下唇吸唇癖の除去の目的や下唇の異常緊張による圧力を排除し，適正な位置へ歯を移動するための助けとなる．また，下唇の機能圧を矯正力として利用し，マルチブラケット装置と併用することで，下顎大臼歯のアップライト，遠心移動，およびアンカレッジとして用いることができる（図7-258a〜c）．

作製法：口腔内で下顎第一大臼歯にリップバンパーチューブが鑞接されたバンドを仮着し印象採得を行い，バンドを作業用模型に移す．作業用模型上でリップバンパーの唇側線が下顎前歯から1.0〜3.0mm離れるようにチューブ手前のループを調節する．パッドは，口腔前底部の下方部に設定する．

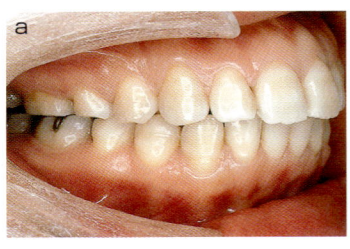

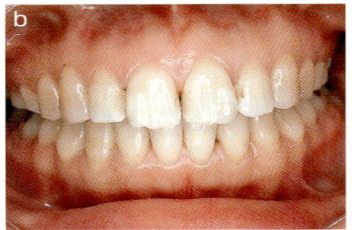

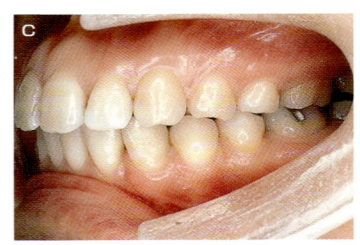

図7-259a〜c　動的治療終了時の口腔内写真．

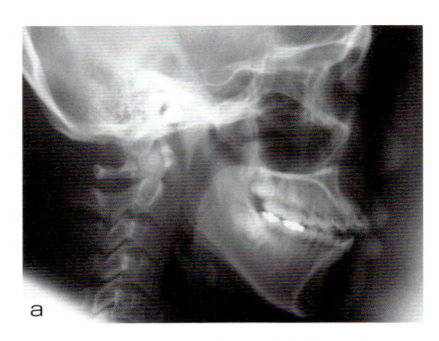

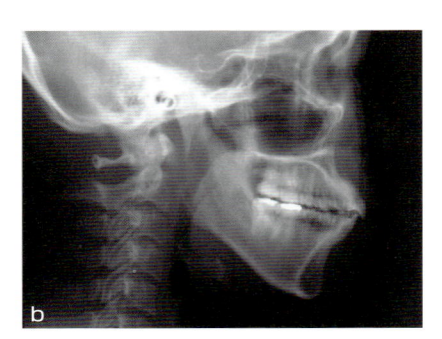

図7-260a，b　頭部X線規格写真．a：初診時，b：動的治療終了時．

4）治療経過

　マルチブラケット装置（.022スロット）にリップバンパーを1年5か月，同時にハイプルヘッドギアを1年3か月併用した結果，上顎大臼歯を挺出させることなく下顎大臼歯をアップライトすることができ，良好な咬合関係が達成された．本症例では小臼歯抜去を行わずに，上顎前歯の唇側傾斜および下顎前歯部の叢生の改善が得られた．動的治療に要した期間は，1年7か月であった（**図7-259，260**）．

　調整法：大臼歯のアップライトに応じてループを調整する．

◆ 臨床のヒント ◆

　リップバンパーはマルチブラケット装置と併用することで，下顎大臼歯のアップライトの一助となる．

参考文献
1）Proffit, WR, et al.:Treatment of orthodontic problems in preadolescent children. Contemporary Orthodontics, 3rd ed., Mosby, St. Louis, 458-459, 2000.
2）Tenti, FV：アトラス歯科矯正装置－固定式・可撤式装置の基本原理と使用法－，第2刷，東京臨床出版，東京，326-329，1997．

E．セクショナルアーチワイヤー（Sectional arch wire）

症例E－1：

1）症例の概要
初診時年齢・性別：8歳0か月 女子

2）装置の特徴
　症例は上顎劣成長と下顎過成長を伴う骨格性の反対咬合で，左側上顎第一大臼歯が近心に傾斜し，第二乳臼歯の遠心面のアンダーカットにはいって萌出障害を起こしている（図7-261a, b）．X線像では，第一大臼歯の近心位の萌出により第二乳臼歯の遠心頰側根に吸収を認める（図7-262）．この萌出障害を除去するために2回にわたり第二乳臼歯遠心面の削合を行い経過観察した．しかしながら第一大臼歯の萌出は促されないため矯正力で萌出誘導を行うこととした．装置はマルチブラケットを用いて，第一・第二乳臼歯および第一大臼歯にNi-Ti系のワイヤーをセクショナルで装着した（図7-263a, b）．その結果，1か月後に第一大臼歯は萌出誘導されたため（図7-264a, b）マルチブラケット装置を撤去した．歯齢はⅢB期で乳臼歯の歯根吸収も始まっており，第一大臼歯の影響により第二乳臼歯の遠心頰側根にも吸収を認めたが口蓋根の吸収は軽度であり，動揺はなかったためマルチブラケット装着可能と判断した．

　本症例では第一大臼歯の近心傾斜の程度が比較的軽度であり，第二乳臼歯の遠心面も削合していたためストレートのセクショナルワイヤーで萌出障害が改善されたものと考えられる．また隣接面間にセパレーティングモジュールを挿入することも選択として考えられる．第一大臼歯の近心傾斜が顕著な場合にはループやリンガルアーチを用いて遠心への萌出誘導が必要である（図7-265, 266）．その際，固定源となる歯はほとんどの場合乳臼歯であるため，歯の動揺およびX線像で歯根吸収の状態を確認することが重要である．また本症例では右側第二乳臼歯は前医で早期に抜去されており，第一大臼歯は顕著に近心傾斜して第二小臼歯の萌出スペースはまったくない状態である．齲蝕などで歯冠崩壊が著しく保存不可能な場合，第二乳臼歯の歯根吸収が著しく保存不可能な場合や第二小臼歯が先欠の場合を除いて，第二乳臼歯の抜去は第一選択として避けるべきである．

図7-261a, b　装置装着前．

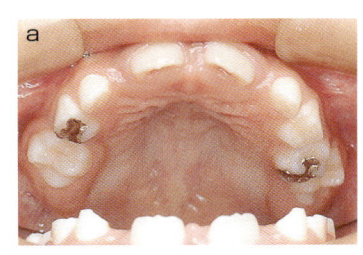

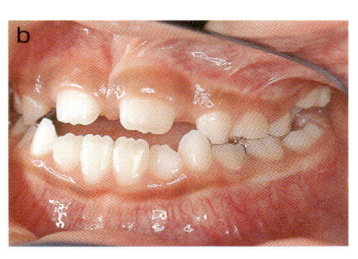

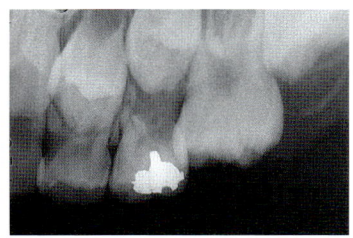

図7-262　デンタルX線写真像．

3 アップライト法

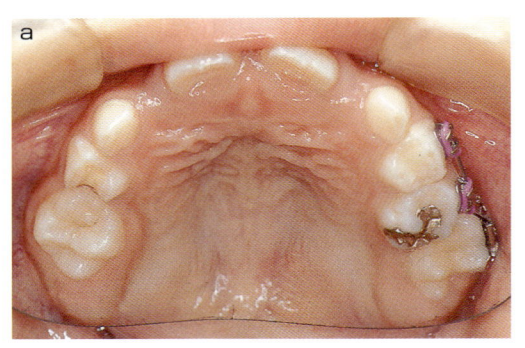

図7-263a，b　セクショナルアーチワイヤー装着時．

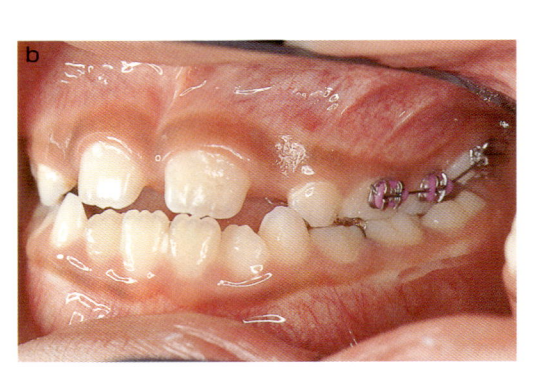

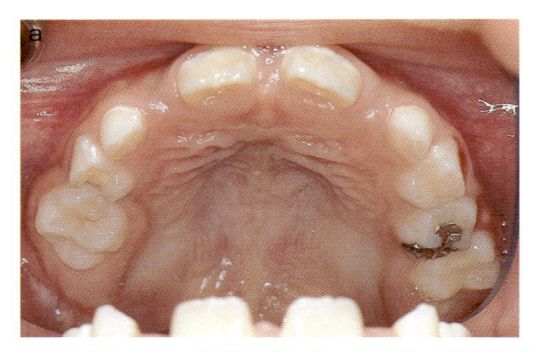

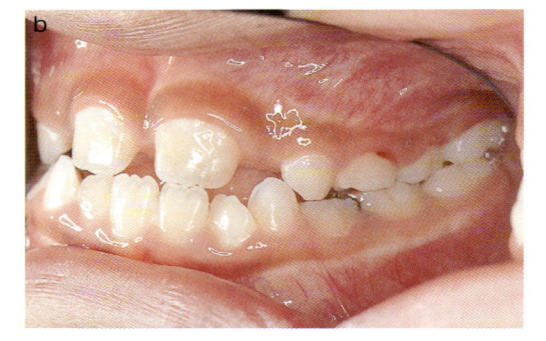

図7-264a，b　装置装着から1か月後，萌出障害は改善．

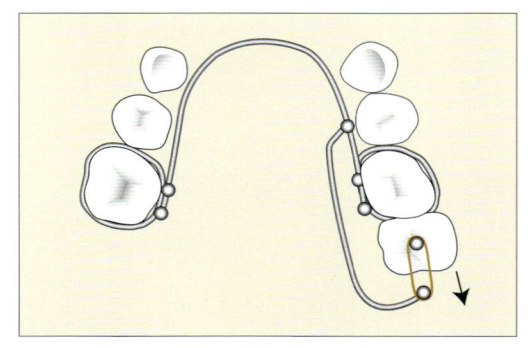

図7-265　リンガルアーチを固定源として，これに鑞接したスパーから萌出障害歯を牽引する方法．

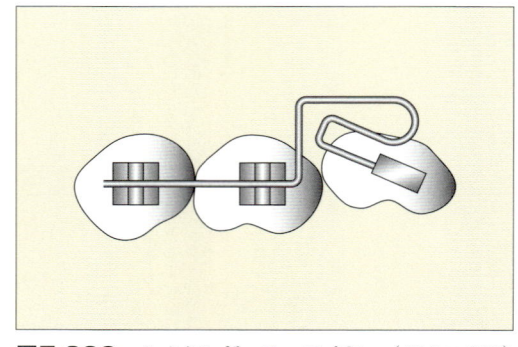

図7-266　レクタンギュラーワイヤー（.016×.022）のホリゾンタルループによる方法．

F．モーメントアーム（Moment arm）

症例 F－1：

1）症例の概要
初診時年齢・性別：11歳6か月　男子

2）装置の特徴
適用症状：第一・第二大臼歯が著しい近心傾斜を呈している症例（図7-267a，b，268）．装置（モーメントアーム）は近心傾斜している臼歯の歯軸の直立化（アップライト）を図る装置である（図7-269a，b）．アームの先端のループと対顎のリンガルアーチに付与されたフックにエラスティックリングをかけ，傾斜している歯軸に直立する力を持続的にかけ，その力の方向は咬合平面に対して垂直方向が望ましい．永久歯咬合のときは，マルチブラケット装置と併用して用いる場合もある．すなわち，モーメントアームのフックと対顎のアーチワイヤーのフック間をエラスティックで連結したり，同顎の固定源（セクショナルワイヤー，リンガルアーチ）にモーメントアームのフックを引っかける方法を取る場合がある．また，歯冠の傾斜が強く，帯環の製作が困難なときは，ダイレクトボンディング法により臼歯部にチューブを接着し，セクショナルアーチをモーメントアームとして用いる場合もある（図7-270）．

注意点：相反固定の力系であるので固定源の変化，とくに歯の挺出に注意する．

作製法：大臼歯にバンドを製作し，その近心頰側面にアームを帯環に平行に鑞接する．アームの先端にループ型のフックを作る．アームの鉤線の直径は0.9mmで，鑞接が可能な変形しづらい材質のものを使用する．アームの長さは歯冠幅径の2倍ぐらいの長さが必要である．

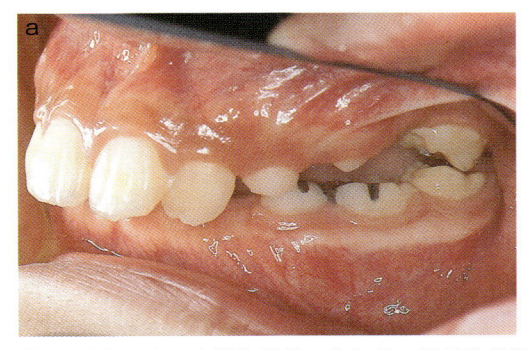

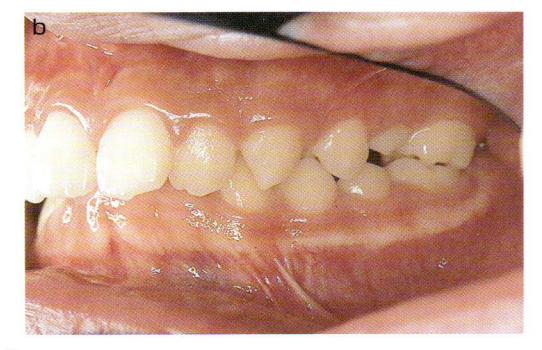

図7-267a，b　上顎左側第一大臼歯の歯軸改善前・後．

3 アップライト法

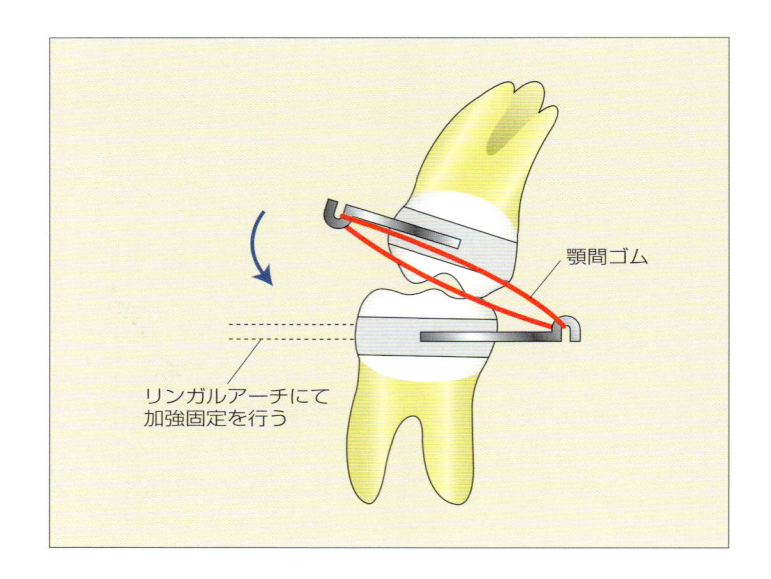

図7-268 症例のシェーマ．

顎間ゴム

リンガルアーチにて
加強固定を行う

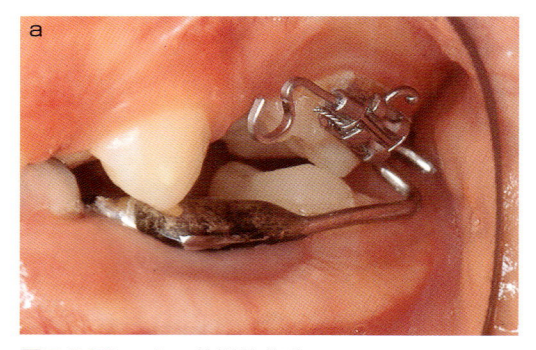

図7-269a，b 装置装着時．

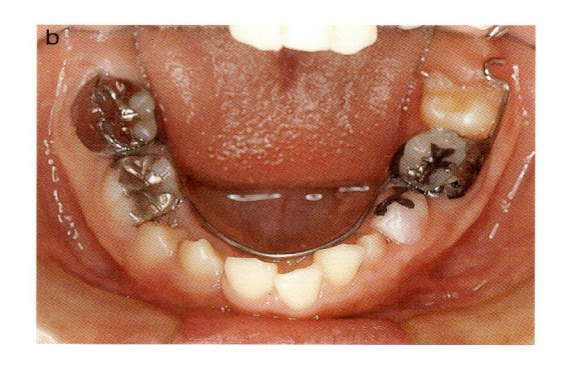

図7-270 その他の方法．①セクショナルアーチ（小臼歯部固定源）への連結，②顎間ゴムによる対顎固定源との連結．

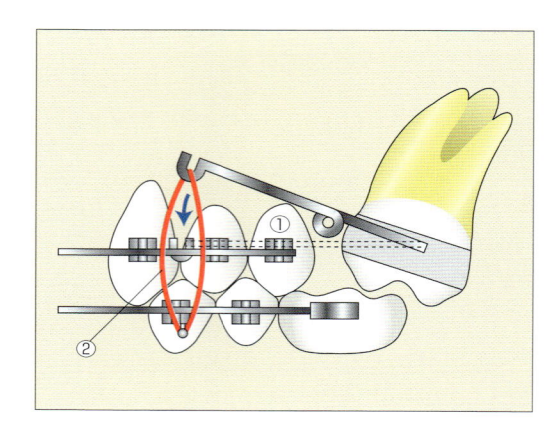

4　外科的矯正治療

A．下顎骨移動術（下顎枝矢状分割術）

症例A－1：

1）症例の概要と診断

初診時年齢・性別：15歳8か月　男性

主訴：反対に咬んでいる．

顔貌所見（初診時）：正貌は下顎が右側に偏位している．concave type（図7-271a〜d）

口腔内所見（初診時）：下顎右側第一大臼歯から左側犬歯までの反対咬合（図7-272a〜e）．

模型分析（初診時）：アーチレングスディスクレパンシーは上顎が0mm，下顎は－2.0mm．オーバージェット；－2.0mm，オーバーバイト；＋2.0mm，左右大臼歯咬合関係はⅢ級関係を示す．

パノラマ・デンタルX線写真所見（初診時）：上顎左側第一大臼歯に臨床歯冠長の短い補綴物を認めるが，ほかには歯冠，歯根ともに異常はみられない．歯槽骨の状態には異常はみられない．上下顎左右側第三大臼歯歯胚を認める（図7-273，274）．

〈主な頭部X線規格写真計測値〉

SNA	81.0
SNB	85.0
ANB	－4.0
Convexity	－5.5
Gonial angle	133.5
FMA	32.0
IMPA	81.0
FMIA	67.0
FH-U1	121.0
Interincisal angle	124.0

診断：Angle Class Ⅲ（Skeletal 3）

2）治療方針

上下顎左右側第三大臼歯の抜去．下顎枝矢状分割術による下顎骨の後退と右側偏位の改善．

3）使用装置

.022″スロットのスタンダードエッジワイズブラケット

図7-271a〜d　初診時顔貌写真．

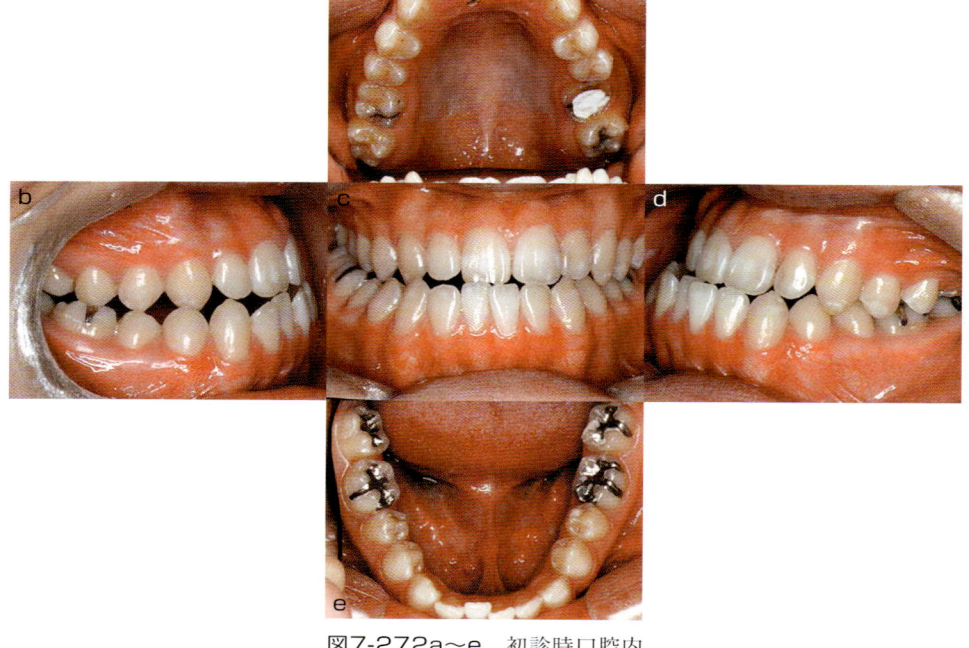

図7-272a〜e　初診時口腔内写真．

4）治療経過

　まず上下顎左右側第三大臼歯抜去を行い，マルチブラケット装置を用いた治療を開始した．術前矯正は12か月を要し，下顎枝矢状分割術を行った．術後矯正は18か月間行い，上下顎Begg type retainerによる保定を行った．

◆ 臨床のヒント ◆

　本症例は非抜歯にて治療したが，下顎前突症の外科矯正における抜歯非抜歯の選択基準は，上顎前歯の歯軸傾斜角，上顎歯列弓幅，下顎骨の後方移動量，顔貌のバランスなどを十分考慮したうえで決定しなければならない．

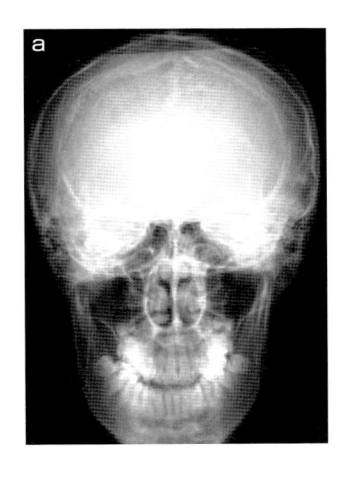

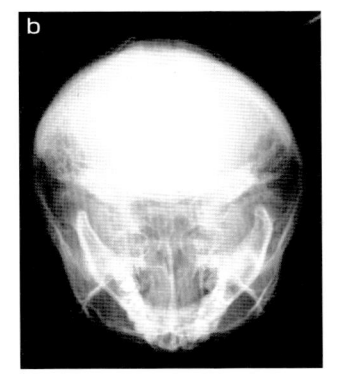

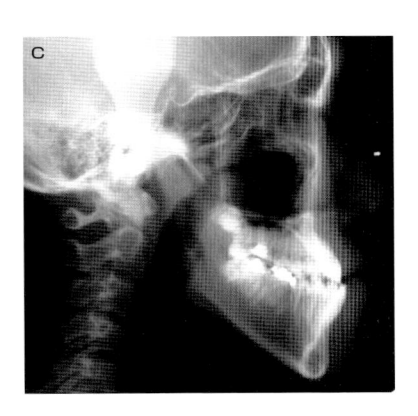

図7-273a～c　初診時X線写真所見.

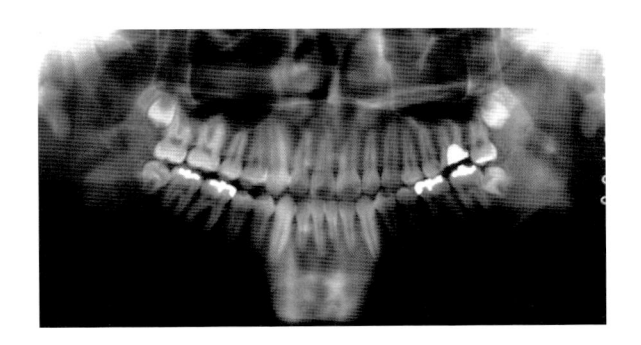

図7-274　初診時パノラマX線写真.

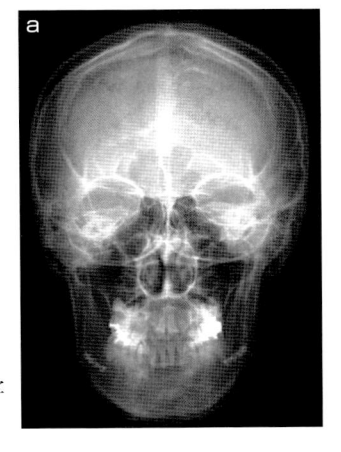

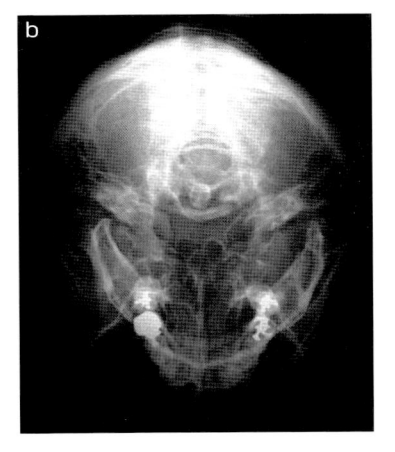

図7-275a, b　治療後のX線写真所見.

4 外科的矯正治療

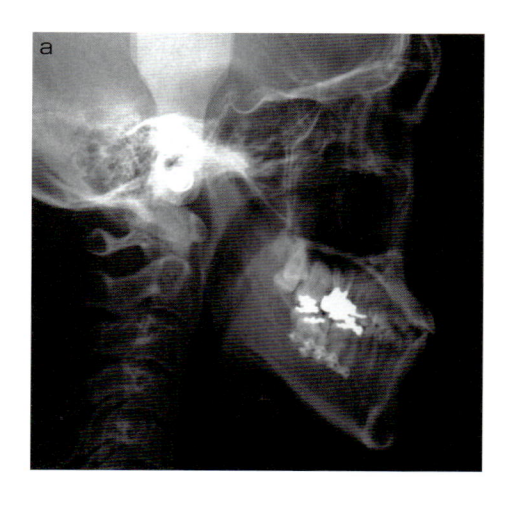

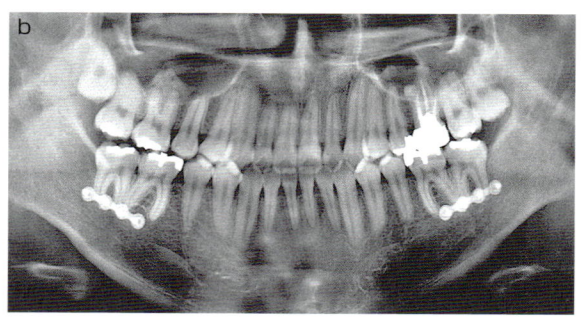

図7-276a, b　治療後のX線写真所見．

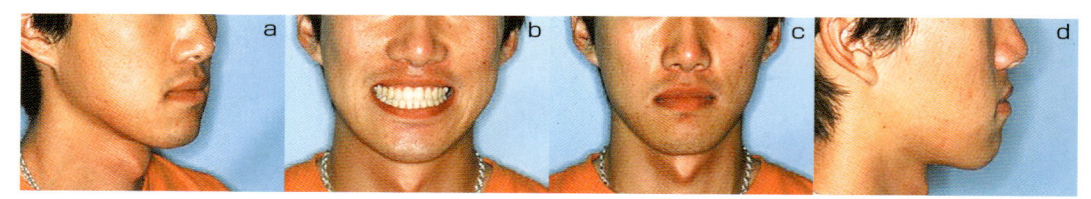

図7-277a〜d　治療後の顔貌写真．

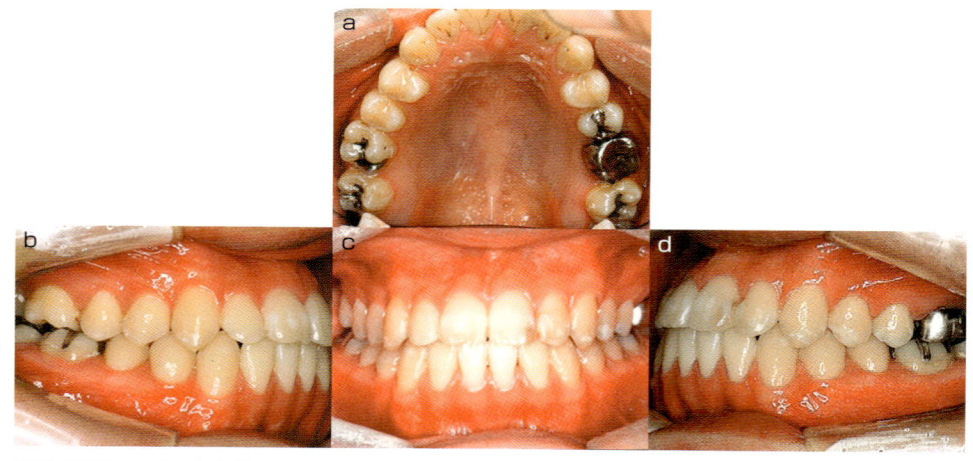

図7-278a〜d　治療後の口腔内写真．

5）治療結果（図7-275～279）

〈主な頭部X線規格写真計測値〉

SNA	81.0
SNB	80.0
ANB	1.0
Convexity	0
Gonial angle	130.0
FMA	34.5
IMPA	81.5
FMIA	64.0
FH-U1	121.0
Interincisal angle	122.0

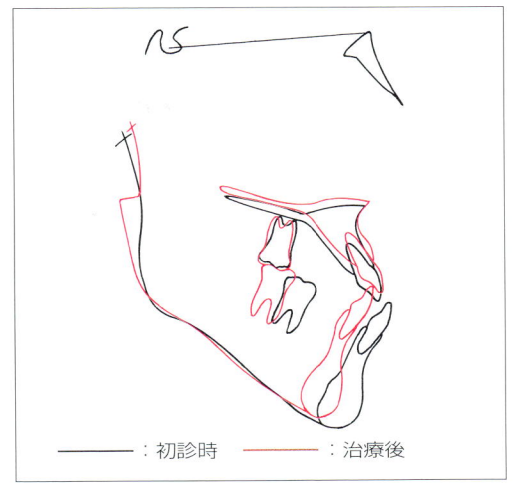

図7-279　上顎および下顎の重ね合わせ．

B．上下顎同時移動術

症例B-1：

1）症例の概要と診断

初診時年齢・性別：19歳3か月　女性

主訴：顔が曲がっている．

顔貌（初診時）：正貌は下顎が左方に偏位し，右側口角が下方に下がっている．straight type．口唇閉鎖時にオトガイの緊張を認める（図7-280a～e）．

口腔内所見（初診時）：上顎右側側切歯切端咬合．上顎右側犬歯の低位唇側傾斜．下顎右側犬歯，第一小臼歯および第二小臼歯の近心傾斜（図7-281a～e）．

模型分析（初診時）：アーチレングスディスクレパンシーは上顎が0mm，下顎は-6.0mm．オーバージェット；-1.0mm，オーバーバイト；+1.0mm，左右大臼歯咬合関係はⅢ級関係を示す．

頭部X線規格写真所見（初診時）：左右側下顎枝サイズの非対称を認める．上顎咬合平面の右下がり，左上がりを認める（図7-282）．

パノラマX線写真所見（初診時）：下顎左右側第三大臼歯の半埋伏を認め，上顎左右側第三大臼歯の萌出を認める．歯冠，歯根ともに異常はみられない．歯槽骨の状態にも異常はみられない（図7-283）．

〈主な頭部X線規格写真計測値〉

SNA	84.0
SNB	83.0
ANB	1.0
Convexity	0
Gonial angle	130.0
FMA	27.0
IMPA	93.0
FMIA	60.0
FH-U1	132.0
Interincisal angle	108.0

診断：Angle Class Ⅲ（Skeletal 3）

2）治療方針

上下顎左右側第一小臼歯および上下顎左右側第三大臼歯抜去．Le Fort Ⅰ型骨切り術と下顎枝矢状分割術．

3）使用装置

.022"スロットのスタンダードエッジワイズブラケット

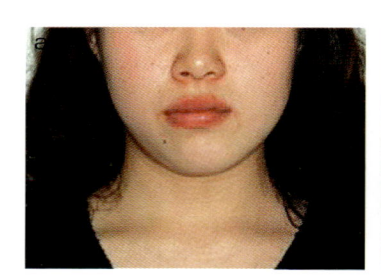

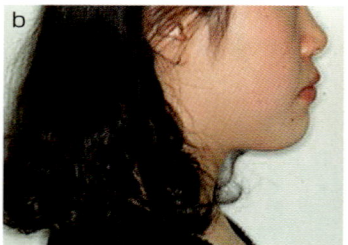

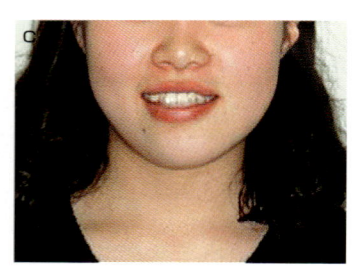

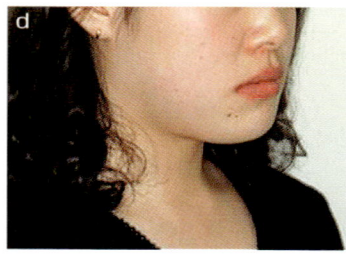

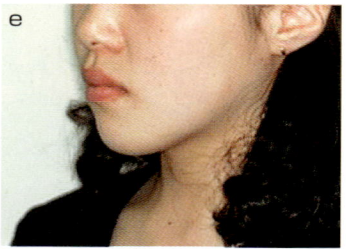

図7-280a〜e　初診時顔貌写真．

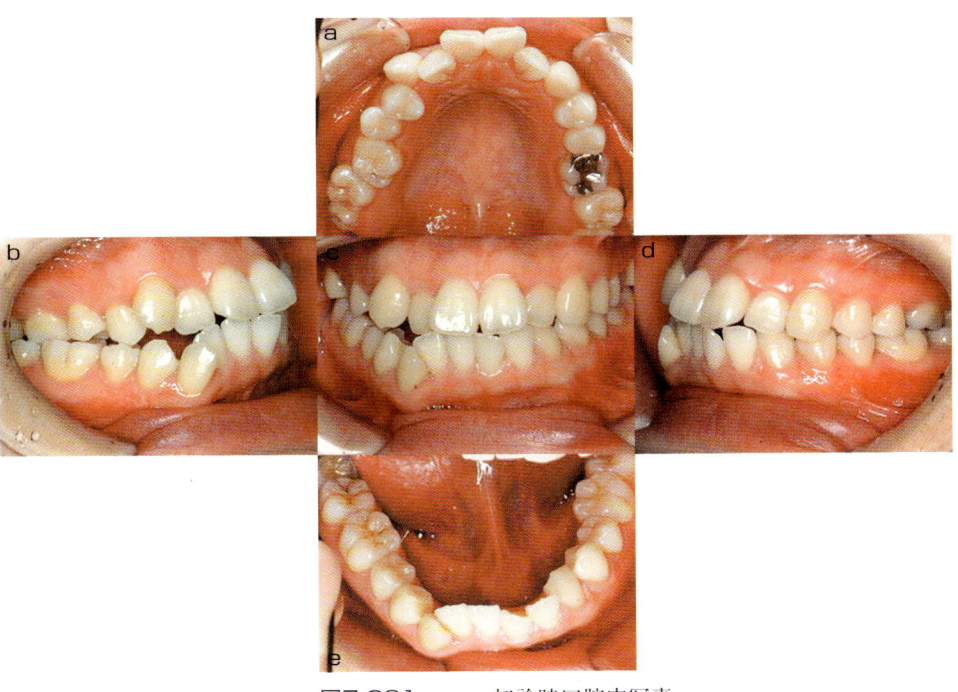

図7-281a〜e　初診時口腔内写真．

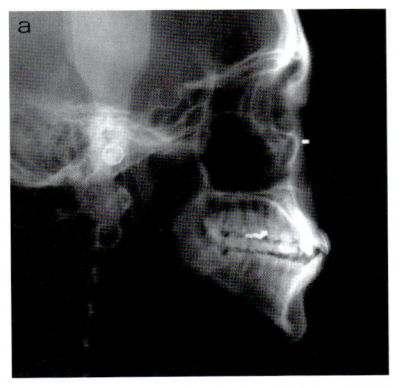

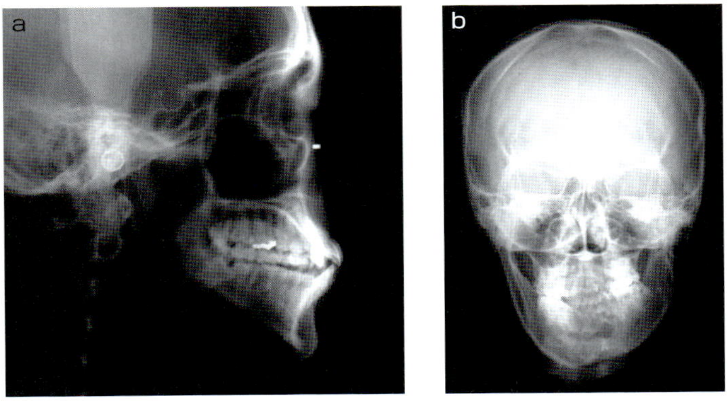

図7-282a, b　初診時X線写真所見．

4）治療経過

　まず上下顎左右側第一小臼歯および上下顎左右側第三大臼歯抜去を行い，マルチブラケット装置を用いた治療を開始した．術前矯正は2年5か月を要し，上下顎同時移動術を行った．術後矯正は9か月間行い，上下顎Begg type retainerによる保定を行った．

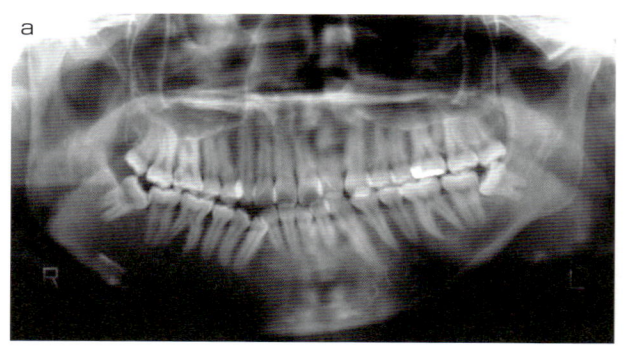

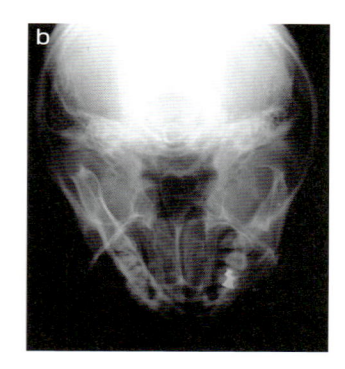

図7-283a, b　初診時X線写真所見.

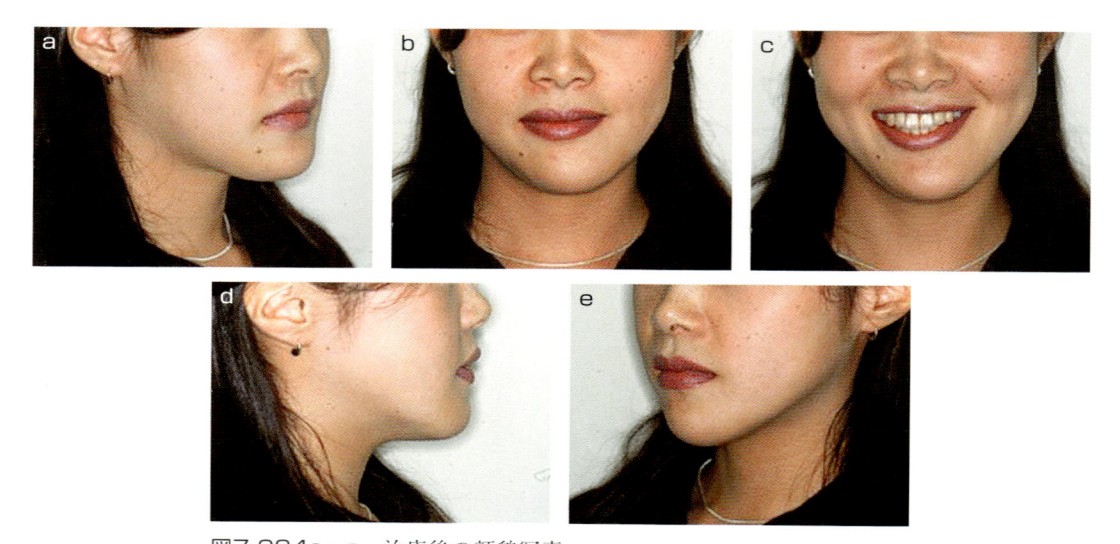

図7-284a〜e　治療後の顔貌写真.

◆ 臨床のヒント ◆

　本症例のように顔面に非対称があり，原因として上顎咬合平面の三次元的な傾斜を伴う症例では，上下顎同時移動術は有効な手段といえる．ほかにも，下顎前突症で中顔面の陥凹感を伴うもの，下顎骨の後方移動量が大きく下顎の移動のみでは困難なもの，骨格性の開咬症例などにも有効である．

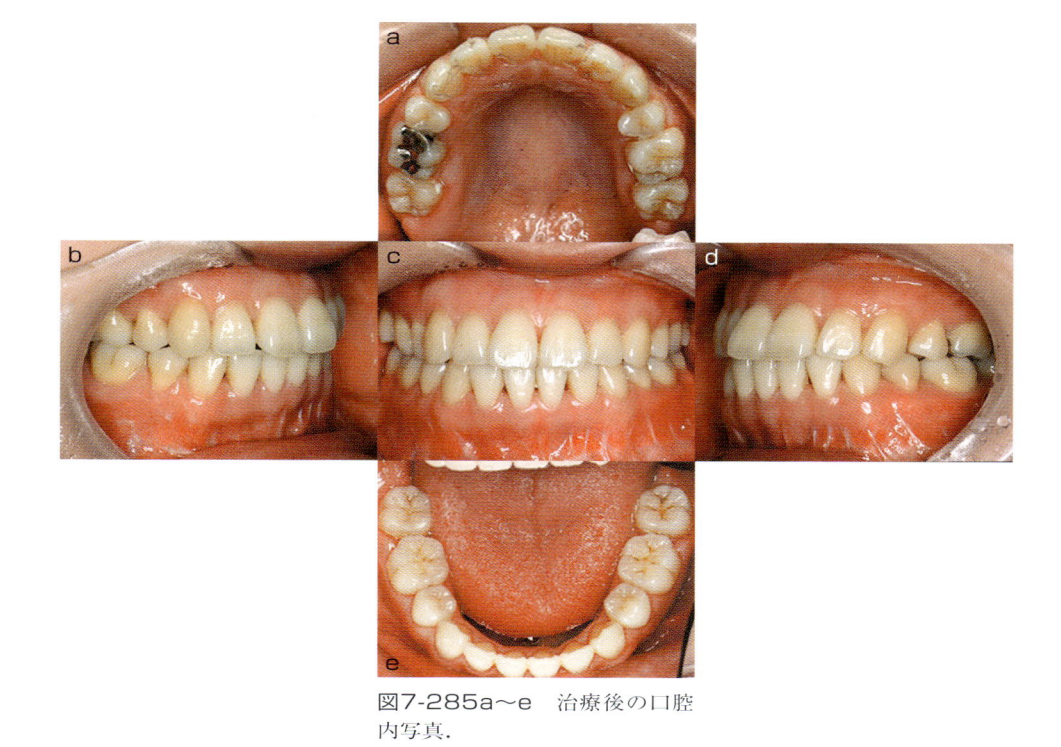

図7-285a〜e　治療後の口腔内写真.

5）治療結果
〈主な頭部Ｘ線規格写真計測値〉

SNA	83.0
SNB	83.0
ANB	0
Convexity	−4.0
Gonial angle	138.0
FMA	31.0
IMPA	84.0
FMIA	65.0
FH-U1	124.0
Interincisal angle	122.0

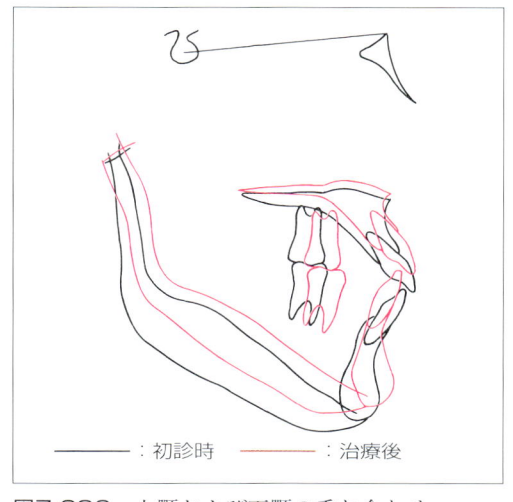

―――：初診時　　―――：治療後

図7-286　上顎および下顎の重ね合わせ.

C．非対称症例

症例C－1：

1）症例の概要と診断

初診時年齢・性別：19歳1か月　女性

主訴：顔の歪み

家族歴：姉が叢生（顔の歪みはない）

現病歴：中学生のころに今の歯並びに気づいた．上顎右側側切歯は転位していたため高校生のときに近医で抜歯された．最近になって顔の歪みが気になってきたので当科を来科した．

一般的所見：身長158cm，体重50kgでほぼ標準的な体格である．

顔貌所見：下顔面の非対称を呈しオトガイ部が左側に偏位している（図7-287a）．

口腔内所見：右側Angle III級，左側側切歯から小臼歯部まで反対咬合がある（図7-288a）．早期接触による下顎位の誘導は認められなかった．上顎右側側切歯は欠損していた．下顎前歯正中部を右側へ誘導し，上顎前歯正中部と一致させることは不可能であった．開口時に両側顎関節に相反性クリックを認めた．

模型分析：永久前歯の歯冠幅径は大きかった．上顎の歯列弓ならびに歯槽基底弓で前方幅径が狭い．

パノラマX線写真所見：上顎右側側切歯欠損，上下顎第三大臼歯の歯胚を認めた．その他に異常は認められなかった．

頭部X線規格写真所見：側面では骨格系，歯系に異常は認められない．正面では顔面正中線に対し下顎中切歯部で5.0mm，オトガイ部正中が8.0mm左側にあった（図7-289）．

【問題点リスト】
- 下顎非対称（オトガイ部 8mm左方偏位）
- 両側顎関節に相反性クリック
- 上下前歯部叢生，正中線不一致（上顎右側側切歯欠損）
- 左側側切歯から小臼歯部まで反対咬合
- Angle III級（ANB：－1.7°，Wits appraisal：－9mm）

診断：上下顎前歯部叢生および正中線不一致を伴うAngle III級の顔面非対称症例

2）治療方針：外科的矯正治療

①マルチブラケット法による術前矯正治療（上顎左側第一小臼歯，下顎両側第一小臼歯および上下顎第三大臼歯抜去）

②顎矯正手術として，下顎にはAngle III級と下顎骨非対称の改善のため，下顎枝矢状分割術を施す．

③術後矯正治療により咬合の緊密化を図る．

④マルチブラケット装置を撤去し，保定装置を装着する．

第7章 治療の実際

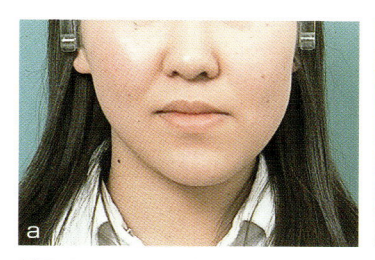

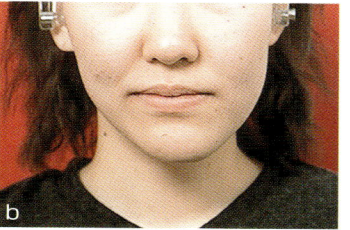

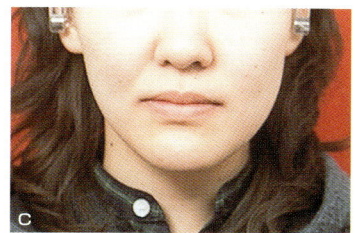

図7-287a〜c　顔面写真（a：初診時，b：手術直前時，c：術後1年）．

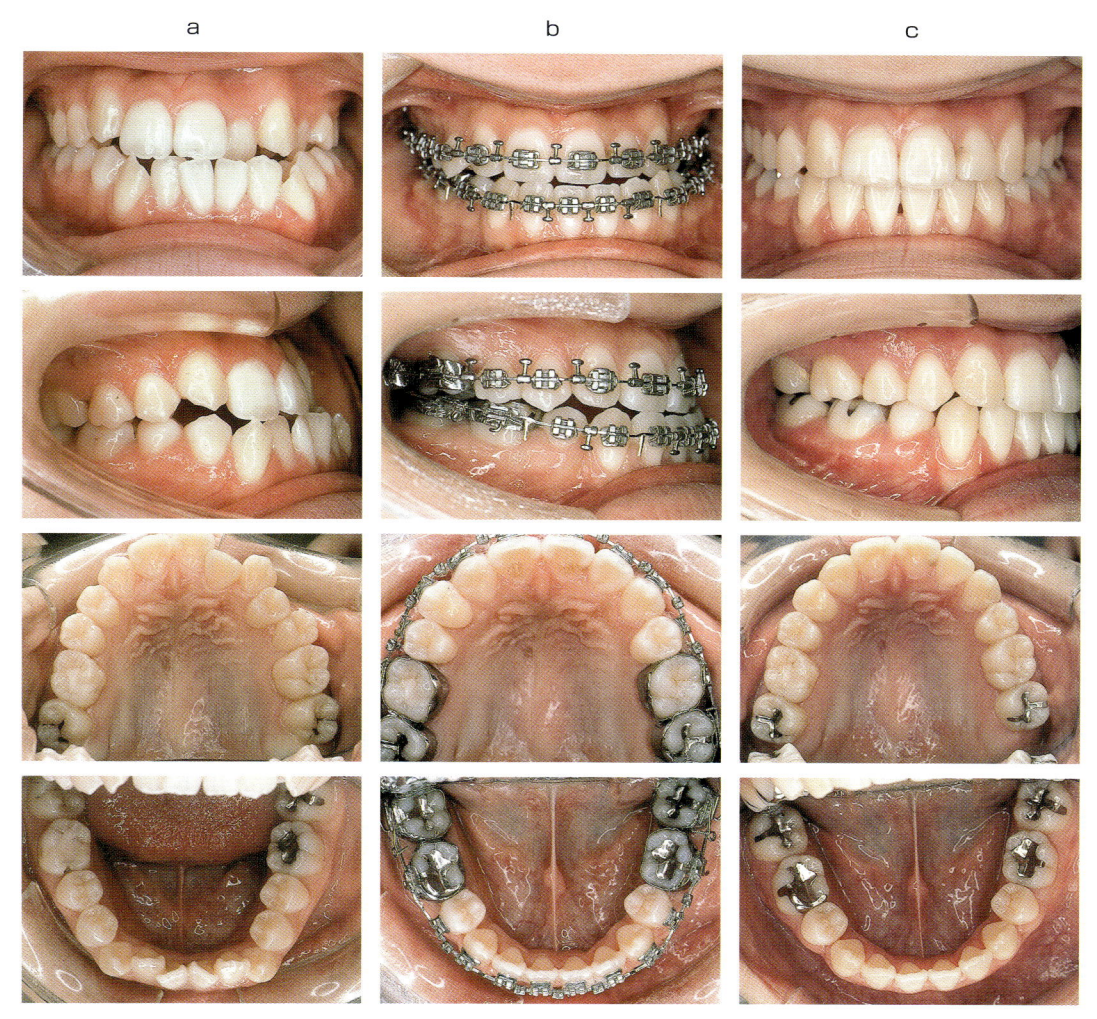

図7-288a〜c　口腔内写真（a：初診時，b：手術直前時，c：保定開始時）．

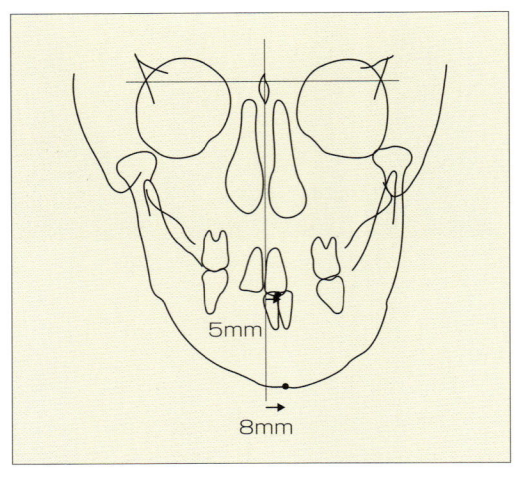

図7-289　正面頭部X線規格写真(初診時).

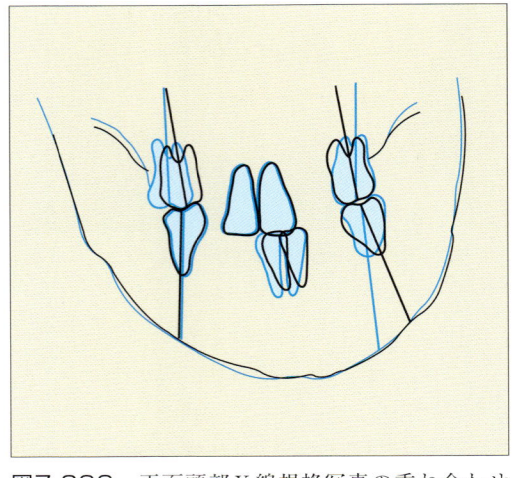

図7-290　正面頭部X線規格写真の重ね合わせ（黒：初診時，水色：術前矯正終了時）.

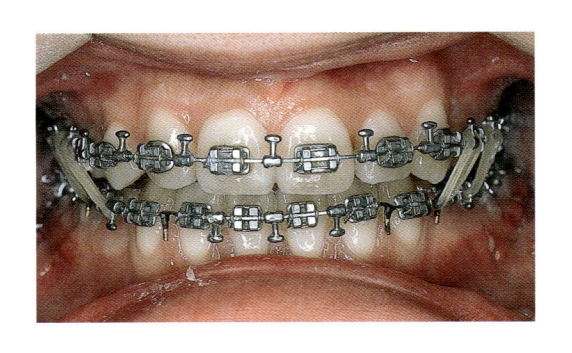

図7-291　顎間ゴム牽引開始時.

3）治療経過

　上顎左側第一小臼歯および下顎両側第一小臼歯を抜去後にエッジワイズ装置で上下顎歯列のレベリングとアライニングを開始した．13か月後に.017×.025インチステンレススチールアーチワイヤーを装着した．左右側臼歯の頰舌的デンタルコンペンセーションがディコンペンセーションされた3か月後（図7-290）に術前矯正治療を終了した．術前矯正治療終了6か月前に両側下顎第三大臼歯は抜歯されている．

　術前矯正治療終了後（図7-287b，288b），入院手続と全身麻酔検査を行って顎矯正手術の準備に入った．術前カンファレンスで最終的な手術計画を検討した．予定どおり，下顎に対して下顎枝矢状分割術を適用し，右側第一大臼歯で8mm後方移動，左側第一大臼歯で1mm前方移動した．骨片固定はチタンミニプレートによるセミリジッド固定を施した．顎間固定はサージカルスプリントを介して1週間行った．スプリント除去後から上下顎両側犬歯間で顎間ゴム牽引を10週行った（図7-291）．ゴムの強さは徐々に弱めていった．

　術後矯正治療3か月時に顎位の安定性が得られたことを確認できたので顎間ゴム牽引を中止した．手術後6か月でエッジワイズ装置を撤去し保定に移行した（図7-287c,

288c)．保定にあたっては，上下顎にラップアラウンド型リテーナーを装着し，終日の使用を指示した．

4）治療結果

マルチブラケット装置除去後2年の時点で咬合状態は安定している．両側顎関節のクリックは残存するが初回検査時と比較して軽度となった．

◆**臨床のヒント**◆

（1）診査，分析について

①顔面正貌の診査

左右瞳孔の高さ，鼻の変形，左右外耳孔の高さ，下顎角部の垂直的高さ，オトガイ部の偏位方向を確認する．左右外耳孔の高さは垂直的あるいは前後的にズレが多いことから，顔面規格写真撮影時における頭位の位置付けに注意する．脊椎側彎症を併発していることもあり，頸椎など立位での全身の観察が必要である．

②パノラマX線写真

下顎の偏位方向に対して上顎切歯は傾斜し，逆方向に下顎切歯の傾斜がみられる．偏位側の下顎枝高は，非偏位側と比較して短い．下顎頭の変形を認めることも少なくないので注意する．

③頭部X線規格写真

側面：左右側下顎下縁部の上下的位置，上下顎前歯部のデンタルコンペンセーション

正面：上顎咬合平面の左右傾斜度；CANT（左右側臼歯の高さ），左右側下顎角部の垂直的位置，両側上下臼歯の頬舌的デンタルコンペンセーションの程度

軸位：上顎骨自体のyawingの確認，左右側における下顎骨体部の展開角，下顎頭長軸角の対称性，頭蓋冠の変形

（2）術前矯正治療達成の確認

左右側臼歯の頬舌的なデンタルコンペンセーションがディコンペンセーションされており（図7-291），手術によって上下顎歯列弓の緊密な咬合や顔面骨格の対称性が得られることを歯列模型，正面頭部X線規格写真で確認する．

顎矯正手術で下顎枝矢状分割法を選択する場合，両側下顎第三大臼歯は骨切り線上に重なることが多いため，術前矯正治療中に抜歯する．

参考文献

1) Proffit, WR, et al.：Combined surgical and orthodontic treatment, Contemporary Orthodontics, 3rd ed., Mosby, St. Louis, 686-688, 2000.
2) Epker, BN, et al.：Section I Evaluation and treatment planning. Dentofacial deformities integrated orthodontic and surgical correction, Volume I, 2nd ed., Mosby, St. Louis, 1-71, 1995.
3) Epker, BN, et al.：Section V Conditions common to class I, II and III deformities. Dentofacial deformities integrated orthodontic and surgical correction, Volume III, 2nd ed., Mosby, St. Louis, 1186-1199, 1998.

5 萌出異常歯に対する処置

はじめに

不正咬合患者のX線検査を行う際，埋伏歯あるいは萌出困難な歯または顎骨内での位置異常と考えられる歯が確認されることがある．このような歯の存在は，歯列や顎の発育に対して何らかの影響を及ぼすことが考えられる．したがって不正咬合の全顎的咬合改善を行うとともに，これらの歯に対しても考慮して対処しなければならない．本項ではいわゆる口腔内に萌出していない萌出異常歯に対する処置について解説していく．

A．萌出異常歯とは

一般的に口腔内に萌出していない歯は，"埋伏歯"として認知されているが，実際には埋伏歯，未萌出歯，萌出遅延歯などに分類されるべきである．しかし，現在これらの区別を明確に判断することは臨床上困難であると考えられる．さらに臨床においては，埋伏歯と未萌出歯，萌出遅延歯との区別がなされる前に開窓・牽引などの処置が行われることもある．したがって本項では，口腔内に萌出していない以下のすべての歯を萌出異常歯と定義し，項を進めることとする．

1）一般的な萌出時期を過ぎてもなお萌出できずに口腔粘膜下または顎骨内に止まっている，自力では萌出困難な状態の歯（埋伏歯）．
2）萌出時期内ではあるが，歯の形態，位置，歯軸，方向，萌出余地などの観点から正常に萌出しない，または将来も萌出しないと考えられる歯（未萌出歯・萌出遅延歯）．
3）顎骨内に存在する過剰歯（埋伏過剰歯）．

B．萌出異常歯の疫学的な背景，原因，発生頻度と好発部位

歯科医師であれば臨床上萌出異常歯となる頻度が最も高い歯種が下顎第三大臼歯であ

表7-1　萌出異常歯の原因

全身的原因	局所的原因
鎖骨頭蓋異骨症	歯胚の位置，萌出方向の異常
クレチン病	歯の形態異常，数の異常
小児性粘液水腫	顎骨の発育不良，萌出空間の不足
頭蓋顔面異骨症	歯原性嚢胞，腫瘍などの合併
骨性獅子面症	被覆歯肉，粘膜の異常
遺伝的象牙質形成不全症	骨の異常，骨性癒着
クル病	唇顎口蓋裂など
先天性梅毒	
遺伝的象皮病	
大理石骨症など	

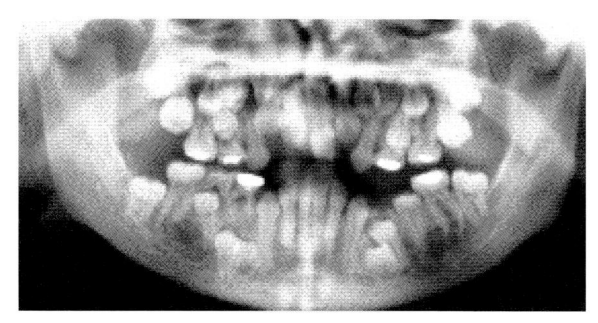

図7-293　鎖骨頭蓋異骨症のパノラマX線写真.

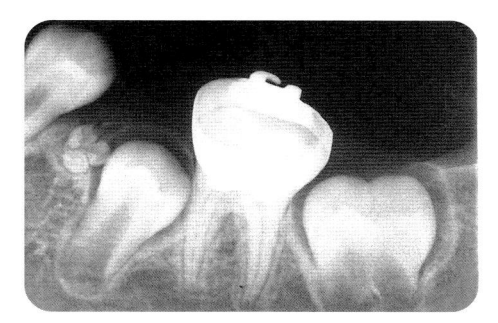

図7-294　歯牙腫による萌出異常.

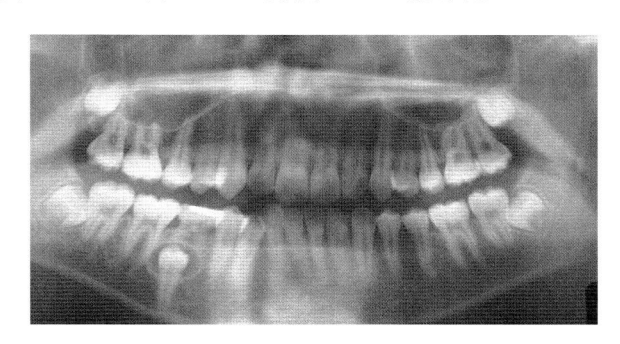

図7-295　含歯性嚢胞による萌出異常.

ることは臨床を通して既知のことであると思われる．しかし，その他の歯種に関しての出現頻度を調査すると，岩手医科大学歯学部附属病院矯正歯科で矯正治療を開始した患者さんのうち，唇顎口蓋裂などの先天異常を持つ患者さんや骨折などに起因する患者さんを除く1181名を無作為に抽出し調査した結果では，萌出異常歯所有者は8.0％であった．その内訳として永久歯が77.9％，過剰歯が22.1％であった．過去の報告では，矯正患者における萌出異常歯の発現頻度は5〜9％であるとされている．発現頻度の男女差に統計的な有意差は認められなかった．発現頻度の高い順として，上顎犬歯46.1％＞上顎中切歯18.0％＞下顎第二小臼歯11.4％＞上顎第二小臼歯10.8％の順であり，下顎前歯では萌出異常は認められなかった．

　萌出異常歯が発現する原因としてはさまざまであり，全身的には埋伏歯や埋伏過剰歯を生じる疾患がいくつかあり，局所的には歯牙腫や含歯性嚢胞などの病理的原因，歯の形成不全，歯肉粘膜の肥厚等があるが，歯胚の位置異常と萌出異常歯余地の不足が最も多い原因であった（表7-1，図7-293〜295）．

C．萌出異常歯による障害

　萌出異常歯による障害はさまざまで，本来口腔内に存在すべき歯が萌出していないため，歯列・咬合に影響を及ぼすことはもちろんであるが，萌出遅延歯，未萌出歯に関しては，顎骨内を移動することがあるために隣在歯の歯根を吸収することや，顎骨内を迷走することがあり，さらに歯列・咬合の状態を悪化させることがある．

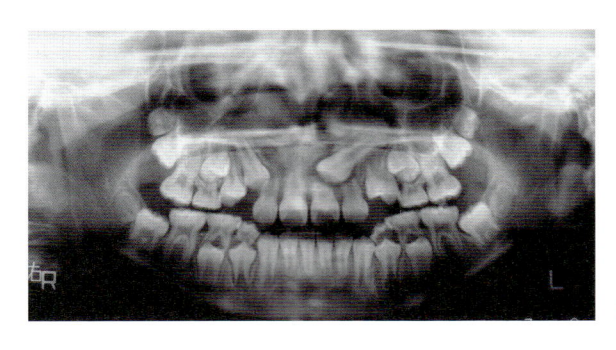

図7-296　隣在歯の歯根吸収.

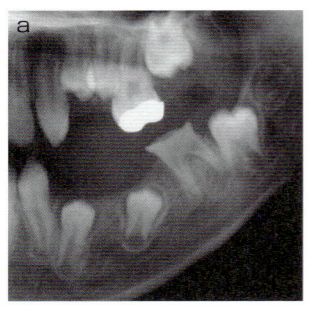

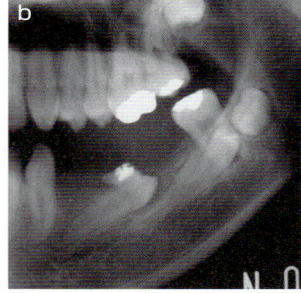

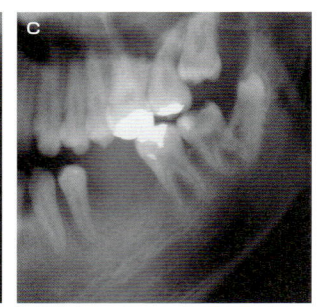

図7-297a〜c　下顎第二小臼歯の迷走.

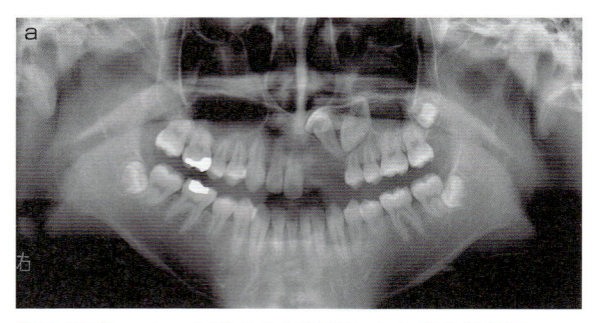

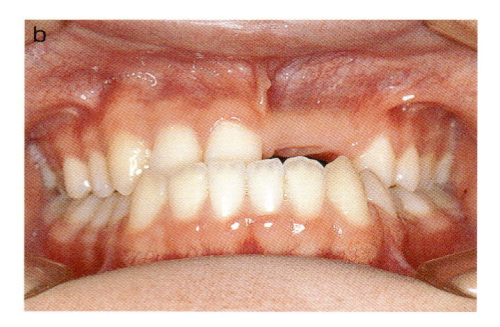

図7-298a, b　上顎前歯部埋伏による審美的障害.

　発生頻度からすると上顎前歯部が高いので，もちろん審美的な障害も生じてくることになる．このような意味からも萌出異常歯を放置するべきではなく，何らかの対処を考慮しなくてはならない（図7-296〜298）．

D．萌出異常歯に対する診察・検査

　一般的な口腔内診察に加え，萌出異常歯に対する検査としては画像診断が重要になってくる．顎骨内に存在する歯の位置や方向を特定するためには，1枚のX線写真では不十分であることが多い．したがって，複数の画像から診断していくことが重要である．
　画像診断の中ではとくにCTが三次元的に萌出異常歯の位置を確認することができるため有効な手段であり，最近では口腔領域に限定した低被曝量の優れた撮影機もあり，

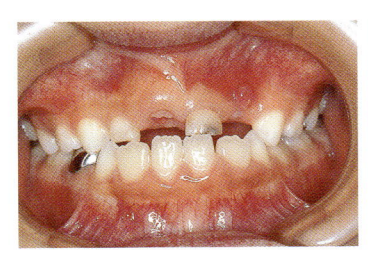

図7-299a 上顎左側の瘻孔を主訴としていたが，萌出異常歯を指摘された．初診時口腔内．

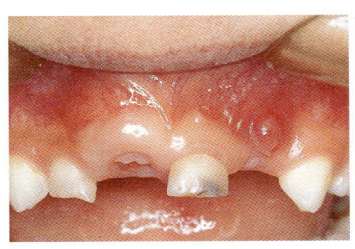

図7-299b 上顎右側中切歯の萌出が始まっている．左側乳中切歯遠心部に瘻孔を認める．

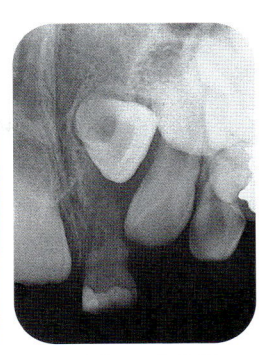

図7-299c 前歯部デンタルX線写真．左側中切歯の萌出方向の異常は確認できるが，正確な位置や方向は確定できない．

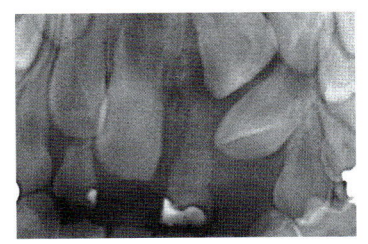

図7-299d パノラマX線写真．左側中切歯の捻転と側切歯の位置異常が確認できる．側切歯に関しては，近心傾斜が疑われる．

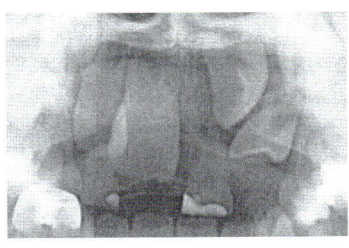

図7-299e 正面セファロX線写真．左側中切歯の捻転の状態が正確に判断できる．側切歯は近心傾斜ではなく，水平方向の位置異常が疑われる．

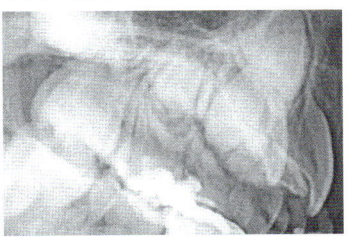

図7-299f 側面セファロX線写真．側切歯の水平方向の位置異常が確認できる．

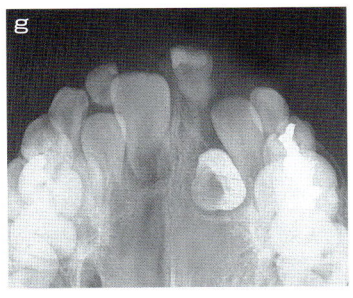

図7-299g 正方向オクルーザルX線写真．左側中切歯がかなり口蓋側にあることが確認でき，側切歯の水平位置やそれぞれの歯根の位置関係も確認できる．

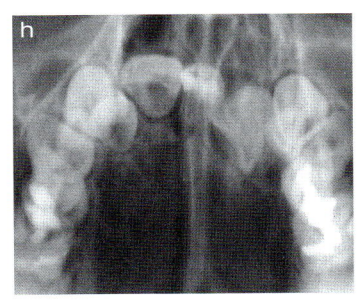

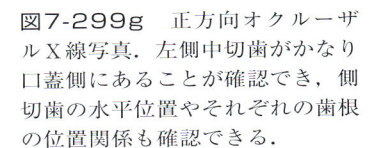

図7-299h 軸方向オクルーザルX線写真．左側中切歯は口蓋側方向に歯冠を向けていることが確認できる．

歯科領域でのさらなる活用が予想される．一方，現在まで日常臨床で活用されているデンタルX線写真，パノラマX線写真，オクルーザルX線写真，セファロX線写真などは，複数の画像を組み合わせることにより正確な位置判断ができると考えられる．図7-299c〜jは萌出異常を有する患者さんの一連の画像診断である．それぞれの画像により確認，判断できる部分とできない部分の特徴が理解できる．

また，歯槽基底の評価，萌出スペースの検討，歯冠幅径の計測のために模型分析も重要な検査項目として挙げられる．

5 萌出異常歯に対する処置

図7-299i, j　CTによるボリュームレンダリング像．左側中切歯は口蓋側方向に歯冠を向けていること，側切歯の水平位置，さらに犬歯が側切歯歯根上方に位置していることが立体的に把握できる．

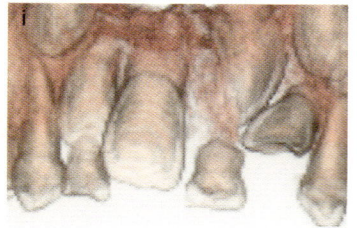

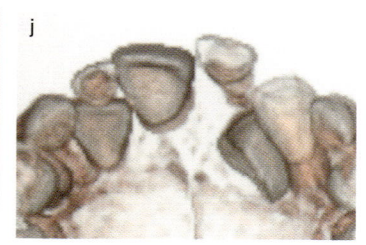

図7-299k　左側乳中切歯を抜歯しフラップ弁形成の後，左側中切歯に牽引装置を装着し，フラップ弁を縫合する．牽引萌出部位を角化歯肉上にするために歯肉内を牽引している．側切歯は自然萌出してきている．
図7-299l　牽引時の前歯部デンタルX線写真．

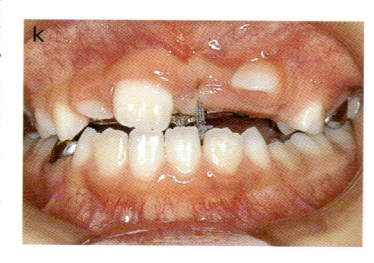

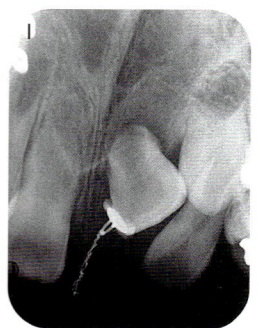

E．診断

　診察・検査の結果から，萌出異常歯の位置や形態を把握できたならば，その歯に対する処置をどうするかを決定していくことになる．一般的には当該歯もしくは隣在歯の抜歯，開窓・牽引，抜歯後移植，外科的歯胚回転（図7-300a, b），経過観察などを行っていくことになるが，矯正臨床では開窓・牽引を依頼されることが多く，萌出異常歯を矯正的に口腔内に萌出させることになる．しかし，すべての萌出異常歯が牽引可能となるわけではない．

　萌出異常歯の方向には，水平面を基準とした場合，正常方向，水平方向，逆性方向とに分類でき，矢状面を基準とした場合，近心方向，遠心方向とに分類され，前頭面を基準とした場合，唇・頰側方向と舌・口蓋側方向とに分類される．この萌出異常歯の方向や歯の形態的特徴，たとえば歯冠部・歯根部の形成不全や歯根彎曲，隣接歯との位置関係や，隣接歯に対する歯根吸収の有無を十分に検討したうえで処置方法を決定することが重要である（表7-2）．

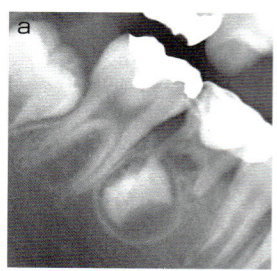

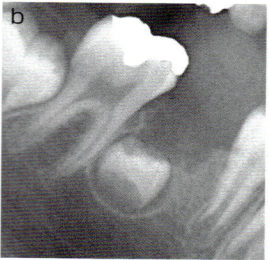

図7-300a, b　外科的歯胚回転術．

表7-2　開窓・牽引処置の難易度

	開窓・牽引の難易度
正常方向	普通
水平方向	不可能または困難
逆性方向	不可能または困難
近・遠心方向	困難
頰・舌方向	普通

表7-3 萌出異常歯に対する各処置の利点・欠点

	開窓・牽引	抜歯	抜歯後移植	経過観察
治療期間	長い	比較的短い	中間	長期の観察が必要
歯髄処置	生活歯髄		歯髄処置が必要のこともある	
周囲歯肉歯槽骨	比較的良好	抜歯時の骨欠損に注意	根吸収，癒着に注意	
予後	良好	矯正，補綴等を考慮	場合による	移動する歯に注意

F．処置：開窓・牽引の方法

萌出異常歯に対する処置としては前述したとおりである．それぞれの処置に利点・欠点があるが，その中で矯正治療の一環として行われる開窓・牽引の方法について焦点を絞って解説を進めていく（表7-3）．

a．開窓する部位について

萌出異常歯に対する開窓・牽引の処置を選択した場合，いずれにせよ外科的な開窓部位を決定しなければならない．開窓部をどの場所にするかに関しては，当該萌出異常歯の存在する部位によるわけであるが，この部位の違いがその後の予後に大きく影響を及ぼす．

1）頬・唇側部からの開窓

一般的に頬・唇側部からの開窓を行い牽引を試みる場合，口腔前庭部の粘膜部を開窓することになるが，この部位での開窓は最終的に唇側部の角化歯肉の獲得が困難であり，いわゆる付着歯肉を含めた生物学的幅径を保てないことが欠点としてあげられる．また頬・唇側歯槽骨の誘導も困難であることが多いため，牽引終了後の歯周管理に十分配慮しなければならない（図7-301，302）．

2）舌・口蓋側部からの開窓

一方，舌・口蓋側部からの開窓では，舌・口蓋歯肉の厚い歯肉部を開窓することになるで，最終的に頬舌的な付着歯肉幅に問題を生じることは少ない．しかし，口蓋側からの牽引は過度に歯を傾斜させる傾向があるため，口蓋側のクレフト状の骨欠損を引き起こしやすい．この場合も口蓋側に大きな歯周ポケットを形成することがあるの

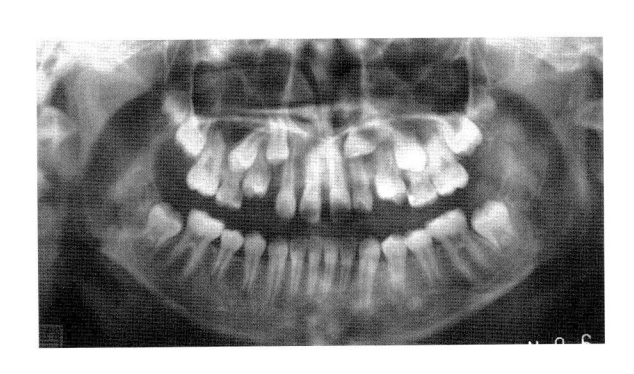

図7-301 上顎左側犬歯の萌出異常．左側側切歯の根尖部を吸収している．

5 萌出異常歯に対する処置

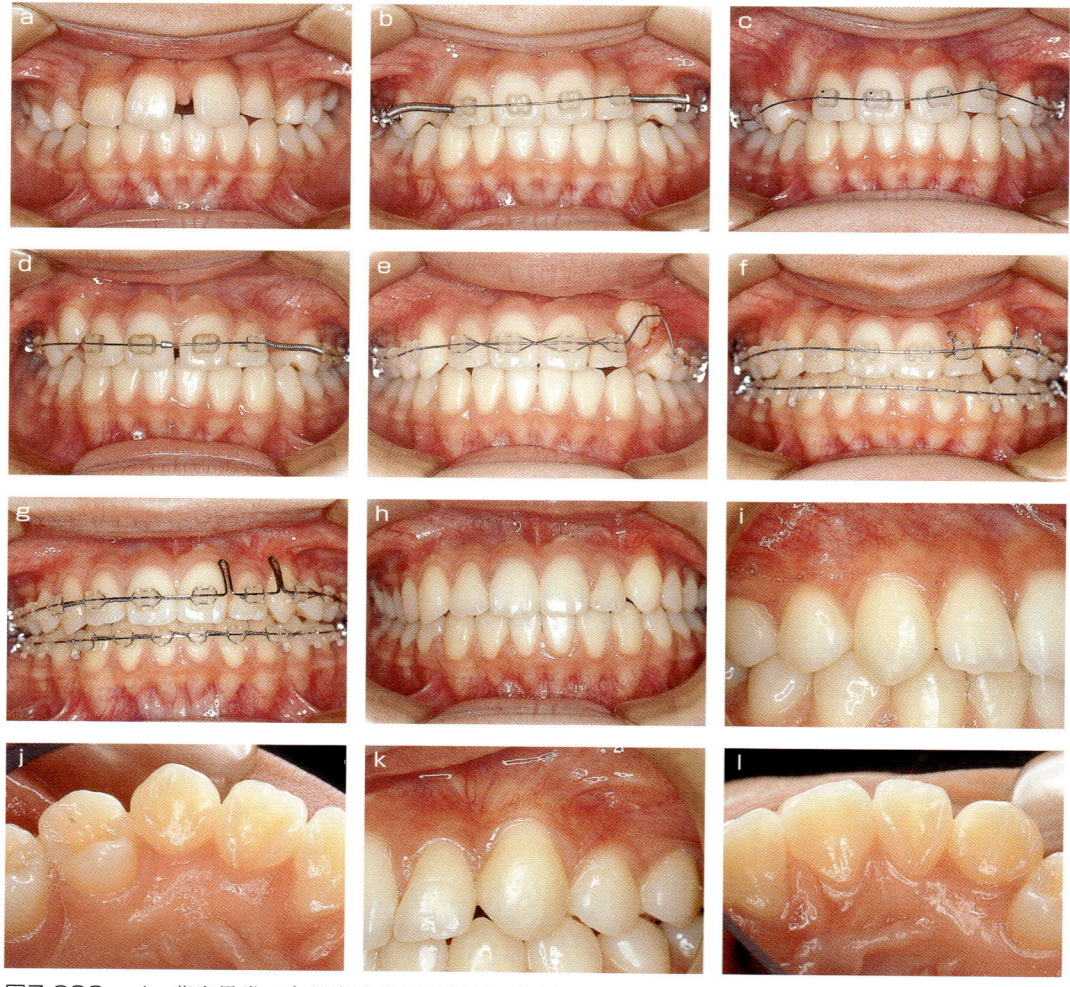

図7-302a〜l 萌出異常の左側犬歯歯冠が頰側に位置していたため，上顎犬歯の萌出スペースを確保した後に，頰側の粘膜部を開窓した．その後牽引を開始し，全顎的なマルチブラケット装置による治療に移行している．右側犬歯は自然萌出しているので，唇側において良好な付着歯肉幅を獲得しているが(i)，開窓牽引した左側犬歯では唇側部では付着歯肉はみられない(k)．一方，口蓋側においては，自然萌出の右側犬歯，開窓牽引した左側犬歯両方で良好な歯周組織を維持している状態である(j, l)．

で歯周治療学的な配慮が必要である（図7-303, 304）．

3）歯肉弁形成術後の牽引

　上記2つの開窓法にはそれぞれ牽引した歯の歯周組織に配慮が必要であるが，このことを考慮すると，牽引した歯はできるだけ自然萌出に近い状態で歯列内に誘導することが望ましいと考えられる．要するに歯列内にできるだけ近い角化歯肉部に歯を牽引して，そこから歯を萌出させれば歯周組織において良好な状態が獲得されることになる．そこで萌出異常歯が存在する部位を直接開窓するのではなく，いったん歯肉弁を形成し，萌

第7章　治療の実際

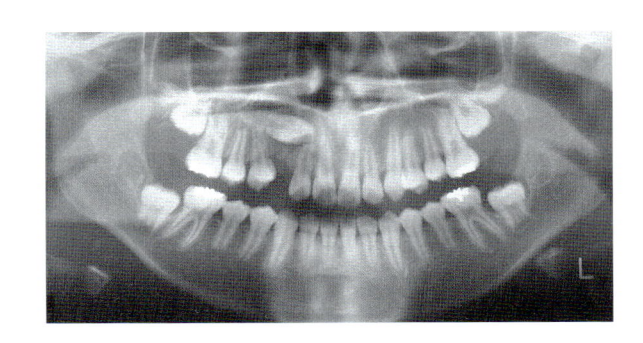

図7-303　上顎右側犬歯の萌出異常．右側側切歯の根尖部を吸収している．

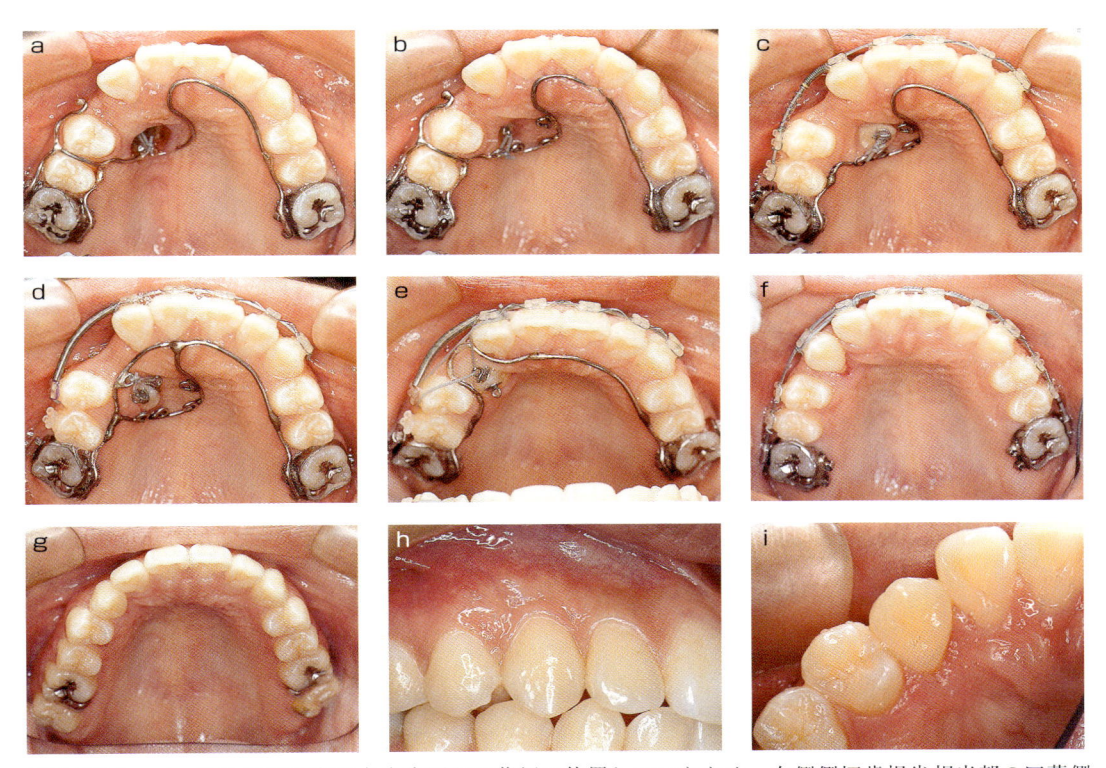

図7-304a～j　萌出異常の右側犬歯歯冠が口蓋側に位置していたため，右側側切歯根尖相当部の口蓋側部を開窓した（a）．その後加強固定装置を固定源として牽引を開始し，全顎的なマルチブラケット装置による治療に移行している（b～g）．唇側において良好な付着歯肉幅を獲得しているが（h），口蓋側においては一見良好な歯周状態に見えるが，3mm程度のクレフト状のポケットが存在している（i）．

　出異常歯に牽引装置を装着した後に歯肉弁を閉鎖し，術創部治癒後に牽引を開始する方法をとることがある．この方法は，歯槽骨，歯肉の中を牽引してくることから，牽引方向などに制限が生じるので，適用症例を十分検討する必要がある（図7-305～308）．

213

5 萌出異常歯に対する処置

図7-305 上顎右側中切歯の水平方向の萌出異常（左図）．
図7-306 牽引に用いたフック（右図）．

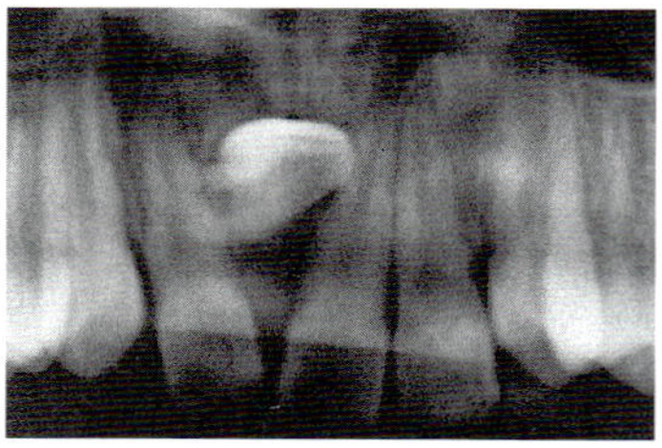

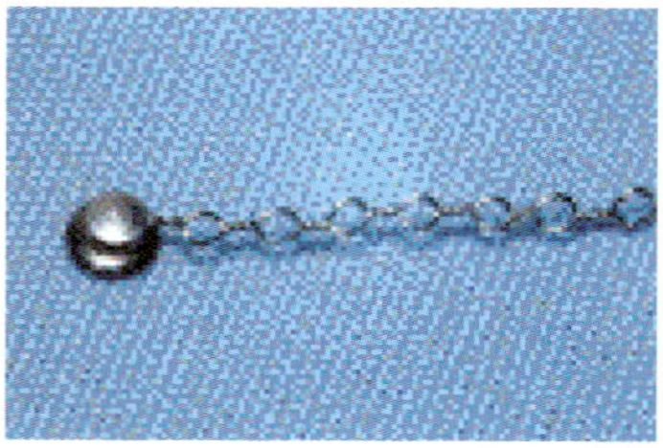

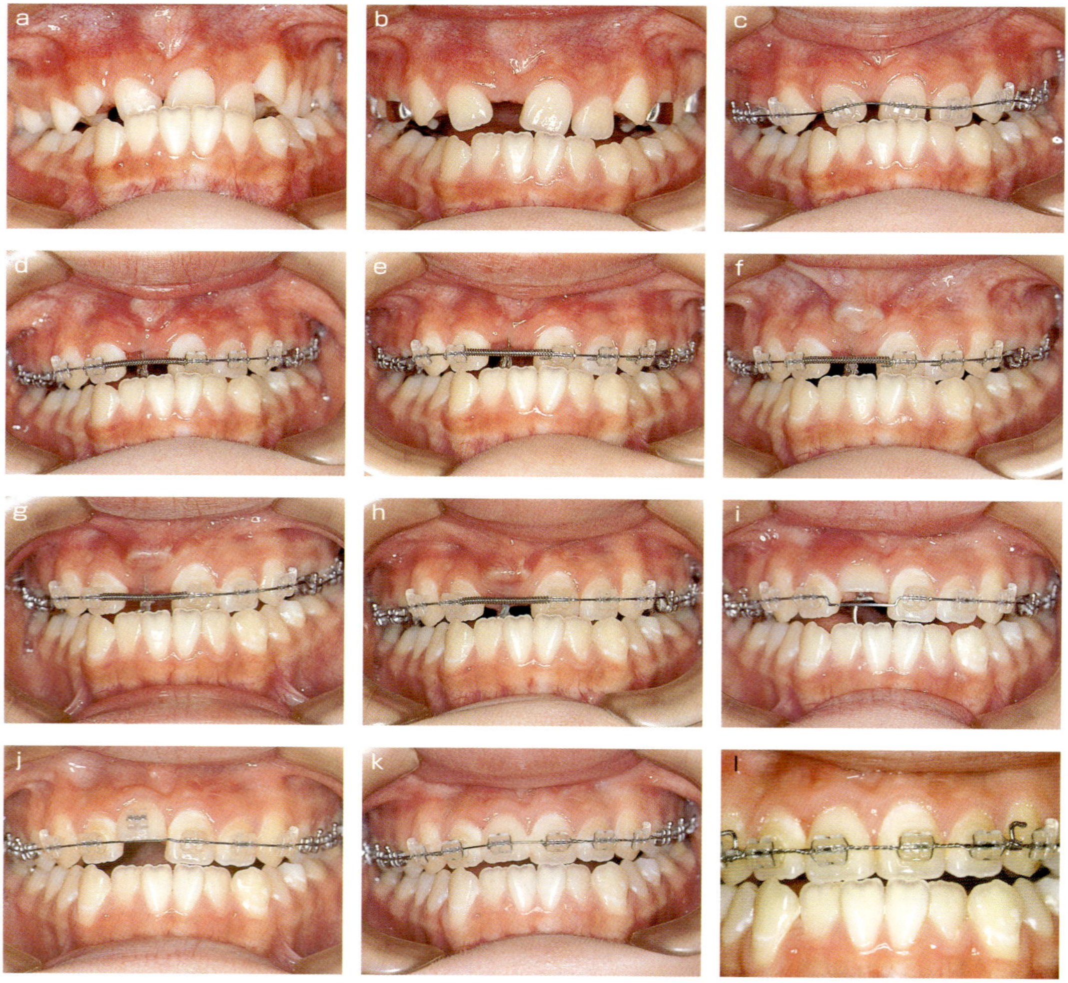

図7-307a〜l 骨格型の反対咬合症例．上顎歯列の狭窄と後方位を示している．上顎の狭窄の改善と右側中切歯の萌出スペース獲得のために上顎急速拡大装置を適用した．その後，上顎急速拡大装置を装着した状態でマルチブラケット装置による治療に移行している．開窓は行わず，歯肉弁形成後右側中切歯歯冠部を露出させ，チェーン状のリガチャーワイヤーを付加したリンガルボタンを装着し，フラップ弁を縫合する．術創部の治癒後上顎急速拡大装置を固定源として牽引を開始した．歯冠部が歯肉層付近まで牽引されたならば，改めて開窓を行い，牽引を継続する．歯列内に牽引された右側中切歯は唇・舌側において良好な歯周組織を獲得している．

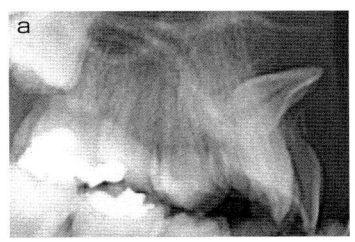

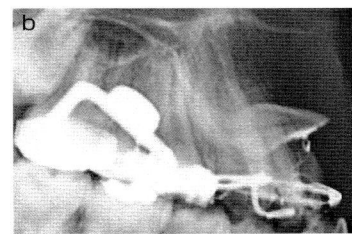

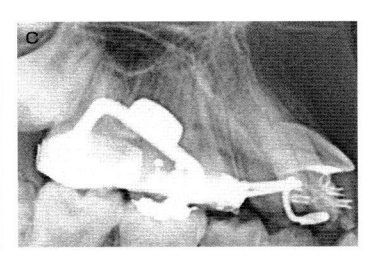

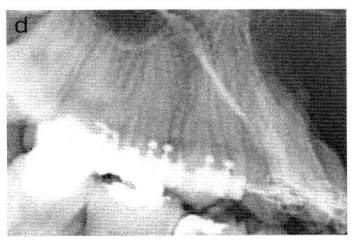

図7-308a〜d　歯根の彎曲を認めるが，やや上方に向いた歯冠を徐々に下方に下げ牽引する．このような場合，歯根の形態と歯槽骨との関係に留意することが必要である．

b．開窓・牽引における固定源について

　萌出異常歯の開窓・牽引に用いる固定源は，長期にわたり安定して使用できるものが望ましい．また症例により牽引方向が異なってくるため，それぞれに適切な固定源を検討しなければならない．固定源には同一顎内に固定源を設定する場合，対顎に固定源を設定する場合，口腔外に固定源を設定する場合があるが，基本的には同一顎内の固定源である加強固定装置（リンガルアーチ，ホールディングアーチなど）やマルチブラケット装置，またはそれらの併用が挙げられる．

　加強固定装置では，装置に牽引アームやフックを取り付けることによって牽引方向をコントロールできることや，牽引と萌出スペースの確保が同時に行える利点がある．一方，マルチブラケット装置の場合では，加強固定装置と同様に牽引と萌出余地の確保が同時に行えること，さらに牽引してきた歯と他歯の全体的な排列のコントロールが行える利点が挙げられる．

　牽引時に萌出異常歯に装着するものとしてはトラクションフック，リンガルボタンなどが用いられる．これらは開窓時に萌出異常歯にボンディングされるが，その際には歯面の清掃や血液の付着をさけ，乾燥を十分に行い，牽引中の脱落を極力起こさないように留意しなければならない．また，エッチング処理に際しては，エッチング材が粘膜に触れないように配慮する必要がある．萌出異常歯の歯冠が口腔内に萌出してきた後，通常のブラケットに置き換え，位置のコントロールを行っていく必要がある．

c．矯正力その他

　一般的に萌出異常歯の牽引は歯根の吸収や周囲組織の追随などに配慮しながら，持続的な弱い力を用いることが通常である．過去の報告では，前歯の牽引力で30〜150g程度とされている．牽引開始後は歯の移動量，移動方向，歯根の状態（吸収，彎曲）をX線写真などで確認しながら慎重に進めていく．また，牽引時に固定源となる歯が萌出異常歯のほうへ移動してしまう，いわゆる固定の喪失が生じることもあるため，固定源の

図7-309a〜f　逆性埋伏過剰歯の存在による永久中切歯の位置異常.

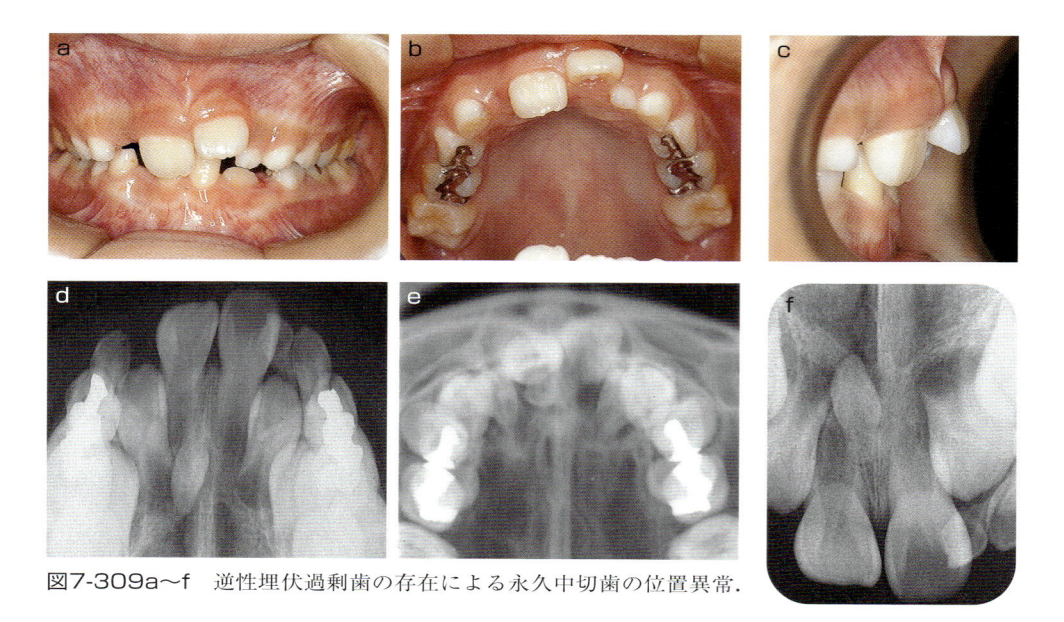

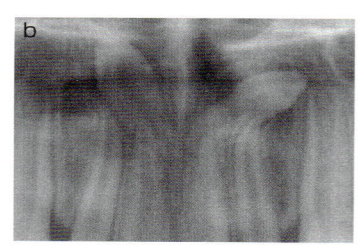

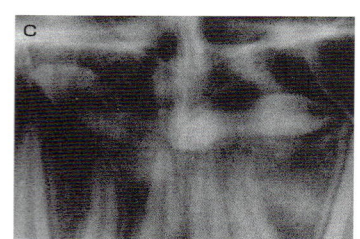

図7-310a〜c　逆性埋伏過剰歯の上方移動．鼻腔底や上顎洞底に接触しながら，移動方向を変えている．

状態にも十分注意を払うことを忘れないようにする．

G．その他：埋伏過剰歯に対する処置

　萌出異常を示す歯とは別に，顎骨内に存在する埋伏過剰歯の問題がある．いわゆる埋伏過剰歯に関しては，多くの場合，経過観察するか，または抜歯することになる．永久歯の萌出異常や位置異常を誘起するような場合には，抜歯が選択されるが，実際には抜歯が困難である部位に存在していることもある．このような場合や他の永久歯に対して為害作用を及ぼさないような場合には，経過観察が選択されるが，顎骨内を移動することもあるので，定期的にX線写真撮影での確認をしていく必要がある（図7-309，310）．

H．萌出異常歯の処置を行う際のヒント

　さまざまな原因により生じる萌出異常歯ではあるが，この萌出異常に気がつくのは，

たとえば上顎中切歯や側切歯であれば，前歯がなかなか萌出してこないなどの理由で，就学前後の比較的早期に歯科受診し発見されることになる．しかし，上顎犬歯や第二小臼歯では萌出時期が遅いこともあり，なかなか異常に気がつかないことも少なからずある．この異常の発見が遅れることの一つに，たとえ隣在歯の歯根吸収などが生じていても，疼痛などの自覚症状がないことが挙げられる．このような理由から，萌出異常歯は我々歯科医師が発見する頻度が非常に高い．しかし，ただ単に異常を発見するだけではなく，萌出異常の危険性が危惧されるのならば，たとえば歯胚の位置異常などであっても，永久歯の萌出誘導で対処し，萌出異常を回避できるような場合も少なからずあるので，早期の発見，危険性の察知が非常に重要な鍵となることはいうまでもない．

したがって，乳歯列から永久歯列へと交換が始まるⅢA期，暦齢6歳頃にはパノラマX線写真などで永久歯歯胚の位置などを確認して，萌出異常歯の存在の有無を含めた，不正咬合の発現の危険性を把握していくことが望ましいといえる．

参考文献
1) 深田英朗ほか：小児歯科における埋伏歯の診断と治療，日本歯科評論，432：47-59，1978.
2) 井上直彦：埋伏歯について －歯科矯正学の立場から－，日矯歯誌，20：67-81，1961.
3) Lytle, J. J: Indications and contraindications for removal of theimpacted tooth, The dental clinics of north America, 23：333-346，1979.
4) 藤岡幸雄ほか：最近10年間のわが教室における埋伏歯の臨床統計的観察，口外誌，8：13-17，1962.
5) 亀田　晃ほか：埋伏中切歯に関する統計的検索，日矯歯誌，41: 644-655, 1982.
6) 亀田　晃ほか：埋伏歯または未萌出歯（萌出遅延歯）の牽引誘導とそれに伴う不正咬合の予防，歯科ジャーナル，29(6)，1101-1119，1989.
7) 中野憲一，田中庄二，福田睦子：城西歯科大学予診科における最近3年間の埋伏歯の臨床統計的観察，城西大紀要，13(3)：611-615，1984.
8) 永原邦茂，湯浅真司，山田晃弘：埋伏永久歯と不正咬合の関連についての臨床統計的考察，愛院大歯誌，27: 913-924，1981.
9) 大守恭子，天真　覚，谷村一朗：矯正患者における埋伏歯の実態調査－徳島大学歯学部附属病院矯正科における過去10年間について－，日矯歯誌，56(3)：185-192，1997.
10) 松本容人ほか：智歯を除く埋伏歯の臨床統計的観察［会］，口科誌，17：634，1968.
11) 石川悟郎，秋吉正豊：口腔病理学，永末書店，東京，48-59，1970.
12) 佐々木　洋：永久歯萌出期の歯科－埋伏歯の処置－，歯科展望別冊：172-184，1984.
13) 西嶋克巳：上顎前歯萌出遅延の処置ならびに経過，歯科展望，37(5)：803-813，1971.
14) Samuels, R. H. et al.：Two-archwire technique for alignment of impacted teeth, J. C. O., 31 (3)：183-7, 1997.
15) 石川雅章：永久歯萌出期の歯科－永久歯の萌出異常－，歯科展望別冊：127-137，1984.
16) Andreasen, J. O.：Textbook and color atlas of tooth impactions, MUNKSGAAD, COPENHAGEN,CHAPTER 2: 55-59, 1997.
17) 川本達雄ほか：埋伏歯の臨床－その保存活用と抜歯－，医歯薬出版，東京，1998.
18) Sune, E.: Incisor Root Resorptions Due to Ectopic Maxillary Canines Imaged by Computerized Tomography: A Comparative Study in Extracted Teeth, AngleOrthodontist,70(4)，276-283，2000.
19) 工藤直樹ほか：未萌出第二小臼歯が筋突起下方まで移動した症例について，岩医大歯誌，26：44-49，2001.

20) Lipa, B. : Image accuracy of plain film radiography and computerized tomography in assessing morphological abnormality of impacted teeth, Am.J.Ortho & Dent. Ortho. , 120: 623-628, 2001.
21) Mershon, J.V.& J. H.Gunter: Management of unerupted and impacted canine. J.Amer. Dent. Ass.,27:1436-1439,1940.
22) 篠倉　均ほか：埋伏歯・萌出異常歯に対する矯正治療後の歯周病学的評価，日矯歯誌，42：363-374，1983．
23) 西嶋克己，馬場宣道，江木素子：埋伏歯を口腔外科的および矯正学的に処置した6例，日矯歯誌，30：133-143，1971．
24) Nielsen, I. L. et al. : Direct bonding on impacted teeth. A. J. O. , 68：666-670, 1975．
25) Bishara, S. E. et al. , : Management of impacted canines. A. J. O. , 69：371-3871976．
26) 及川広美ほか：埋伏および萌出遅延の認められた上顎前歯に関する矯正治療後の臨床評価，東北矯正歯誌4(1)：21-28, 1996．

6　歯周疾患を有する患者さんの矯正治療

はじめに

　近年，成人の矯正治療は珍しくなく，治療を希望する患者さんの年齢層も幅広くなり，高齢者の治療もみられるようになってきた．この患者さんの高齢化に伴って歯周疾患を有する患者さんの矯正治療を手がける機会も増えてきた．また，歯周疾患が原因で生じた歯間離開や臼歯の咬合崩壊による過蓋咬合，上顎前歯唇側傾斜などの不正咬合の治療を患者さんが希望されることも多い（図7-311）．ところが，歯周疾患に冒されている歯が矯正力に耐えられるのであろうか，矯正治療によって歯周疾患が悪化しないだろうか，といったことを心配される方が多いと思われる．では，歯周疾患を有する患者さんの矯正治療を行う場合，どのような配慮が必要であろうか．このことについて考える前に，矯正治療における矯正力による歯槽骨の吸収と，歯周疾患による骨の吸収との間にどのような違いがあるか考えてみたい．

A．歯槽骨吸収の原因

　歯周病学において考えられている骨吸収の原因には炎症によるものと咬合性外傷によるものの2つが考えられている．矯正力による骨吸収は，このうちの咬合性外傷による骨吸収に相当すると考えられる．すなわち，矯正力は一種の外傷性咬合であると考えられる．歯周病学の分野の研究によると，外傷性咬合により歯根膜腔の拡大と歯槽骨の垂直性の骨吸収が引き起こされるが，この外傷性咬合が除去されると歯根膜腔の拡大と歯槽骨の吸収は回復する．ところが，歯周疾患による炎症性の骨吸収は歯周病原菌の感染と増殖によって起こり，水平性の骨吸収を特徴とし，炎症の除去による歯槽骨の回復は少ない．また，外傷性咬合のみでは歯周炎を発症することはないが，歯周炎に外傷性咬合が合併すると歯周炎は急速に進行し，骨吸収を含めた歯周組織の破壊がさらに進むので外傷性咬合は歯周炎の促進因子として働くといわれている．この場合，外傷性咬合を取り除いても歯槽骨の吸収は回復せず歯周組織は治癒しない．

　したがって，歯周炎のある歯に矯正力を加えると炎症が進行し牽引側での骨新生がほとんど生じないが，歯周炎の治癒した歯に矯正力を加えた場合は牽引側での骨新生が生じ，骨頂ならびに歯周ポケットの根尖側への移動は認められない（図7-312）．言い換えると，歯周疾患を有する患者さんの矯正治療を行う前に歯周炎を治癒させておくことが，治療を成功に導くうえで重要である．歯周炎がない状態は，治療開始前のみならず治療中も維持されるべき条件であり，通院間隔を2〜3週間と短めに設定し，定期的にX線写真で歯槽骨や歯根の状態を観察する．歯の移動中に異常が認められる場合にはいったん矯正力を加えることを停止し，組織の安静を図る必要がある．

6 歯周疾患を有する患者さんの矯正治療

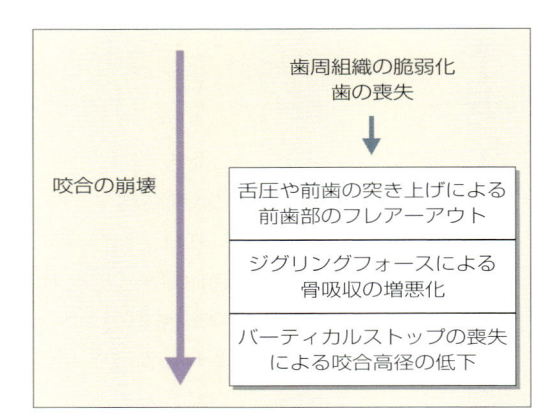

図7-311 歯の喪失や歯周疾患に罹患した場合の咬合の崩壊パターン．

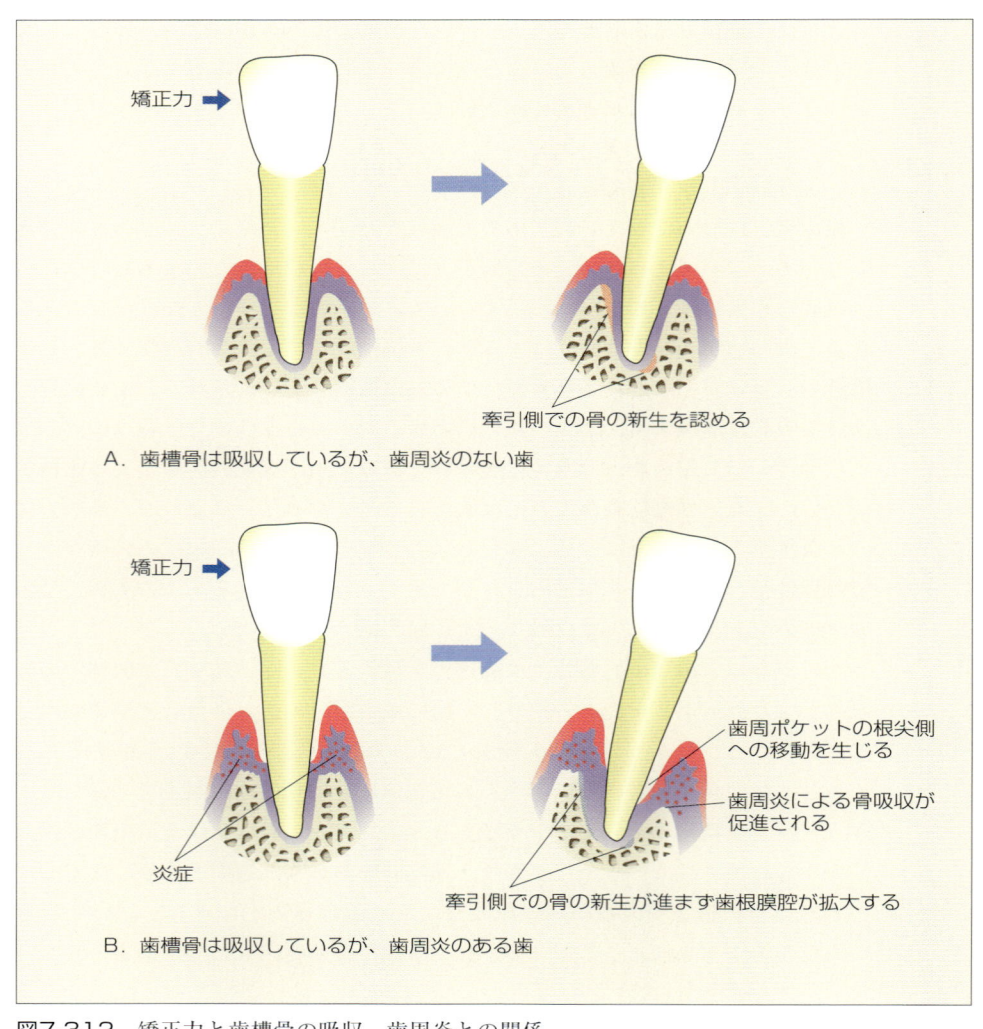

咬合の崩壊 →
- 歯周組織の脆弱化 歯の喪失
- 舌圧や前歯の突き上げによる前歯部のフレアーアウト
- ジグリングフォースによる骨吸収の増悪化
- バーティカルストップの喪失による咬合高径の低下

A．歯槽骨は吸収しているが，歯周炎のない歯
- 矯正力 →
- 牽引側での骨の新生を認める

B．歯槽骨は吸収しているが，歯周炎のある歯
- 矯正力 →
- 炎症
- 歯周ポケットの根尖側への移動を生じる
- 歯周炎による骨吸収が促進される
- 牽引側での骨の新生が進まず歯根膜腔が拡大する

図7-312 矯正力と歯槽骨の吸収，歯周炎との関係．

B．治療上配慮すべき問題点

　歯周疾患を有する患者さんには以上述べた歯周炎を持っていること以外にどのような特徴があるのであろうか．その特徴ごとに治療上配慮すべき問題点があるので順を追って述べてゆきたいと思う．その一つ目は歯周疾患を有している結果，歯根の支持歯槽骨が低くなっていることである．その結果外傷性咬合や舌の機能圧などの小さな外力で歯が動いてしまう．これは歯の最適矯正力が小さくなっていることを示すもので，過度の矯正力を加えて為害作用を生じることのないよう加える矯正力の大きさも小さくする必要がある．治療前の診察時に舌癖等の不良習癖や早期接触などの外傷性咬合についてチェックするのはもちろんのこと，矯正治療中も絶えず外傷性咬合を引き起こすような咬合関係になっていないか注意し，必要に応じてスプリントやバイトブロックによる咬合挙上を考慮する必要もある．一方，移動する歯だけではなく固定歯も固定源としての働きが弱く加強固定が必要となる．欠損歯がある場合には固定源として部分義歯やインプラントの使用を考慮することもある．保定の際も連結冠などの永久保定を考慮する必要がある．また，傾斜移動の際の回転中心が低くなり歯が傾斜しやすくなるので，歯の移動の際には注意が必要である．二つ目は，歯周疾患を有する患者さんは高齢者を含む成人であり，加齢とともに骨改造等の組織の反応が遅くなる．そこで加える矯正力は弱く，断続的なものが望ましく，歯の移動速度は遅くするべきである．また，年齢的な問題から動機づけ（モチベーション）が重要となり，装置などの審美面での配慮も重要視される．

　以上のような点に注意しながら計画的に治療を行うならば，外傷性咬合のない良好な咬合を確立し，口腔清掃がしやすく齲蝕や歯周疾患になりにくい環境を作り，審美的にも患者さんの満足を得られることと思われる．また，矯正治療によりバーティカルストップを確立し，前歯の突き上げや早期接触などの外傷性咬合によるジグリングフォースを回避するような咬合を再構成していくことが歯周組織の改善につながると考えられる（図7-313）．

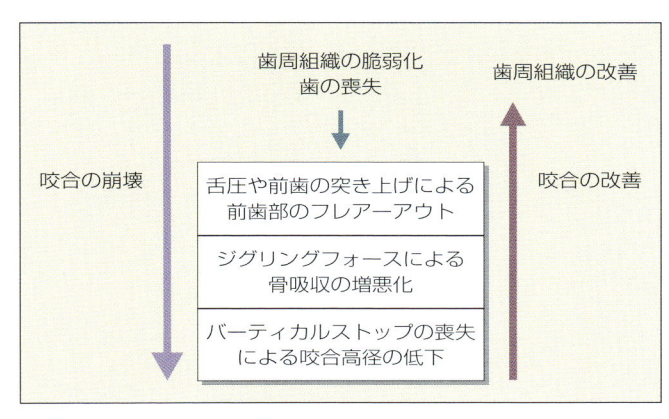

図7-313　咬合改善の方向．

7　咬合挙上

はじめに

　咬合挙上とは，低位にある臼歯を挺出して咬合を高めたり，高位にある前歯を圧下して前歯部の被蓋を浅くすることをいう．すなわち，咬合平面の彎曲を平坦化させることによって咬合が挙上される．この咬合挙上は，Angle I 級の過蓋咬合，あるいは上顎前突においてみられる過蓋咬合の治療や，その後の治療の前処置として行われる．過蓋咬合は，上下顎前歯の高位によるもの，臼歯部が低位にあるもの，および，その混合によるものがある．咬合挙上とはこれらの要因を改善することを意味する．

A．咬合挙上板

　咬合挙上板は，Angle I 級の過蓋咬合の治療のために上顎に用いられる可撤式床装置で，下顎前歯の切縁が接する上顎前歯部の舌側部分のレジン床が水平に厚くなっている．咬合挙上板を装着すると下顎前歯の切縁がレジン床の平面部に接し，臼歯部が離開した状態となる．その結果，臼歯は挺出し，下顎前歯には圧下する力が加わることにより咬合が挙上される．

　装置の構成は，概形はホーレータイプの保定装置に類似しており，レジン床と鉤と接歯唇側線からなる．レジン床の前歯部舌側で，下顎切歯が接する部分にレジンを盛り上げて平面を作製する．平面の高さは臼歯部で 1〜2 mm 挙上される高さに調節する．適応症は主に混合歯列期を中心とした過蓋咬合で，臼歯部の挺出が不十分で，下顎安静位における上下顎側方歯部の垂直的空隙が大きい場合に最もよく用いられる（図7-314）．

B．咬合斜面板

　咬合斜面板は，混合歯列期を中心とした下顎遠心咬合の治療に用いられる可撤式床装置である．この装置は，下顎骨を近心に誘導し，その結果として下顎骨の発育促進と咬合挙上を期待するもので，下顎前歯が接する部分は斜面になっている．

　装置の構成は，概形は咬合挙上板に類似しているが，下顎前歯が接するレジン床の部

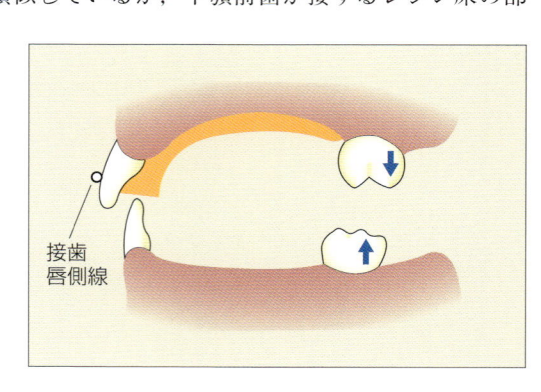

図7-314　咬合挙上板の作用機序．

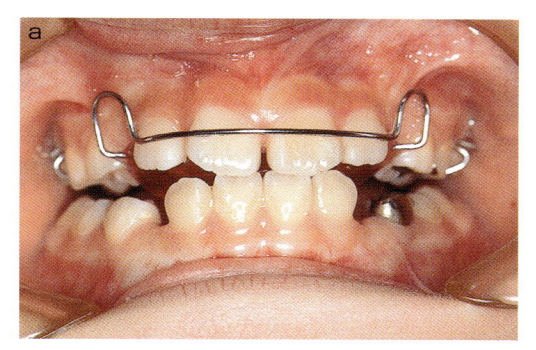

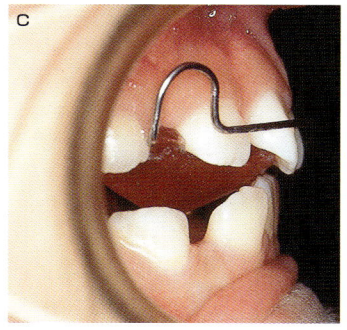

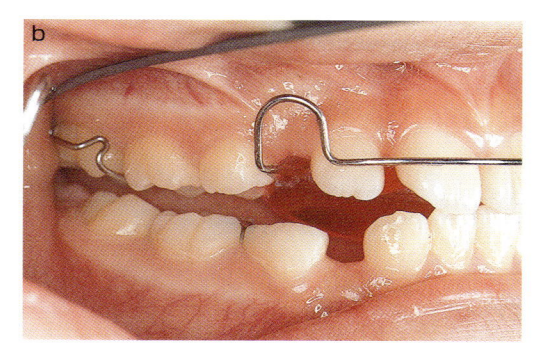

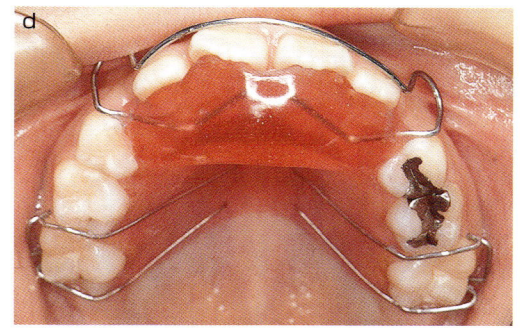

図7-315a〜d 咬合斜面板.

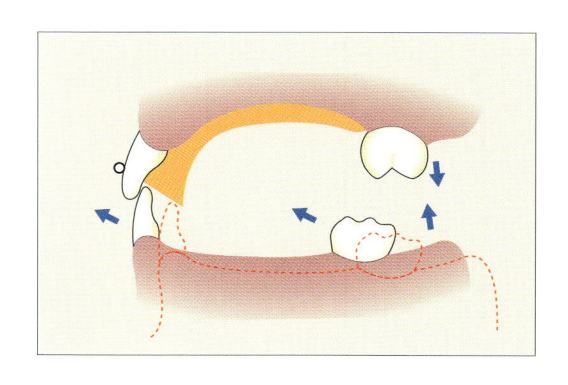

図7-316 咬合斜面板の作用機序.

分が斜面になっているのが特徴である．この斜面に沿って下顎前歯が前上方に誘導され，これに伴い下顎骨が前進し，最終的には咬合挙上と下顎骨の発育誘導が期待される．また，接歯唇側線は装置の維持・安定のために用いられるが，その他に歯面への圧を強めることによって上顎前歯の前突や挺出抑制のほか，圧下を促すことも可能である．

混合歯列期を中心とした下顎遠心咬合と過蓋咬合を伴う上顎前突症例において，咬合挙上，下顎遠心咬合の治療，上顎前歯の舌側移動を目的とする（図7-315，316）．

図7-317a〜d　ユーティリティアーチ．

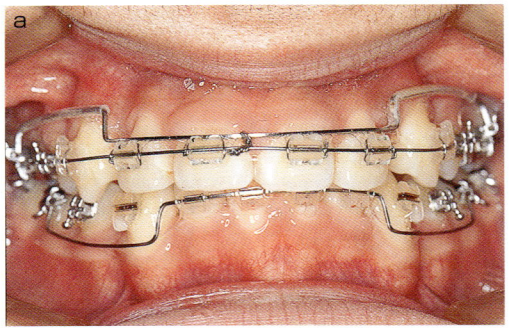

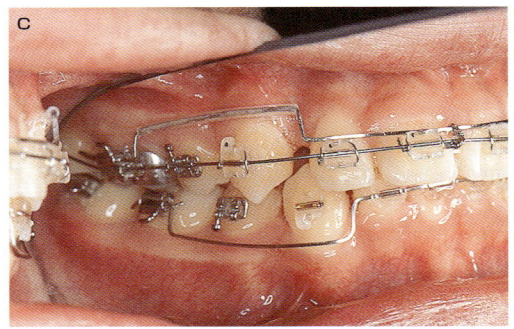

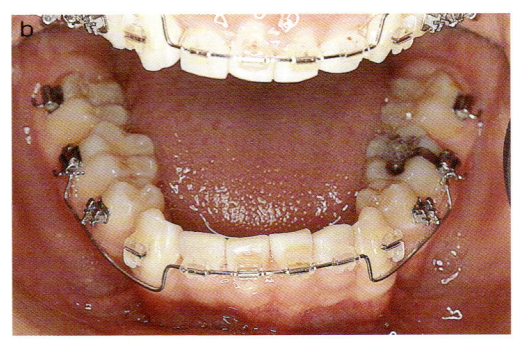

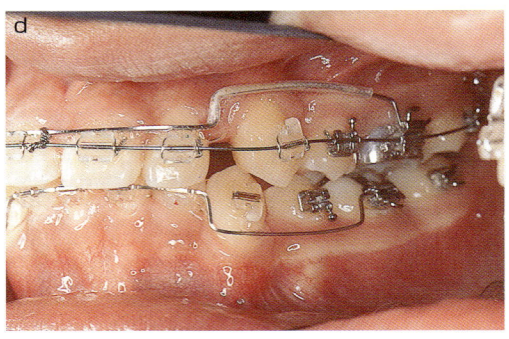

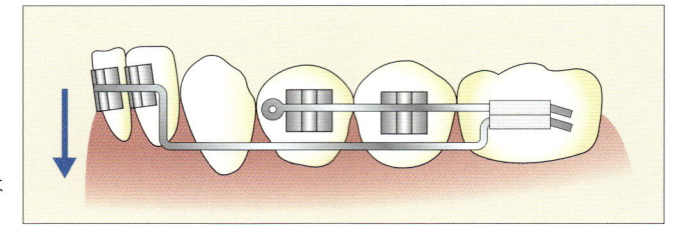

図7-318　ユーティリティアーチによる咬合挙上．

C．ユーティリティーアーチ

　上下顎前歯を圧下するために用いられるマルチブラケット法のアーチワイヤーで，通常0.016×0.016インチのエルジロイワイヤーで作製する．大臼歯のチューブに入れるモーラーセクション，小臼歯・犬歯部の歯肉側に下げたバッカルブリッジセクション，側切歯間に適合したアンテリアセクションからなる．前歯の圧下を行う場合，大臼歯にはトーイン10°〜20°，ティップバック30°〜45°，バッカルルートトルク45°の調整がなされ前歯に弱い力をかけて圧下させることによって咬合を挙上する（図7-317，318）．

図7-319a～c　ヘッドギア．

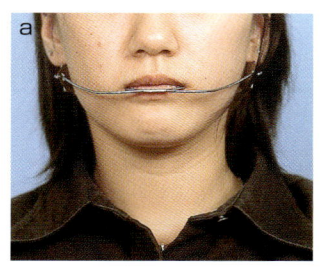

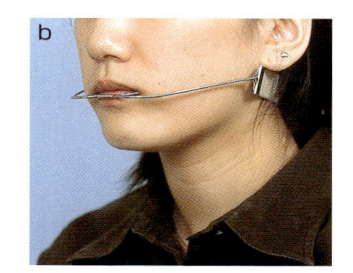

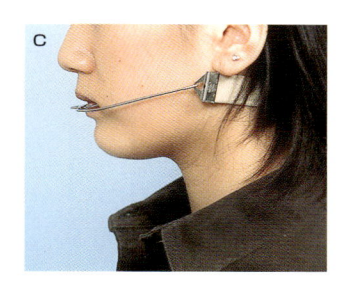

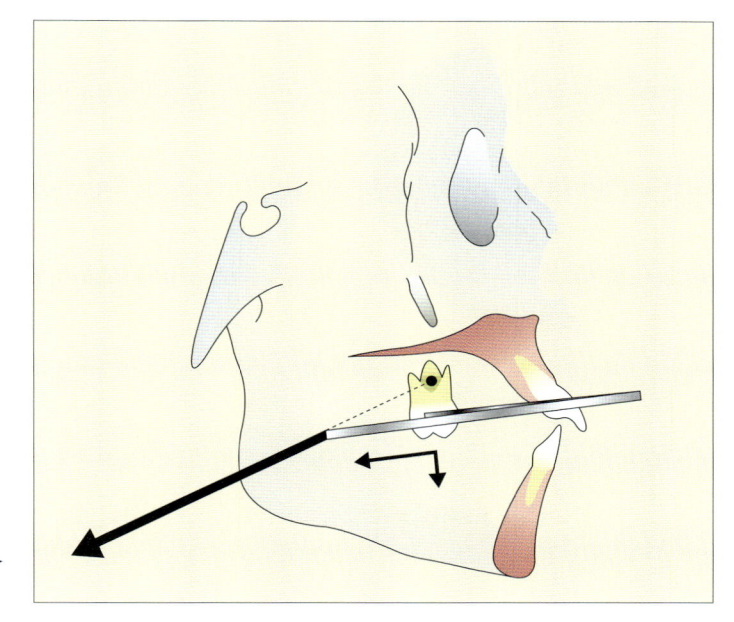

図7-320　ヘッドギアによる咬合挙上．

D．ヘッドギア

　ヘッドギアは上顎の顎外固定装置である．装置の構成はインナーボウとアウターボウからなるフェイスボウとネックバンドまたはヘッドキャップからなる．ネックバンドを用いた頸部固定では，上顎大臼歯の挺出と遠心移動を行うことによって前歯部の咬合を挙上することができる．頸部固定のインナーボウと長いアウターボウが咬合平面と平行になるように装着した場合，顎外力は上顎第一大臼歯の回転中心を通り，後方移動と挺出の作用をする．その結果，前歯部での咬合が浅くなる（図7-319，320）．

8　唇顎口蓋裂の矯正治療

はじめに

唇顎口蓋裂の矯正治療については，関連するさまざまな分野を担当する専門家の協力（チームアプローチ）なくしてはあり得ない．したがってこの項では，あくまで患者さんの各発達段階における治療指針や注意点を列挙するにとどめたい．

A．無歯顎期

治療目標として2つの項目がある．まず授乳改善である．その内容は，口蓋床（図7-321a，b）による乳首捕捉と口唇運動の改善，乳首の選択による顎運動の訓練である．次に口唇形成の術前矯正として，口蓋床による裂隙への歯槽堤誘導がある．両側性唇顎裂による顎間骨の突出があれば，その後方牽引（図7-322）が必要となる．

口蓋裂を伴う症例では，口唇形成後も口蓋床を継続して使用させ，口蓋形成までの口蓋成長誘導を行う．

口蓋床には，Hotzらの開発したpassiveな口蓋床，Lathamらのactiveな固定式装置などのタイプがあるが，初診の状態によって選択し，発育に応じて作り替える必要がある．

B．乳歯列期

矯正治療のための検査，および治療が可能な時期になれば，以下のような目標が考えられる．

前歯部・臼歯部交叉咬合の改善，上下顎前後関係の改善，上顎第二乳臼歯萌出不全の改善，over closure，過蓋咬合の改善などである．これらの目的達成のためには固定式拡大装置［ポータータイプ（P.143参照），クワドヘリックス（P.144参照），コフィンタイプ（図7-323a〜f）など］，床拡大装置（P.146参照），上顎前方牽引装置（P.109参照），バイトブロック（図7-324a〜c）などが用いられる．

口蓋床と後方牽引

図7-321a，b　口蓋床．　　　　　　　　　　　　　　図7-322　後方牽引．

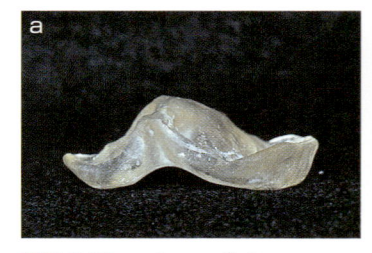

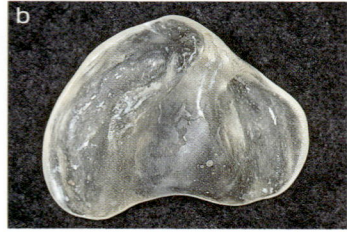

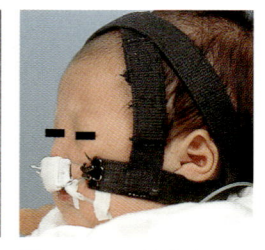

コフィンタイプ（Coffin's type）拡大装置

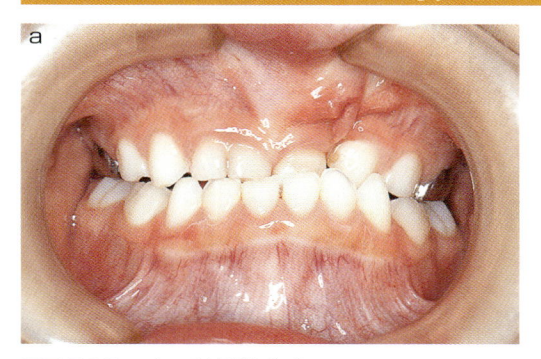

図7-323a，b　装置装着時．

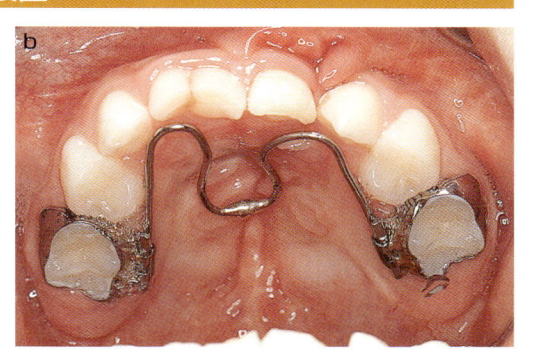

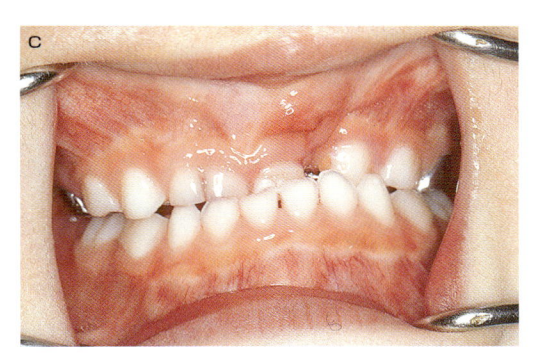

図7-323c，d　側方拡大6か月．

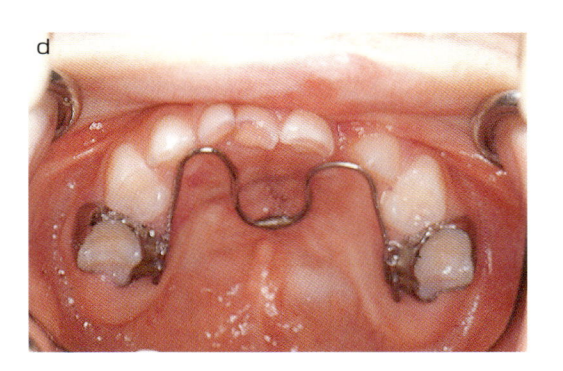

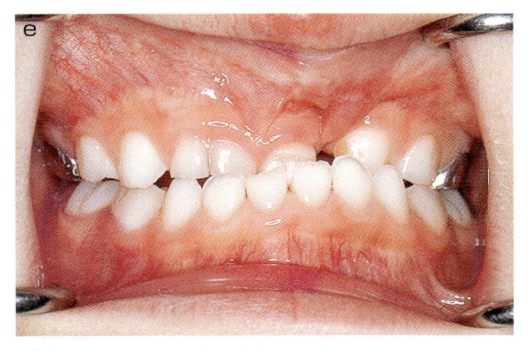

図7-323e，f　側方拡大8か月．

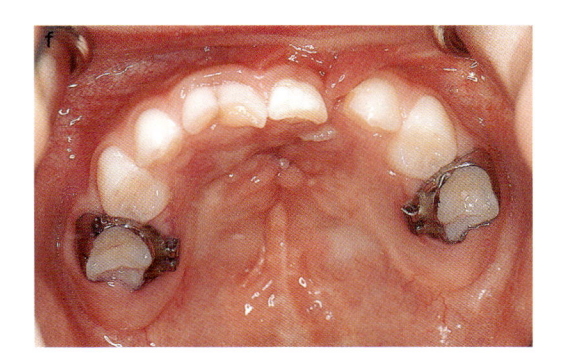

バイトブロック(Bite block)

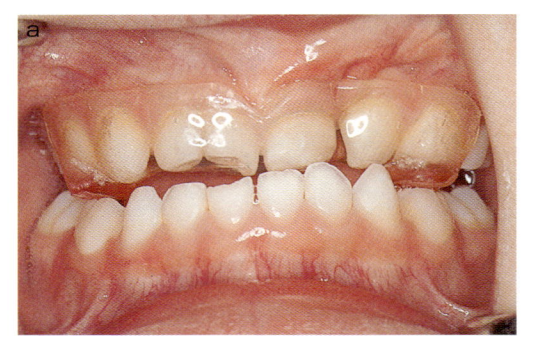

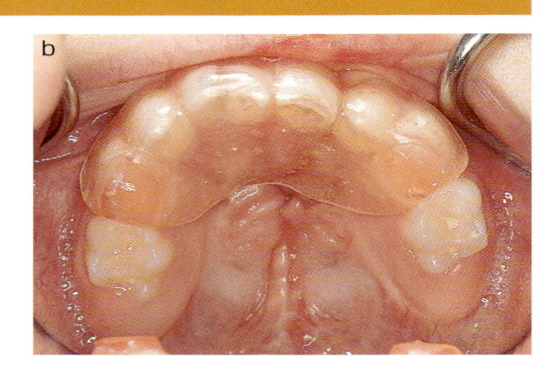

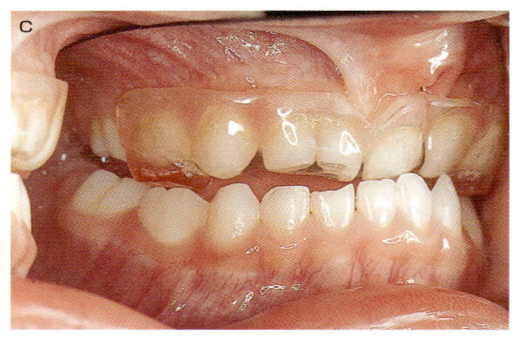

図7-324a～c　バイトブロック.

C．混合歯列期

ⅢA～ⅢB期の治療目標は，骨格性不正要因に対する治療（上下顎前後関係の顎外力による改善），局所的歯列異常に対する治療（上顎前歯歯軸の遠心傾斜，捻転の改善，上下顎前歯の被蓋関係改善，上顎歯列弓の拡大，上顎第一大臼歯の萌出誘導）があげられる．

また構音異常が顕著になってきた場合，soft blowingの訓練もすすめるべきである．言語治療士の評価によっては，補助的装置（パラタルリフト，オブチュレータ，スピーチエイド）も組み合わせる．

ⅢB～ⅢC期の治療目標は，引き続き骨格性不正要因に対する治療，局所的歯列異常の改善，上顎側方歯群の萌出誘導，ポステリアディスクレパンシーの解消である．さらにこの時期，顎裂部骨移植の施行は，その後の治療成果に関わる重要事項である．

D．永久歯列期

治療目標としては骨格性不正要因に対する治療であり，顎外力による改善が困難と思われる症例，中顔面の陥凹感が著しい症例は外科的矯正治療（骨延長術，上下骨切り術）を検討すべきである．

上下顎の前後関係が悪化しない例では，通常のマルチブラケット法による機能的咬合

表7-4 唇顎口蓋裂の各発達段階における治療指針

	授乳・離乳期	乳歯咬合期	混合歯咬合期	永久歯咬合期 動的処置	永久歯咬合期 保定・補綴
唇(顎)裂	顎堤に偏位がある場合は拡大ネジ付き口蓋床での術前矯正 主として経過観察 必要に応じて授乳指導，外鼻変形への対応	離乳指導・口腔衛生指導，習癖・関連疾患への注意 構音異常の検査 構音訓練の開始	前歯部の被蓋改善（上顎前方牽引，歯軸改善） 顎裂部骨移植の準備（裂部の拡大，乳久抜歯など）および術後の埋伏歯の牽引など	思春期性成長による顎関係悪化への対処（顎整形力適応） 全顎的MBSによる永久歯再排列	ブリッジ，インプラント，自家移植による欠損補綴 通常の保定処置
片側性唇顎口蓋裂	術前矯正としての顎裂部への成長誘導 裂隙過大の場合は縮小を目的とした口蓋床 口蓋突起の成長誘導 授乳指導 必要に応じて外鼻変形への対応	離乳指導・口腔衛生指導，習癖・関連疾患への注意 著明な交叉咬合・反対咬合への対応（上顎歯列弓拡大，上顎前方牽引） 構音異常の検査 構音訓練の開始 鼻咽腔閉鎖不全の検査	永久歯萌出誘導 前歯部の被蓋改善（上顎前方牽引，歯軸改善，上顎歯列弓拡大） 顎裂部骨移植の準備（裂部の拡大，乳久抜歯など）および術後の埋伏歯の牽引など 構音訓練	思春期性成長による顎関係悪化への対処（顎整形力適応・上下骨切り術，仮骨延長法の適応検討） 前歯部の被蓋改善（上顎前方牽引，歯軸改善，上顎歯列弓拡大） 全顎的MBSによる永久歯再排列	ブリッジ，インプラント，自家移植による欠損補綴 通常の保定処置 口腔鼻腔瘻孔の閉鎖手術または閉鎖床を兼ねたメタルリテイナーなど
両側性唇顎口蓋裂	術前矯正としての顎間骨後方牽引 顎裂部への成長誘導 必要に応じて裂隙の拡大（顎間骨に合わせて） 口蓋突起の成長誘導 授乳指導	離乳指導・口腔衛生指導，習癖・関連疾患への注意 著明な狭窄歯列・反対咬合への対応（上顎歯列弓拡大，上顎前方牽引） 構音異常の検査 構音訓練の開始 鼻咽腔閉鎖不全の検査	永久歯萌出誘導 前歯部の被蓋改善（上顎前方牽引，歯軸改善，上顎歯列弓拡大） 顎裂部骨移植の準備（裂部の拡大，乳久抜歯など）および術後の埋伏歯の牽引など 構音訓練	思春期性成長による顎関係悪化への対処（顎整形力適応・上下骨切り術，仮骨延長法の適応検討） 前歯部の被蓋改善（上顎前方牽引，歯軸改善，上顎歯列弓拡大） 全顎的MBSによる永久歯再排列	ブリッジ，インプラント，自家移植による欠損補綴 通常の保定処置 口腔鼻腔瘻孔の閉鎖手術または閉鎖床を兼ねたメタルリテイナーなど
(硬・軟)口蓋裂 粘膜下口蓋裂	授乳に問題がなければ経過観察 問題あれば口蓋床の適応と授乳指導	離乳指導・口腔衛生指導，習癖・関連疾患への注意 構音異常の検査 構音訓練の開始 鼻咽腔閉鎖不全の検査	著明な狭窄歯列・反対咬合への対応（上顎歯列弓拡大，上顎前方牽引） 構音訓練	思春期性成長による顎関係悪化への対処（顎整形力適応） 全顎的MBSによる永久歯再排列	通常の保定処置

の獲得が可能だが，動的処置開始前に先天欠如，顎堤の欠損，術後の補綴などを十分に考慮して計画をたてる．すなわち通常の欠損補綴のほか，歯の自家移植，インプラントなどを検討すべきである．

E．保定

動的処置を終えれば，ほぼ17,8歳に達している．治療目標としては永久保定（メタルリテイナー），口腔周囲筋の訓練が重要である．また機能的障害への対応としては欠損補綴，口腔鼻腔瘻孔の閉鎖（外科的には舌移植，補綴的には口蓋床＝オブチュレータ）が考えられる．

F．患者さんの心理的サポートとケア

唇顎口蓋裂患者さんの矯正治療は，通常のそれよりも多くの不利な条件下で行われる．それらは骨，歯の欠損，手術の影響，発育不全，機能的障害などである．しかしそれ以上に，患者さん自身と家族は「いつ終わるとも知れない治療」に不安を抱いていることが多い．また，出生時に唇顎口蓋裂の症状を初めて知らされた家族は大きなトラウマを受けている．出生直後に，今後の治療の予定やさまざまな説明を聞かされても，治療の枠組みが最初から念頭にない一般人には，よく理解できないのが実情であろう．

一般に，患者さんおよび家族は，何度同じことを説明してもしすぎるということはない．こうした観点からすれば，矯正歯科医として，患者さんおよび家族と会話する際には，以下の点を強調すべきであると思われる．括弧内は表現の一例である．

1) さまざまな不安があるとは思うが，患者さん自身の発育に合わせ，また発育を誘導していくような治療が長期にわたって継続すること（「治療はかなり大きくなるまでかかりますが，それは顎と歯の発育に合わせるためです」）．
2) そのためには継続的な通院が必要であり，各治療段階の目標を共有して協力体制をとること（「永久歯の前歯が生えてくるまでは上あごを拡大するのを続けましょう」）．
3) 来院時が治療なのではなく，家庭が治療の場であり，さまざまな関連した疾病，習癖，機能異常を早めに発見して改善する必要があること（「呼んだのが聞こえないようですか？聴力低下があるかもしれないので，耳鼻科で診てもらうべきですね」）．
4) 外科処置は，顎顔面の状態を改善するうえで非常に重要であるが，外科処置だけで良好な咬合が獲得できるのではないこと（「よいかみ合わせを得るためには，顎の位置を変えるための手術をしたほうがよいでしょう．しかし手術した後も矯正治療をしないと戻ってしまいます」）．
5) ある種の外科処置は，矯正歯科医の判断の下に計画され，また矯正治療は手術の結果と大きく関連すること（「もぐっている犬歯をはえさせるには，上あごの割れ目に自分の骨を移植する必要がありますね．1年以内に生えてこなければ引き出す治療をします」）．

以上が幾分でも患者さん，家族に納得されれば，ラポール形成も進行し，治療には大いに有利な方向に働くと思われる．

コラム 『転医について』

　矯正治療は長時間を必要とするので，保護者の転勤などに伴う転医の問題は避けて通ることはできない．転医には患者さんが転出する転医と，転入する転医がある．このなかで転入患者さんの場合トラブルに遭遇することが多い．したがって転出の転医患者さんの治療継続を依頼する場合は，患者さんや，治療継続を引き受けてくれる歯科医に迷惑がかからないように注意しなければならない．

　患者さんの転居が決まり治療の継続が不可能になった場合，転居先の周辺に矯正治療の継続を依頼できる歯科医がいるかどうかを探さなければならない．

　したがって患者さんの転出による転医時に配慮および準備しなければならないことは以下のとおりである．

一般的な転医先として
- 矯正専門開業医
- 一般治療が主で矯正治療も行っている開業医
- 大学病院矯正歯科

転医先歯科医へ必要な資料
- 治療継続依頼書
- 口腔模型
- 顔貌写真
- 口腔内写真
- 頭部X線規格写真
- パノラマX線写真
- デンタルX線写真　などである．

また，治療継続依頼書には次の事項の記載が必要である．
- 患者さん情報（氏名，生年月日，年齢，住所，保護者氏名，職業）
- 初診年月日，主訴，診断名，治療方針，治療予定期間（動的治療期間，保定治療期間）
- 治療経過（治療開始日，使用装置，使用期間，治療最終日）
- 患者さんの協力度（約束日の通院，装置の使用，口腔清掃）
- 矯正治療費（検査・診断料，施術料，処置料）
- 支払済み金額
- 患者さんへの返金額

これらの資料は転医先に直接送るほうが望ましい．

転医時のトラブル
- 料金の問題（転医先医院との治療費の格差）
- 治療方針や治療期間の問題
- 装置やテクニックの違いの問題

転医時のトラブルの防止
- 治療計画，治療経過，治療費を明記する．
- 装置の変更の可能性があることを患者さん側に説明しておく．
- 転医先の料金規定に従うように説明しておく．
- 初診時に転医の有無を確認する．転医の可能性が強い場合は料金納入法を考慮する必要がある．
- 転医時資料は紛失や破損を防ぐためにも，転医先に直接送ることが望ましい．
- 転入患者さんは最初に資料をとる．

などがあげられる．

索 引

ア

ugly duckling stage	58
available arch length	19
anchorage space	82
Angleの不正咬合分類	4
Class Ⅰ	4
Class Ⅱ div. 1	4, 129
Class Ⅱ div. 2	4
Class Ⅲ	4
anterior ratio	22
アーチレングスディスクレパンシー	19, 58
アウターボウ	106, 225
アキシオグラフ	16
アクティブフェイズ	149
アップライト	179, 181, 184, 187, 191
——ジェット装置	179
——スプリング	185
アレルギー	9
アンカレッジロス	155
アンギュレーション	5
後戻り	31

イ

インクリネーション	5
インナーボウ	225
インフォームド・コンセント	2, 28, 40
異常嚥下癖	161

エ

Expansion plate	146
SD score	6
STロック	66
FR-Ⅲ	134
MFRT	187
エキスパンションスクリュー	148
エッジワイズブラケット	81
永久歯歯数減	60
永久歯の萌出遅延	146
永久歯の萌出誘導	58
永久保定	230

オ

overall ratio	22
オトガイ帽装置	101, 126
オブチュレータ	228
追いつき成長	102
応急処置	52

カ

ガミースマイル	12, 94
カムフラージュ	7
カリエスリスク	15
下顎遠心咬合	222
下顎骨移動術	193
下顎骨の前方成長促進	123
下顎枝矢状分割術	193, 198, 202
下顎前突	83
下顎の前下方への誘導	130
下顎非対称	202
下顎劣成長	123, 148
加強固定装置	215
画像検査	15
画像診断	208
過蓋咬合	98, 120, 126, 148, 222
外傷性咬合	219
外側軟組織包	134
開咬	161, 163
開窓	96
拡大床	146
拡大装置	141
拡大ネジ	132
顎間ゴム	73
——牽引	204
顎間固定装置	73
顎間固定法	72
顎関節症	31
顎関節の退行性変化	15
顎矯正手術	202
顎骨形成術	60
陥凹型の顔貌	3
顔面形態	3
顔面比率	9

キ

catch up growth	102
キュービック・オーソペディック・インクライン	173
既往歴	9
機能型不正咬合	56
機能検査	15
機能的近心咬合	71
機能的顎矯正装置	174
機能的なⅡ級症例	74
急速拡大装置	136, 138

INDEX

狭窄歯列弓	136
矯正歯科診査診断表	10
矯正治療の診断	2
矯正治療の目的	2
近心捻転の改善	144
筋機能療法	56

ク

Crouzon症候群	61
クオリティーオブライフ	2
クリブ	161
クワドヘリックス	144
空隙歯列弓	83
空隙調整	22

ケ

外科矯正	32
外科的矯正治療	193
傾斜移動	64
現病歴	9
牽引	96

コ

コフィンタイプ拡大装置	227
コラプス	143
コンケーブタイプ	109
コンベックスタイプ	119
固定源	215
個性正常咬合	58
誤飲	48
誤嚥	48
口蓋床	226
口腔周囲筋の機能圧	134
口腔習癖	12
口唇形態	12
交叉咬合	136, 143
咬合干渉	185
咬合挙上	222
──板	118, 120, 222
咬合斜面板	222
咬合性外傷	219
咬合の再構築	60
咬合の6つの鍵	5
咬合面付き緩徐拡大装置	141
構音異常	228
構成咬合	129, 132, 149
骨格性開咬症例	200
骨格性反対咬合	100
骨格性不正咬合	56
骨性癒着歯	31

サ

サージカルスプリント	204
サポートフェイズ	149
Ⅲ級顎間ゴム	64, 73, 85
左右側臼歯の高さ	205
鎖骨頭蓋異骨症	61

シ

jumping appliance	123
short face type	130
ジグリングフォース	221
ジャスパージャンパー	98
シュガーコントロール	34
ジョーンズジグ	165
歯科特定疾患	61
歯間離開	219
歯根吸収	31, 96
歯根短縮	31
歯軸の直立化	191
歯周炎	219
歯周疾患	60, 219
歯周病リスク	15
歯列弓形状	13
主訴	9
術前カンファレンス	204
上下顎同時移動術	197
上顎骨の成長抑制	123
上顎正中口蓋縫合	136
上顎前突	80, 98, 105, 132, 155, 222
上顎前方牽引装置	109, 115
上顎第一大臼歯の遠心移動	155
正面頭部X線規格写真	204
唇顎口蓋裂	61, 226
唇舌側弧線装置	71
唇側弧線装置	73
唇側歯槽部弧線装置	78
唇側線	64
診断の流れ	8

ス

soft tissue capsule	134
straight type	89
three incisors	18
ステップ・バイ・ステップ方式	149
ストリッピング	17, 20, 169, 171
スピーチエイド	228
スピー彎曲	6
スライシング	171
スライディングプレート	126

233

索引

スリージョープライヤー　145

セ

Z score　6
セクショナルアーチ　169，191
　──ワイヤー　189
セットアップモデル　25，169
セミリジッド固定　204
正規分布　6
正常萌出　96
舌小帯の付着異常　14
舌前突癖　161
舌側弧線装置　62，66，72
舌の低位　12
接歯唇側線　222
先天性多数歯欠如　15

ソ

ソフトリテーナー　170
叢生　77
側方拡大　144

タ

ダイナミックポジショナー　170
タングリトレーナー　163
唾液緩衝能　16
大臼歯の近心傾斜　179
第一期治療　56
第一大臼歯の萌出遅延　181
第一・第二鰓弓症候群　61
第二期治療　58
短顔型　3

チ

チームアプローチ　226
チタンミニプレート　204
チンキャップ　85，100
　──型　110
治療計画　8
中顔面の陥凹　200
長顔型　3
直線型の顔貌　3

ツ

ツインブロック装置　148

テ

Dental VTO　22
TMAワイヤー　152
デイコンペンセーション　204
ディスキング　169，171
ディスタルジェット装置　157
デンタルコンペンセーション　4，7，204
てんかん　9

ト

Treacher Collins症候群　61
トゥースサイズレシオ　20
ドリコフェイシャルタイプ　109
凸型の顔貌　3

ナ

ナソヘキサグラフ　16
ナンスのホールディングアーチ　68，81，115，158
ナンスの口蓋床　155

ニ

Ⅱ級顎間ゴム　82，93
ニッケルチタン製コイルスプリング　158，179

ネ

ネックバンド　225

ハ

high angle　89
High pull J-hookヘッドギア　89，93
High pull type　89
パーセンタイル　6
バーティカルストップ　221
ハーブスト装置　123
バイオネーター　128，132
バイトプレート　118，120
バイトブロック　149，228
ハイプルヘッドギア　81，187
バッカルシールド　134
ハビットガード　160
パラタルリフト　228
鋏状咬合　126
抜歯空隙の利用手順　20
抜歯治療　17
抜歯判定　17
抜歯部位　18
反対咬合　62，109，126

ヒ

Pierre Robin症候群　61
PMTC（Professional Mechanical Tooth Cleaning）　34
非対称症例　202
非抜歯治療　17
標準値　7

INDEX

フ

V字型歯列弓	144
ファンクションレギュレーター	134
フェイシャルマスク型	110
フェイスボウ	225
──タイプヘッドギア	106
フック	64
ブレーキーフェイシャルタイプ	119, 120
ブレマキシラ	175
プログナシック	109

ヘ

ベイヨネットディレクター	159
ヘッドギア	82, 105, 225
ヘッドキャップ	225
ペティート型	110
ヘリカルループ	145, 153
ペンデックス	155
ペンデュラム	151, 155
片顎抜歯	17
扁桃肥大	14

ホ

Bolton's tooth-size ratio	20
ポータータイプの拡大装置	143
ホーレータイプリテーナー	170, 222
保隙装置	68
拇指吸引癖	12
補助弾線	64, 66
萌出異常	96
──歯	206
萌出困難歯	96
萌出障害	189
萌出遅延歯	96, 206
萌出誘導	96

マ

Maxillary protractive appliance	109
Mershon, J.V.	64
マルチブラケット装置	80, 145, 202, 215
埋伏過剰歯	15
埋伏歯	206

ミ

未萌出歯	206

メ

メタルリテーナー	230

モ

モーメントアーム	191

ユ

ユーティリティーアーチ	224
誘導線	133
指しゃぶり	161, 163

ヨ

予後の推定	17
予測模型	25

ラ

Labio-lingual appliance	78
Rapid expansion appliance	136
ラップアラウンド型リテーナー	205
ラポール形成	230

リ

required arch length	19
リーウェイスペース	68
リウマチ	9
リスク	30
──マネージメント	48
リップパッド	134
リップバンパー	186
リテーナー	31
リンガルアーチ	66, 181
リンガルシース	152, 155

ル

Le Fort I型骨切り術	198

レ

Leon Kussick	163

ロ

long face type	115, 130
Lourie, L.S.	73, 78
low angle	93
ローテーション	6
弄舌癖	161, 163

カラーアトラス ハンドブック　矯正歯科臨床ヒント集

2004年 2月10日　第1版第1刷発行
2012年 2月20日　第1版第4刷発行

編　　者　　三浦　廣行／葛西　一貫／氷室　利彦

発　行　人　　佐々木一高

発　行　所　　クインテッセンス出版株式会社
　　　　　　　東京都文京区本郷3丁目2番6号　〒113-0033
　　　　　　　クイントハウスビル　電話 (03)5842-2270(代表)
　　　　　　　　　　　　　　　　　　 (03)5842-2272(営業部)
　　　　　　　　　　　　　　　　　　 (03)5842-2279(書籍編集部)
　　　　　　　web page address　http://www.quint-j.co.jp/

印刷・製本　　サン美術印刷株式会社

Ⓒ2004　クインテッセンス出版株式会社　　禁無断転載・複写
Printed in Japan　　　　　　　　　落丁本・乱丁本はお取り替えします
　　　　　　　　　　　　　　ISBN978-4-87417-792-1　C3047
定価は表紙に表示してあります